国家卫生和计划生育委员会"十三五"规划教材

全国中等卫生职业教育教材

供康复技术专业用　　第 2 版

药物学基础

主　编　孙艳平

编　者（按姓氏笔画排列）

孙艳平（绥化市卫生学校）

杨孟欢（重庆市医药卫生学校）

杨　艳（临沧卫生学校）

高艳丽（郑州市卫生学校）

莫志红（南宁市卫生学校）

魏宝钢（绥化市卫生学校）

人民卫生出版社

图书在版编目（CIP）数据

药物学基础 / 孙艳平主编 . —2 版 . —北京：人民卫生
出版社，2017

ISBN 978-7-117-24067-3

Ⅰ . ①药… Ⅱ . ①孙… Ⅲ . ①药物学 – 中等专业
学校 – 教材 Ⅳ . ①R9

中国版本图书馆 CIP 数据核字（2017）第 038467 号

人卫智网 **www.ipmph.com**	医学教育、学术、考试、健康， 购书智慧智能综合服务平台	
人卫官网 **www.pmph.com**	人卫官方资讯发布平台	

药物学基础

第 2 版

主 编：孙艳平

出版发行：人民卫生出版社（中继线 010-59780011）

地 址：北京市朝阳区潘家园南里 19 号

邮 编：100021

E - mail：pmph @ pmph.com

购书热线：010-59787592 010-59787584 010-65264830

印 刷：三河市国英印务有限公司

经 销：新华书店

开 本：787×1092 1/16 印张：15

字 数：374 千字

版 次：2002 年 1 月第 1 版 2017 年 4 月第 2 版
2023 年 1 月第 2 版第 7 次印刷（总第 20 次印刷）

标准书号：ISBN 978-7-117-24067-3/R · 24068

定 价：37.00 元

打击盗版举报电话：010-59787491 E-mail：WQ @ pmph.com

（凡属印装质量问题请与本社市场营销中心联系退换）

出版说明

为全面贯彻党的十八大和十八届三中、四中、五中全会精神,依据《国务院关于加快发展现代职业教育的决定》要求,更好地服务于现代卫生职业教育快速发展的需要,适应卫生事业改革发展对医药卫生职业人才的需求,贯彻《医药卫生中长期人才发展规划(2011—2020年)》《现代职业教育体系建设规划(2014—2020年)》文件精神,人民卫生出版社在教育部、国家卫生和计划生育委员会的领导和支持下,按照教育部颁布的《中等职业学校专业教学标准(试行)》医药卫生类(第二辑)(简称《标准》),由全国卫生职业教育教学指导委员会(简称卫生行指委)直接指导,经过广泛的调研论证,成立了中等卫生职业教育各专业教育教材建设评审委员会,启动了全国中等卫生职业教育第三轮规划教材修订工作。

本轮规划教材修订的原则:①明确人才培养目标。按照《标准》要求,本轮规划教材坚持立德树人,培养职业素养与专业知识、专业技能并重,德智体美全面发展的技能型卫生专门人才。②强化教材体系建设。紧扣《标准》,各专业设置公共基础课(含公共选修课)、专业技能课(含专业核心课、专业方向课、专业选修课);同时,结合专业岗位与执业资格考试需要,充实完善课程与教材体系,使之更加符合现代职业教育体系发展的需要。在此基础上,组织制订了各专业课程教学大纲并附于教材中,方便教学参考。③贯彻现代职教理念。体现"以就业为导向,以能力为本位,以发展技能为核心"的职教理念。理论知识强调"必需、够用";突出技能培养,提倡"做中学、学中做"的理实一体化思想,在教材中编入实训(实验)指导。④重视传统融合创新。人民卫生出版社医药卫生规划教材经过长时间的实践与积累,其中的优良传统在本轮修订中得到了很好的传承。在广泛调研的基础上,再版教材与新编教材在整体上实现了高度融合与衔接。在教材编写中,产教融合、校企合作理念得到了充分贯彻。⑤突出行业规划特性。本轮修订紧紧依靠卫生行指委和各专业教育教材建设评审委员会,充分发挥行业机构与专家对教材的宏观规划与评审把关作用,体现了国家卫生计生委规划教材一贯的标准性、权威性、规范性。⑥提升服务教学能力。本轮教材修订,在主教材中设置了一系列服务教学的拓展模块;此外,教材立体化建设水平进一步提高,根据专业需要开发了配套教材、网络增值服务等,大量与课程相关的内容围绕教材形成便捷的在线数字化教学资源包,通过扫描每章标题后的二维码,可在手机等移动终端上查看和共享对应的在线教学资源,为教师提供教学素材支撑,为学生提供学习资源服务,教材的教学服务能力明显增强。

　　人民卫生出版社作为国家规划教材出版基地,有护理、助产、农村医学、药剂、制药技术、营养与保健、康复技术、眼视光与配镜、医学检验技术、医学影像技术、口腔修复工艺等 24 个专业的教材获选教育部中等职业教育专业技能课立项教材,相关专业教材根据《标准》颁布情况陆续修订出版。

康复技术专业编写说明

根据教育部 2010 年公布的《中等职业学校专业目录（2010 年修订）》，康复技术专业（100500）的目的是面向基层医疗卫生机构、社区、残联及民政系统康复机构等，培养从事临床康复、社区康复和养老机构康复等工作，德智体美全面发展的高素质劳动者和技能型人才。人民卫生出版社积极落实教育部、国家卫生和计划生育委员会相关要求，推进《标准》实施，在卫生行指委指导下，进行了认真细致的调研论证工作，规划并启动了教材的编写工作。

本轮康复技术专业规划教材与《标准》课程结构对应，设置公共基础课（含公共选修课）、专业基础课、专业技能课（含专业核心课、专业选修课）教材。其中专业核心课教材根据《标准》要求设置共 10 种。

本轮教材编写力求贯彻以学生为中心、贴近岗位需求、服务教学的创新教材编写理念，教材中设置了"学习目标""病例/案例""知识链接""考点提示""本章小结""目标测试""实训/实验指导"等模块。"学习目标""考点提示""目标测试"相互呼应衔接，着力专业知识掌握，提高专业考试应试能力。尤其是"病例/案例""实训/实验指导"模块，通过真实案例激发学生的学习兴趣、探究兴趣和职业兴趣，满足了"真学、真做、掌握真本领""早临床、多临床、反复临床"的新时期卫生职业教育人才培养新要求。

第一届全国中等卫生职业教育康复技术专业教育教材建设评审委员会

主 任 委 员 李智成

副主任委员 林　珊　杨建芬

委　　　员（按姓氏笔画排序）

毛三列　邓　婵　毕重国　朱爱军　刘海霞

李　强　李一忠　封苏琴　封银曼　钟　海

宫晓波　唐红梅　彭斌莎

全国中等卫生职业教育
国家卫生和计划生育委员会"十三五"规划教材目录

总序号	适用专业	分序号	教材名称	版次
1	中等卫生	1	职业生涯规划	2
2	职业教育	2	职业道德与法律	2
3	各专业	3	经济政治与社会	1
4		4	哲学与人生	1
5		5	语文应用基础	3
6		6	数学应用基础	3
7		7	英语应用基础	3
8		8	医用化学基础	3
9		9	物理应用基础	3
10		10	计算机应用基础	3
11		11	体育与健康	2
12		12	美育	3
13		13	病理学基础	3
14		14	病原生物与免疫学基础	3
15		15	解剖学基础	3
16		16	生理学基础	3
17		17	生物化学基础	3
18		18	中医学基础	3
19		19	心理学基础	3
20		20	医学伦理学	3
21		21	营养与膳食指导	3
22		22	康复护理技术	2
23		23	卫生法律法规	3
24		24	就业与创业指导	3
25	护理专业	1	解剖学基础**	3
26		2	生理学基础**	3
27		3	药物学基础**	3
28		4	护理学基础**	3

续表

总序号	适用专业	分序号	教材名称	版次
29		5	健康评估 **	2
30		6	内科护理 **	3
31		7	外科护理 **	3
32		8	妇产科护理 **	3
33		9	儿科护理 **	3
34		10	老年护理 **	3
35		11	老年保健	1
36		12	急救护理技术	3
37		13	重症监护技术	2
38		14	社区护理	3
39		15	健康教育	1
40	助产专业	1	解剖学基础 **	3
41		2	生理学基础 **	3
42		3	药物学基础 **	3
43		4	基础护理 **	3
44		5	健康评估 **	2
45		6	母婴护理 **	1
46		7	儿童护理 **	1
47		8	成人护理（上册）- 内外科护理 **	1
48		9	成人护理（下册）- 妇科护理 **	1
49		10	产科学基础 **	3
50		11	助产技术 **	1
51		12	母婴保健	3
52		13	遗传与优生	3
53	护理、助产	1	病理学基础	3
54	专业共用	2	病原生物与免疫学基础	3
55		3	生物化学基础	3
56		4	心理与精神护理	3
57		5	护理技术综合实训	2
58		6	护理礼仪	3
59		7	人际沟通	3
60		8	中医护理	3
61		9	五官科护理	3
62		10	营养与膳食	3
63		11	护士人文修养	1
64		12	护理伦理	1
65		13	卫生法律法规	3

续表

总序号	适用专业	分序号	教材名称	版次
66		14	护理管理基础	1
67	农村医学	1	解剖学基础 **	1
68	专业	2	生理学基础 **	1
69		3	药理学基础 **	1
70		4	诊断学基础 **	1
71		5	内科疾病防治 **	1
72		6	外科疾病防治 **	1
73		7	妇产科疾病防治 **	1
74		8	儿科疾病防治 **	1
75		9	公共卫生学基础 **	1
76		10	急救医学基础 **	1
77		11	康复医学基础 **	1
78		12	病原生物与免疫学基础	1
79		13	病理学基础	1
80		14	中医药学基础	1
81		15	针灸推拿技术	1
82		16	常用护理技术	1
83		17	农村常用医疗实践技能实训	1
84		18	精神病学基础	1
85		19	实用卫生法规	1
86		20	五官科疾病防治	1
87		21	医学心理学基础	1
88		22	生物化学基础	1
89		23	医学伦理学基础	1
90		24	传染病防治	1
91	营养与保	1	正常人体结构与功能 *	1
92	健专业	2	基础营养与食品安全 *	1
93		3	特殊人群营养 *	1
94		4	临床营养 *	1
95		5	公共营养 *	1
96		6	营养软件实用技术 *	1
97		7	中医食疗药膳 *	1
98		8	健康管理 *	1
99		9	营养配餐与设计 *	1
100	康复技术	1	解剖生理学基础 *	1
101	专业	2	疾病学基础 *	1
102		3	临床医学概要 *	1

续表

总序号	适用专业	分序号	教材名称	版次
103		4	药物学基础	2
104		5	康复评定技术 *	2
105		6	物理因子治疗技术 *	1
106		7	运动疗法 *	1
107		8	作业疗法 *	1
108		9	言语疗法 *	1
109		10	中国传统康复疗法 *	1
110		11	常见疾病康复 *	2
111	眼视光与	1	验光技术 *	1
112	配镜专业	2	定配技术 *	1
113		3	眼镜门店营销实务 *	1
114		4	眼视光基础 *	1
115		5	眼镜质检与调校技术 *	1
116		6	接触镜验配技术 *	1
117		7	眼病概要	1
118		8	人际沟通技巧	1
119	医学检验	1	无机化学基础 *	3
120	技术专业	2	有机化学基础 *	3
121		3	生物化学基础	3
122		4	分析化学基础 *	3
123		5	临床疾病概要 *	3
124		6	生物化学及检验技术	3
125		7	寄生虫检验技术 *	3
126		8	免疫学检验技术 *	3
127		9	微生物检验技术 *	3
128		10	临床检验	3
129		11	病理检验技术	1
130		12	输血技术	1
131		13	卫生学与卫生理化检验技术	1
132		14	医学遗传学	1
133		15	医学统计学	1
134		16	检验仪器使用与维修 *	1
135		17	医学检验技术综合实训	1
136	医学影像	1	解剖学基础 *	1
137	技术专业	2	生理学基础 *	1
138		3	病理学基础 *	1
139		4	影像断层解剖	1

续表

总序号	适用专业	分序号	教材名称	版次
140		5	医用电子技术 *	3
141		6	医学影像设备 *	3
142		7	医学影像技术 *	3
143		8	医学影像诊断基础 *	3
144		9	超声技术与诊断基础 *	3
145		10	X 线物理与防护 *	3
146		11	X 线摄影化学与暗室技术	3
147	口腔修复	1	口腔解剖与牙雕刻技术 *	2
148	工艺专业	2	口腔生理学基础 *	3
149		3	口腔组织及病理学基础 *	2
150		4	口腔疾病概要 *	3
151		5	口腔工艺材料应用 *	3
152		6	口腔工艺设备使用与养护 *	2
153		7	口腔医学美学基础 *	3
154		8	口腔固定修复工艺技术 *	3
155		9	可摘义齿修复工艺技术 *	3
156		10	口腔正畸工艺技术 *	3
157	药剂、制药	1	基础化学 **	1
158	技术专业	2	微生物基础 **	1
159		3	实用医学基础 **	1
160		4	药事法规 **	1
161		5	药物分析技术 **	1
162		6	药物制剂技术 **	1
163		7	药物化学 **	1
164		8	会计基础	1
165		9	临床医学概要	1
166		10	人体解剖生理学基础	1
167		11	天然药物学基础	1
168		12	天然药物化学基础	1
169		13	药品储存与养护技术	1
170		14	中医药基础	1
171		15	药店零售与服务技术	1
172		16	医药市场营销技术	1
173		17	药品调剂技术	1
174		18	医院药学概要	1
175		19	医药商品基础	1
176		20	药理学	1

** 为"十二五"职业教育国家规划教材

* 为"十二五"职业教育国家规划立项教材

前　言

康复技术专业《药物学基础》是全国中等卫生职业教育及国家卫生和计划生育委员会"十三五"规划教材,新教材依据康复技术专业教学计划和教学大纲的要求,在充分体现三基(基本理论、基本知识、基本技能)、五性(思想性、科学性、先进性、启发性、适用性)、三特定(特定目标、特定对象、特定限制)原则的基础上结合临床实际编写而成。该教材以更好地服务于职业教育教学改革,服务于康复医学对人才的需要,密切联系临床实际,大力推进精品教材的建设为编写的主导思想。教材的编写改变了以往教材内容难、繁、偏、杂、旧和过于强调理论知识的现状。编写以针对性强,通俗易懂,可操作性强,秉承"适度、必需、足够"为原则;以适应全国不同地区的学生发展需求,体现课程结构的科学性、启发性、均衡性和选择性,注重选择专业与职业必备的基础知识和技能为目的;本着"教为学服务,学为技所用"的基本理念,将使病、伤、残者的康复确立为主要目标。针对职业院校相关医学类专业岗位的实际需要和人才培养目标的基本要求,精炼教材知识点,构建合理的教材体系,力求突出康复技术等相关医学类专业方向的专业特色,注重安全合理用药能力的培养,为学生未来从事康复技术等相关医学类专业奠定坚实的基础,培养在医疗卫生、社区服务、残联、民政、教育等各部门从事康复医疗、预防保健、社会康复等方面工作的综合型技能型专业人才。本教材不仅可供中、高职康复技术专业使用,也可供中、高职护理、助产、农村医学、药剂及其他相关医学类专业使用。

新教材结合执业康复技士专业考试大纲中的"考点",将药物基本理论知识、处方识读知识、实验操作技能等融为一体,章前有学习目标开篇、案例导入课程,将重点知识以考点链接形式突出强化,并有章后小结归纳、目标测试及实验指导等特色链接,同时教材配套目标检测答案和教学富媒体课件,从而有利于提高学生学习的积极性与教师教学效果。在编写过程中,编写组参考了最新版的药理学教材、药物学工具书及相关教材,同时还得到人民卫生出版社领导、兄弟医学院校和临床一线老师的大力支持和帮助,在此一并致以衷心的感谢!

虽然编写组的各位老师具有丰富的药理学教学和临床实践经验,但鉴于编者对卫生职业教育的理解及学术水平所限,难免有不足之处,敬请各位专家老师及同学们予以指正。

孙艳平

2017 年 3 月

目　录

第一章　药物学基础概论

第一节　药物学的相关知识

1. 掌握：药物、药物学、药效学、药动学的概念。
2. 熟悉：药物学基础的学习目的及方法。
3. 了解：药物的分类及药物学基础研究的任务。

　　药物是通过调节或改变机体原有生理功能或病理状态而发挥作用的，主要是用来预防、治疗、诊断疾病的物质，但药物与毒物之间并无绝对明显的界限，大多数患者在一定剂量范围内应用是安全的，大剂量或非正确使用也有可能造成对机体不利的影响。所以应正确合理使用药物，观察药物疗效和不良反应，以发挥药物的最佳疗效和减少不良反应的发生。

　　患者，女，50岁。患风湿性心脏病二尖瓣狭窄10年余，近日上呼吸道感染后稍微活动就出现心慌、气短，伴有食欲减退，肝区胀痛，双下肢轻度水肿，双肺底湿啰音，心率110次/分。应用地高辛治疗后，该病人出现食欲明显减退、恶心、呕吐、视力模糊，心率为50次/分，心律不齐。
　　请问：1. 你了解地高辛这种药物吗？
　　　　　2. 病人应用地高辛治疗后出现了什么情况？

一、药物学基础研究的内容

　　药物是指作用于机体用以预防、治疗、诊断疾病或用于计划生育的一种化学物质。

　　药物根据来源的不同可分为天然药物、合成药物和基因工程药物三类。

　　药物学是研究药物的作用、临床应用、不良反应及用药注意事项的一门科学。药物学研究的内容包括：

（一）药物效应动力学——药效学

是研究药物对机体的作用。

考点链接

药物的概念

考点链接

药效学、药动学

1

（二）药物代谢动力学——药动学

是研究机体对药物的作用。即研究药物的体内过程，包括药物的吸收、分布、生物转化（代谢）和排泄过程。

药物学基础是以药理学理论为基础，结合现代临床用药理论，阐述临床用药中必需的药理学的基本理论、基本知识、基本技能，指导患者合理用药的一门课程。

学习药物学的目的在于全面掌握或熟悉药物的作用、临床应用、不良反应及用药注意事项，掌握各类药物的共性和特性，避免或减少药物不良反应的发生，使临床用药合理安全有效。

二、药物学基础研究的任务

药物学基础研究的任务是使康复治疗技术专业的学生通过学习药物学基础这门课程，能够正确执行医嘱，按照用药的程序评价药物疗效，及时发现处理药物的不良反应，并具有指导临床合理用药的能力。

三、药物学基础的学习方法

药物学是位于基础医学与临床医学、医学与药学之间的一门桥梁学科，在学习过程中要用科学的学习方法，有针对性地复习和联系相关的基础课程知识，如生理学、病理学、生物化学、病原生物与免疫学等，有助于理解和掌握药物学知识，做到融会贯通。掌握各类代表药物的药理作用、临床应用、不良反应及各类药物的共性和特性加以记忆，结合实验教学验证理论知识，加深对理论知识的理解，而且能够培养学生的用药操作技能，结合临床实际运用科学用药理念，培养学生正确执行医嘱及做好用药后监测的能力和技能。

第二节　药物效应动力学——药效学

学习目标

1. 掌握：兴奋作用、抑制作用、治疗作用、不良反应、副作用、毒性反应、过敏反应、后遗效应、继发反应、精神依赖性、身体依赖性、受体激动药、受体拮抗药、治疗量、常用量、极量、安全范围、治疗指数。
2. 熟悉：局部作用、吸收作用、选择作用、防治作用、预防作用、对因治疗、对症治疗、特异质反应、半数致死量、半数有效量。
3. 了解：药物作用的机制。

一、药物的基本作用

药物的基本作用是指药物对机体原有生理生化功能活动的影响。包括兴奋作用和抑制作用。

（一）兴奋作用

药物能使机体原有功能活动增强的作用，如腺体分泌增多，心率增快，肌肉收缩等。

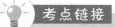

考点链接

药物的基本作用

案例

　　患者,男,38岁。与家人争吵后服敌敌畏110ml,家属急送病人到医院急救。在医院使用阿托品治疗。

　　请问: 1. 你了解阿托品吗?

　　　　　2. 使用阿托品有哪些注意事项?你知道"阿托品化"和"阿托品中毒"的表现吗?

（二）抑制作用

　　药物能使机体原有功能活动减弱的作用,如腺体分泌减少,心率减慢,肌肉松弛等。

　　在一定条件下,药物的兴奋和抑制作用可相互转化,如中枢神经系统过度兴奋时,可出现惊厥,长时间的惊厥又会转为衰竭性抑制,甚至引起死亡。有些药物的兴奋和抑制作用并不是单一出现的,在同一机体内药物对不同的器官可以产生不同的作用,如肾上腺素对心脏呈现兴奋作用,而对支气管平滑肌呈现松弛作用。

二、药物作用的主要类型

（一）局部作用和吸收作用

　　局部作用是指药物被吸收入血之前,在用药局部所产生的作用,如碘伏、乙醇对皮肤消毒作用,口服抗酸药的中和胃酸作用。

　　吸收作用是指药物进入血液循环后,随血流分布到全身各组织器官所呈现的作用。如阿司匹林的解热镇痛作用,硝苯地平的抗心绞痛作用。

（二）直接作用和间接作用

　　直接作用是指药物直接作用于组织或器官引起的作用;间接作用是由直接作用引发的其他作用。

　　如去甲肾上腺素可使血压升高和使心率减慢两方面的作用,血压升高是兴奋血管平滑肌上的α受体,属于直接作用。心率减慢是血压升高反射性地兴奋迷走神经所致。

（三）选择作用

　　多数药物在一定剂量下,对某组织或器官产生明显的作用,而对其他组织或器官的作用不明显或无作用称药物的选择作用。药物的选择作用是药物分类的依据,临床选择用药的基础,大多数药物都有各自的选择作用,在临床选择用药时,要尽可能选用那些选择性高的药物。药物的选择作用是相对的,随着给药剂量的增加,药物作用范围逐渐扩大,选择性逐渐降低,例如尼可刹米在治疗剂量时可选择性兴奋延髓呼吸中枢,大剂量使用时,则可广泛兴奋中枢神经系统,甚至引起惊厥。所以,临床选择用药时,既要考虑药物的选择作用,又应控制给药剂量,保证治疗效果的同时注意用药安全。

（四）防治作用和不良反应

　　药物的作用具有两重性,既可呈现对机体有利的一方面,也会产生对机体不利的一方面。

　　1. 防治作用　分为预防作用和治疗作用。

　　（1）预防作用:是指提前用药,防治疾病或症状发生的作用。例如接种卡介苗预防结核病,儿童服用维生素D预防佝偻病。

（2）治疗作用：是指凡符合用药目的或能达到治疗疾病效果的作用。根据治疗目的的不同，将治疗作用分为对因治疗和对症治疗。对因治疗是指针对病因用药治疗，用药目的是消除原发致病因子，彻底治愈疾病，也称治本，如青霉素治疗革兰阳性球菌感染引起的扁桃体炎。对症治疗是指用来缓解疾病症状的治疗，也称治标，如使用哌替啶缓解骨折剧痛。

考点链接
治疗作用

临床在用药物治疗时，一般情况下，对因治疗比对症治疗更为重要，但是对于尚未查明病因或明确诊断暂时无法根治的疾病，对症治疗是不可缺少的，如高热、休克、惊厥等，应根据病人的具体情况，积极采取对症治疗措施，防止病情进一步恶化，为对因治疗争得时间，降低病死率。即"急则治标，缓则治本，标本兼治"的原则。

2. 不良反应

对防治疾病无益甚至有害的反应，称为不良反应。某些药物产生的不良反应是较难恢复的，由此造成的疾病称为药源性疾病。

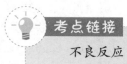

考点链接
不良反应

（1）副作用：是指药物在治疗量时与治疗作用同时出现，与用药目的无关的作用。副作用与治疗作用不是固定的，可随用药目的的不同而相互转化，如阿托品用于治疗胃肠绞痛时，松弛胃肠道平滑肌的作用为治疗作用，抑制腺体分泌引起口干则成为副作用。当阿托品用于麻醉前给药时，其抑制腺体分泌的作用为治疗作用，而松弛胃肠平滑肌引起腹气胀则为副作用；副作用是药物本身固有的作用，一般危害不大，是可以预知的。

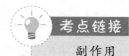

考点链接
副作用

（2）毒性反应：是指药物用量过大、用药时间过长或机体对药物敏感性过高而产生的对机体有明显损害性的反应。

考点链接
毒性反应

毒性反应的危害较大，有的甚至可危及生命。毒性反应分为急性毒性和慢性毒性，用药后立即出现的毒性反应称为急性毒性，多造成呼吸、循环和中枢神经系统功能的损害；长期用药导致药物蓄积而缓慢出现的毒性反应称为慢性毒性，多累及肝、肾、骨髓和内分泌等功能。"三致"反应包括致癌、致畸胎、致突变作用是药物特殊的慢性毒性反应。

（3）过敏反应：又称变态反应，是指少数过敏体质对某些药物产生的一种异常的病理性免疫反应。过敏反应的发生与剂量无关，不易预知。过敏反应常表现为皮疹、药热、血管神经性水肿、哮喘等，严重者可发生过敏性休克，如抢救不及时，

考点链接
过敏反应

可导致死亡，如青霉素引起的过敏性休克。因此，用药前要详细询问有无药物过敏史，并按规定做皮肤过敏试验，过敏试验阳性者应禁用，并做好急救准备。

（4）继发反应：由药物的治疗作用引起的不良后果。如长期使用广谱抗生素时，因其抑制或杀灭了体内的敏感菌，不敏感菌则大量繁殖生长，导致菌群失调引起新的感染，被称为二重感染。

（5）后遗效应：又称后遗作用，是指停药后血药浓度降至最低有效浓度（阈值）以下时残存的药理效应。如服用巴比妥类镇静催眠药时，次晨出现的乏力、头晕、嗜睡等现象。

（6）特异质反应：是指少数病人由于遗传因素所致的对某些药物的反应特别敏感，很少

剂量即可产生超出常人的强烈反应。如先天性葡萄糖 -6- 磷酸脱氢酶（G-6-PD）缺乏者,服用磺胺药、阿司匹林、伯氨喹等易引起急性溶血反应。

（7）停药反应:是指长期用药后,突然停药使原有疾病加剧或复发的现象,又称反跳现象。如长期应用 β 受体阻断药普萘洛尔治疗高血压病时,突然停药可致血压骤升,故应用时不可突然停药,应逐渐减量、缓慢停药。

（8）药物依赖性:分为精神依赖性和身体依赖性。①精神依赖性又称为心理依赖性或习惯性,是指连续用药突然停药,病人产生主观的不适而没有其他生理功能的紊乱,但有强烈的继续用药欲望;②身体依赖性又称为生理依赖性或

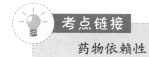

考点链接

药物依赖性

成瘾性,是指反复用药后,一旦停药就会出现戒断症状,表现为烦躁不安、流泪、出汗、疼痛、恶心、呕吐、惊厥等,甚至危及生命,再次用药后症状消失。身体依赖者为求得继续用药,常不择手段,甚至丧失道德人格,对家庭和社会造成极大的危害。易产生身体依赖性的药物有吗啡、哌替啶等,被称为"麻醉药品"。此类药品应该严格按照《麻醉药品管理办法》的规定使用。

三、药物的作用机制

药物作用机制就是药物发生作用的原理。明确药物作用的机制,有助于理解药物的作用和不良反应的本质,从而为提高药物疗效,避免或减少不良反应合理用药、安全用药提供理论依据。

（一）药物 - 受体作用机制

1. 受体与配体　受体是位于细胞膜或细胞内一些具有识别、结合特异性配体并产生特定效应的大分子物质。能与受体特异性结合的物质称为配体,如神经递质、激素、自体活性物质和化学结构与之相似的药物等。

2. 药物与受体结合　药物与受体结合引起生物效应,需具备两个条件:即亲和力和内在活性。

亲和力是指药物与受体结合的能力。

内在活性是指药物与受体结合后能激动受体的能力。

药物与受体结合是可逆的,具有特异性、饱和性和竞争抑制现象。根据药物与受体结合呈现作用不同,把与受体结合的药物分为以下两类:

（1）受体激动药:又称受体兴奋药。是指与受体既有亲和力又具有内在活性的药物,可与受体结合并激动受体产生明显效应。如毛果芸香碱是 M 受体激动药,可激动 M 受体呈现 M 样作用,用于治疗青光眼。

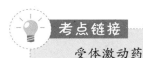

考点链接

受体激动药
受体拮抗药

（2）受体拮抗药:又称受体阻断药。是指与受体只有亲和力而无内在活性的药物。其与受体结合后,不产生效应,但可阻碍激动药与受体结合,因此呈现对抗激动药的作用。如阿托品是受体阻断药,可与 M 受体结合呈现对抗 M 样效应,如松弛内脏平滑肌,用于胃肠绞痛等。

3. 受体的调节　在生理、病理、药物等因素的影响下,受体的数目、分布、亲和力和效应力会有所变化,称为受体的调节。

（1）向上调节:是指长期使用受体阻断药时,使相应的受体数目增多、亲和力增加或效

应力增强,又称受体增敏。例如长期应用β受体阻断药,可使β受体向上调节,一旦突然停药,因β受体数目增多而对体内的递质去甲肾上腺素产生强烈反应,可引起心动过速、心律失常等,故向上调节也是造成某些药物停药后出现反跳现象的原因,应予以注意。

（2）向下调节：是指长期使用受体激动药时,使相应的受体数目减少、亲和力减低或效应力减弱,又称受体脱敏。向下调节的受体对再次给药反应迟钝,是产生耐受性的原因之一。例如长期使用β受体激动药治疗支气管哮喘出现的耐受性。

（二）药物的其他作用机制

1. 改变理化环境　如静注甘露醇提高血浆渗透压用于消除脑水肿,降低颅内压。抗酸药中和胃酸治疗消化性溃疡。

2. 参与或干扰机体的代谢过程　胰岛素参与糖代谢,用于治疗糖尿病。铁制剂参与血红蛋白的形成,可治疗缺铁性贫血。

3. 影响生物膜的通透性或离子通道　如硝苯地平阻滞血管平滑肌的 Ca^{2+} 通道,治疗高血压;多黏菌素类作用于细菌的胞浆膜,使膜的通透性增加,菌体成分外漏而起到杀菌作用。

4. 影响酶的活性　磺胺类药抑制细菌的二氢叶酸合成酶,干扰叶酸代谢,发挥抗菌作用。卡托普利抑制血管紧张素 I 转化酶,减少血管紧张素 II 形成,从而使血压降低。

5. 影响递质的释放或激素的分泌　如麻黄碱促进去甲肾上腺素递质的释放,可治疗低血压;大剂量碘可抑制甲状腺激素的释放,用于甲亢危象的治疗。

6. 影响核酸的代谢　利福平抑制细菌依赖于 DNA 的 RNA 多聚酶,阻碍 mRNA 的合成,发挥其抗结核病的作用。

7. 影响免疫功能　糖皮质激素能抑制机体的免疫功能,可用于器官移植时的排斥反应。

四、药物剂量 - 效应关系

药物的剂量 - 效应关系（简称量效关系）是指在一定范围内,药物剂量或血药浓度与效应之间的规律性变化。

（一）量效关系

剂量,即用药的分量。剂量的大小决定血药浓度的高低,血药浓度又决定药理效应。在一定剂量范围内,剂量越大,血药浓度越高,效应也随之增强（图 1-1）,此即量效关系。但超出一定的范围,随着给药剂量的增加,血药浓度不断增加,则会出现中毒甚至死亡。因此,在用药过程中,要严格掌握用药剂量,既要保证效应,又要防止毒性反应的发生。

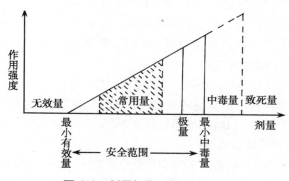

图 1-1　剂量与作用关系示意图

根据剂量与效应的关系可知：

无效量是指当用药剂量过小，在体内达不到有效浓度，尚未出现药效的量。

最小有效量，又称为阈剂量，是指随着用药剂量的增加，开始出现药效的剂量。

治疗量是指从最小有效量与最大治疗量之间的用药剂量。

常用量是指在临床用药时，为了使疗效可靠且用药安全，常采用比最小有效量大些比极量小些，疗效最显著的那一部分的剂量。

考点链接

治疗量
常用量
极量

极量又称最大治疗量，是指继续加大给药剂量，引起最大治疗作用而不至于中毒的剂量。极量是国家药典明确规定允许使用的最大剂量。

最小中毒量是指超过极量继续给药，血药浓度继续增高，引起毒性反应的最小剂量。

最小致死量是指药物引起死亡的最小剂量。

（二）评价药物安全性的指标

1. 安全范围 是指在最小有效量与最小中毒量之间的范围。此范围越大，药物毒性越小，用药越安全。

2. 治疗指数 是指药物的半数致死量（LD_{50}）与半数有效量（ED_{50}）的比值。

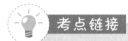

考点链接

安全范围
治疗指数

治疗指数可用来评价药物的安全性。一般情况下，治疗指数越大，药物的安全性越大。LD_{50}是指在测定药物毒性的动物实验中，使半数实验动物死亡的剂量。ED_{50}是指在测定药物疗效的动物实验中，使半数实验动物出现疗效的剂量。

3. 安全系数 是指最小中毒量LD_5与最大治疗量ED_{95}的比值。该比值越大，用药越安全。

第三节 药物代谢动力学——药动学

学习目标

1. 掌握：首过消除、药物半衰期（$t_{1/2}$）、稳态血药浓度的概念。
2. 熟悉：肝药酶诱导剂、肝药酶抑制剂的概念。
3. 了解：时量关系、时效关系的概念。

药物代谢动力学是研究药物在体内的吸收、分布、生物转化和排泄的过程及血药浓度随时间变化的规律的学科。药物的体内过程包括药物的吸收、分布、生物转化和排泄等过程。

案例

患者，女，60岁，肥胖。有血脂异常及高血压病史15年。近日心前区发生疼痛。血压150/95mmHg，考虑为心绞痛，应用硝酸甘油缓解心绞痛。

请问：1. 你知道服用硝酸甘油的正确方法吗？
　　　2. 给心绞痛病人舌下含化硝酸甘油起效的时间是多少呢？

一、药物的跨膜转运

药物通过生物膜的过程称为药物的跨膜转运。药物的跨膜转运主要有被动转运和主动转运两种。

（一）被动转运

被动转运是指药物从高浓度一侧向低浓度一侧扩散的过程。被动转运顺浓度差转运，膜两侧浓度差越大，药物转运的速度越快。不消耗能量，不需要载体，分子量小的药物容易；药物的脂溶性越大越容易通过生物膜；而解离型药物则不易通过生物膜，大多数药物以此种方式转运。

（二）主动转运

是指药物从低浓度一侧向高浓度一侧转运的过程。主动转运的特点有：①逆浓度差转运；②需要载体协助；③消耗能量；④具有饱和性；⑤两种药物需用相同载体转运时，药物之间存在竞争性抑制现象。

二、药物的体内过程

（一）药物的吸收

药物从给药部位进入血液循环的过程称为吸收。除静脉给药外，其他血管外给药途径均有吸收过程。药物吸收的快慢和多少，直接影响药物呈现作用的快慢和强弱。影响吸收的因素如下：

1. 给药途径和吸收部位

（1）口服给药：是最常用、最简便、最安全和最经济的给药途径。由于胃的吸收面积较小，排空较快，只有少部分弱酸性药物如阿司匹林等可在胃内部分吸收。小肠内 pH 接近中性、血流丰富、吸收面积大，为吸收的主要部位，绝大多数弱酸和弱碱性药物主要在肠道吸收，适合于大多数药物的溶解和吸收。

由胃肠道吸收的药物，在首次通过肠黏膜和肝脏时部分被代谢灭活，而使进入体循环的药量减少，药效降低，这种现象称为首过消除。首过消除较多的药物不宜口服给药，如硝酸甘油首过消除明显，所以采用舌下给药缓解心绞痛。

（2）舌下给药：可避免首过消除。舌下黏膜血流丰富，但吸收面积较小，适用于脂溶性较高，用量较小的药物。此法吸收迅速，给药方便。

（3）直肠给药：可避开首过消除。少数刺激性强的药物（如水合氯醛）或不能口服药物的病人（如小儿、严重呕吐或昏迷的病人）经肛门灌肠或使用栓剂置入直肠或结肠，由直肠或结肠黏膜吸收，起效快。

（4）注射给药：皮下或肌内注射后，药物通过毛细血管壁进入血液循环，吸收速度较快且完全。由于肌肉组织血流量较皮下组织丰富，故肌内注射比皮下注射吸收快。

（5）皮肤给药：完整的皮肤吸收能力很差，皮肤角质层仅可使部分脂溶性高的药物通过，外用药物主要发挥局部作用。如硝酸甘油可制成缓释贴剂用于预防心绞痛发作。

（6）吸入给药：肺泡表面积大且血流丰富，气体、挥发性液体和气雾剂等均可通过肺泡壁而被迅速吸收。此外，吸入给药也可用于鼻咽部的局部治疗。

2. 药物的理化性质 药物分子小、脂溶性高、溶解度大、解离度小者易被吸收，反之则难以吸收。

3. 吸收环境 口服给药时,胃的排空速度、肠蠕动的快慢、胃肠液的 pH 值、肠内容物的多少及性质、血流量均可影响药物的吸收。如胃排空延缓、肠蠕动过快或肠内容物过多等均不利于药物的吸收。

4. 药物的制剂 剂型不同,药物吸收速度也不同,如片剂的崩解、胶囊剂的溶解等均可影响口服给药的吸收速度;油剂和混悬剂注射液可在给药局部滞留,使药物吸收缓慢而持久;缓释制剂利用无药理活性的基质或包衣阻止药物迅速溶出以达到非恒速缓慢释放的效果;控释制剂可以控制药物按零级动力学恒速或近恒速释放,以保持恒速吸收,保证疗效的持久性。

药物制剂被机体吸收利用的程度称为生物利用度,是反映药物吸收的指标,同一药物不同剂型、同一剂型不同厂家、同一厂家不同批号的药物,生物利用度都有可能不同;故在临床用药时,应考虑生物利用度的差异,以免影响疗效。其计算公式为:

$$生物利用度 =(吸收进入体循环的药量 / 给药剂量) \times 100\%$$

（二）药物的分布

药物吸收入血后随血液循环分布到全身各组织器官的过程称药物的分布。药物在体内的分布是不均匀的,有些组织器官药物分布浓度较高,有些组织器官药物分布浓度较低,分布浓度越高,药物在此部位作用越强,所以药物对各组织器官的作用强度不同。影响药物分布的因素主要有:

1. 药物的理化性质和体液的 pH 值 脂溶性药物或水溶性小分子药物易通过毛细血管壁,由血液分布到组织;水溶性药物或离子型药物难以透出血管壁进入组织,如甘露醇由于分子较大,不易透出毛细血管壁,故静脉滴注后,集中分布在血浆中,可提高血浆渗透压,使组织脱水。

多数药物为弱酸性或弱碱性,血液和细胞外液的 pH 值约为 7.4,细胞内液的 pH 为 7.0,故弱酸性药物在细胞外解离多,不易进入细胞内,而弱碱性药物较易分布到细胞内。通过改变体液的 pH 值可改变药物的分布,如抢救弱酸性药物中毒时,可以碱化体液和尿液,促进药物向血液中转移,减少肾小管重吸收,加速药物的排出。

2. 药物与血浆蛋白结合 药物可不同程度地与血浆蛋白结合,血浆蛋白结合率高的药物起效慢、作用持续时间长;血浆蛋白结合率低的药物起效快、作用维持时间短。药物与血浆蛋白结合具有以下特点:①结合是可逆的;②暂时失去药理活性;③结合具有饱和性;④存在竞争蛋白结合的置换现象,应注意调整剂量。如服用双香豆素(血浆蛋白结合率为 99%)后,再服用保泰松(血浆蛋白结合率为 98%),可导致血中游离的双香豆素成倍增加,抗凝作用增强的同时可导致渗血甚至出血不止。

3. 药物与组织的亲和力 有些药物对某些组织有特殊的亲和力,在该组织的浓度较高,如碘主要集中在甲状腺中,其浓度比血浆中浓度高约 25 倍。

4. 局部组织器官血流量 药物分布的快慢与组织器官血流量有关。血流量大的肝、肾、脑、心等器官,药物分布速度快,药量多;而皮肤、脂肪等组织,药物分布速度慢,药量少。

5. 体内屏障

（1）血 - 脑屏障:是血液 - 脑组织、血液 - 脑脊液及脑脊液 - 脑组织三种屏障的总称。许多大分子的、高解离度的、高蛋白结合率的药物较难穿透血 - 脑屏障,有利于中枢神经系统内环境的相对稳定;而脂溶性高、非解离型、分子量小的药物易透过血 - 脑脊液屏障进入脑组织。婴幼儿血 - 脑屏障发育不健全,药物易通过,可引起中枢神经系统不良反应,用药要慎重。另外,在脑部炎症时,血-脑屏障的通透性可增加,药物易进入脑组织。

(2)胎盘屏障:胎盘绒毛与子宫血窦间的屏障,对胎儿是一种保护性屏障,称为胎盘屏障。妊娠期间用药应谨慎,禁用对胎儿发育有影响的药物,以防造成胎儿中毒或畸形。

(3)血眼屏障:为血-视网膜、血-房水、血-玻璃体屏障的总称。全身给药时,药物在房水、晶状体和玻璃体等组织难以达到有效浓度,采取局部滴眼或眼周边给药如结膜下注射、球后注射及结膜囊给药等,则可提高眼内药物浓度,减少全身不良反应。

(三)药物的生物转化

1. 生物转化的概念和意义

药物在体内发生的化学结构变化称为药物的生物转化或药物的代谢。药物经过转化后其药理活性发生变化,大多数药物经生物转化后失去药理活性,称为灭活;少数药物经生物转化后才具有药理活性,称为活化,如可待因在肝脏去甲基变成吗啡后才生效;有些药物经生物转化后,其代谢产物仍然具有药理活性,如地西泮在肝内转化为仍有药理活性的去甲地西泮和奥沙西泮;而有的药物经过生物转化后产生有毒的代谢产物,如异烟肼的代谢产物乙酰异烟肼对肝脏有较强的毒性。

2. 生物转化的时相和类型

(1)Ⅰ相反应:包括氧化、还原、水解反应。

(2)Ⅱ相反应:即结合反应。

3. 生物转化的酶 肝脏是药物生物转化的主要器官。药物的生物转化需要酶的参与,体内药物代谢酶主要有两类:一类是特异性酶,催化特定底物,如胆碱酯酶水解乙酰胆碱;另一类是非特异性酶,主要指肝脏微粒体混合功能酶系统,此酶系统可转化数百种化合物,是促进药物转化的主要酶系统,又称其为肝药酶。肝药酶具有以下的特性:①选择性低,能催化多种药物;②个体差异明显;③酶活性易受外界因素影响而出现增强或减弱现象。

4. 影响生物转化的因素

(1)药酶的诱导作用和药酶的抑制作用:有些药物可以改变肝药酶的活性,而影响药物代谢的速度,进而改变药物的作用强度和维持时间的长短。凡能增强药酶活性或促进药酶生成的药物为药酶诱导剂,如利福平、苯妥英钠等。酶诱导剂可以加速某些药物和自身的生物转化,这是药物产生耐受性的原因之一。凡能降低药酶活性或减少药酶生成的药物为药酶抑制剂,如异烟肼、西咪替丁等。药酶抑制剂可抑制药酶活性,使自身或其他药物代谢减慢,血药浓度增高,药效增强,甚至诱发毒性反应,故联合用药时应予注意。

(2)影响药酶的其他因素:肝药酶的活性和数量具有较大的个体差异性,受年龄、性别、遗传因素、病理因素和环境因素等影响,使药物的生物转化速度发生变化。

(四)药物的排泄

药物的排泄是指药物以原形或代谢产物自体内排出体外的过程。肾脏是药物排泄的主要器官,其次是消化道、呼吸道及泪腺等排泄。

1. 肾排泄 肾脏是药物排泄的主要器官。其它排泄器官还有胆汁排泄、呼吸道、唾液腺、汗腺、乳腺、皮肤等。机体内的绝大多数代谢产物是经过肾脏排出体外的。药物及其代谢产物经肾排泄的方式主要为肾小球滤过和肾小管分泌。

(1)肾小球滤过:肾小球毛细血管膜孔较大,未结合的游离型药物及其代谢产物均可经肾小球滤过,滤过速度取决于药物分子量和血浆内药物浓度,与血浆蛋白结合的药物可延缓滤过。

（2）肾小管分泌：近曲小管细胞能将药物自血浆分泌入肾小管内。经肾小管分泌而排泄的药物遵循主动转运的规律，肾小管上皮细胞有两类转运系统（有机酸和有机碱转运系统），分泌机制相同的两类药物合用时，经同一载体转运存在竞争性抑制现象。如丙磺舒与青霉素合用，两药竞争肾小管细胞上的有机酸载体转运系统，丙磺舒可抑制青霉素主动分泌，提高青霉素的血药浓度，增强疗效并延长作用时间。

（3）肾小管重吸收：有些药物经肾小球滤过后在肾小管中又部分被重吸收，重吸收的多少与药物的脂溶性、解离度、尿液的 pH 值有关：①脂溶性高、非解离型的药物重吸收的多，排泄的慢；而水溶性药物重吸收较少，排泄的快；②尿量增多，尿液中药物浓度降低，重吸收减少，加快药物的排泄；③尿液 pH 能影响药物的解离度，因而也影响药物在远曲小管的重吸收，弱酸性药物在碱性尿液中解离增多，重吸收减少；在酸性尿液中解离减少，重吸收增多。弱碱性药物与之相反。利用这一规律可改变药物的排泄速度，如弱酸性药物巴比妥类中毒时，静滴碳酸氢钠碱化尿液，促进巴比妥类药物的解离，以加快排泄，达到解救中毒的目的。药物在肾小管内随尿液的浓缩其浓度逐渐升高，如链霉素，在肾小管内浓度比血中浓度高几十倍，有利于泌尿道感染的治疗，但也增加了对肾的毒性作用；有的药物在肾小管的浓度超过了其溶解度如磺胺药，可在肾小管内析出结晶，引起肾损害。肾功能不全时，药物排泄速度减慢，易发生蓄积中毒。

2. 胆汁排泄　自胆汁排入十二指肠的结合型药物，在肠中经水解后再吸收，形成肠肝循环，肠肝循环可使药物作用时间明显延长。经胆汁排泄的药物胆道内药物浓度较高，可用于治疗胆道疾病，如红霉素、四环素、利福平等。

3. 其他排泄途径　如挥发性的药物可经呼吸道排出，如麻醉药乙醚、乙醇，检测呼气中乙醇的浓度，可判定是否酒驾；有的药物可经唾液腺排出，如甲硝唑、苯妥英钠，利福平可经汗腺排出，使汗液呈现橘红色。由于乳汁偏酸性，又富含脂质，弱碱性或脂溶性高的药物易由乳汁排泄，如吗啡，故哺乳期妇女用药应予注意，以免对婴幼儿引起不良反应。

三、药物代谢动力学的基本概念

（一）时量关系和时效关系

药物的体内过程是一个连续变化的动态过程，随时间的变化，体内的药量或血药浓度及药物的作用强度也会随之变化，这种动态变化过程，可用时量关系和时效关系来表示。

时量关系是指时间与体内药量或血药浓度的关系，即血药浓度随时间的推移而发生变化的规律。

时效关系是指时间与作用强度的关系，即药物的作用强度随时间变化的动态变化过程。

以时间为横坐标，体内的药量或血药浓度为纵坐标，得到的曲线为时量关系曲线，将药物的作用强度作为纵坐标，得到的曲线为时效关系曲线。由于血药浓度与药物效应呈正相关，时效曲线的形态和意义与时量曲线相似，又因血药浓度的变化易于监测，所以时量曲线更为常用。药物的时量关系和时效关系曲线可分为以下三期（图1-2）。

1. 潜伏期　是指从给药到开始出现治疗作用的一段时间。静脉注射无明显的潜伏期。

2. 持续期　是指药物维持最小有效血药浓度或基本疗效的持续时间。此期内高峰浓度与剂量有关。

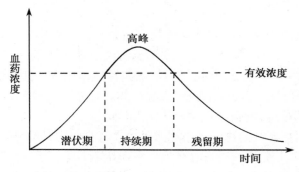

图 1-2 非静脉给药的时量（效）关系曲线

3. 残留期 是指药物浓度降到最低有效浓度以下,虽无疗效,但没有从体内完全消除。残留期的长短反映了药物消除的快慢。

（二）药物的消除动力学

药物经生物转化和排泄,使血药浓度逐渐减弱或消失的过程称为消除。药物的消除方式主要有两种类型:

1. 恒比消除 又称一级动力学消除。即单位时间内体内药量以恒定比例的消除。血药浓度高,单位时间内消除的药量多;当血药浓度降低后,药物消除速率也成比例下降。如大多数药物在治疗量时的消除,属于恒比消除。

2. 恒量消除 又称零级动力学消除。即单位时间内体内药量以恒定的量消除。不论血药浓度高低,单位时间内消除的药物量不变。此时药物按恒量消除。

（三）药物的半衰期（$t_{\frac{1}{2}}$）

药物半衰期通常指血浆药物半衰期,即血浆药物浓度下降一半所需要的时间。半衰期反映药物在体内消除的速度,大多数药物的消除速率属于恒比消除,其半衰期是恒定的,不随血药浓度的高低和给药途径的变化而改变。但肝

考点链接
药物半衰期

肾功能不全时,药物的半衰期可能延长,易发生蓄积中毒,用药时应注意。

半衰期是反映药物消除速率的重要指标,在临床用药中具有重要意义:①药物分类的依据。根据药物的半衰期将药物分为短效类、中效类和长效类;②确定给药间隔时间。半衰期长,给药间隔时间长;半衰期短,给药间隔时间短;③预测药物基本消除的时间。恒比消除的药物,一次给药后经 4~5 个半衰期,药物从体内消除 95% 以上,可认为药物基本消除;④预测药物达稳态血药浓度的时间。以半衰期为给药间隔时间,分次恒量给药,约经 4~5 个半衰期可达稳态血药浓度。

（四）稳态血药浓度

以半衰期为给药间隔时间,恒量恒速给药后,体内药量逐渐累积,约经 5 个半衰期,血药浓度基本达稳态水平,此称为稳态血药浓度（Css）或坪值。达坪值时药物吸收量和消除量基本相等（图 1-3）。稳态浓度的高低取决于恒量给药时每次给药的剂量,剂量大则稳态浓度高,剂量小则稳态浓度低;如病情需要血药浓度立即达坪值时,可采取首次剂量加倍的方法,即在一个半衰期内即能达坪值,首次加倍的剂量称为负荷剂量,但仅适用于安全范围大、起效较慢的药物。

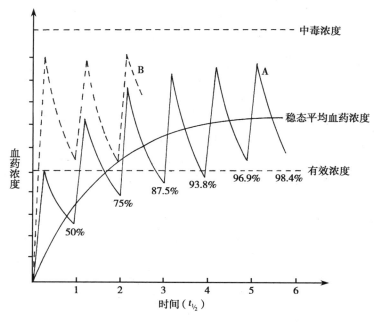

图 1-3 按半衰期给药的血药浓度变化示意图

第四节 影响药物作用的因素

 学习目标

1. 掌握:耐受性、配伍禁忌的概念。
2. 熟悉:个体差异、协同作用、拮抗作用及高敏性的概念。
3. 了解:联合用药及药物的相互作用。

药物作用的强度和性质受药物和机体的多种因素影响外,还与以下几个方面有关。

 案例

患者,女,46 岁。支气管哮喘重度发作,查:端坐呼吸、明显发绀、烦躁不安、恐惧。
请问: 1. 你知道吗啡吗?
      2. 该病人能使用吗啡镇静吗?

一、机体方面的因素

1. 年龄 一般所说的剂量是指 18~60 岁成年人的药物平均剂量。年龄对药物作用的影响尤其在老年人和儿童方面表现的突出。

老年人由于各器官功能逐渐衰退,特别是肝、肾功能逐渐减退,对药物的代谢和排泄能力降低,对药物的耐受性较差,所以用药剂量一般约为成人的 3/4;另一方面,老年人对中枢神经抑制药、心血管系统药、非甾体抗炎药等药物的反应强烈,易致严重不良反应,应

13

当慎用。

儿童的各组织和器官正处于发育、生长时期,其生理功能尚未发育完善,对药物的处理能力差而敏感性高,甚至会引起严重不良反应。如新生儿尤其是早产儿肝脏葡萄糖醛酸转移酶结合能力尚未发育,应用主要经肝脏代谢的氯霉素可导致"灰婴综合征";四环素类药物可影响儿童骨骼、牙齿的生长发育,故儿童禁用。

2. 性别　不同性别对药物反应无明显差别,但女性在用药时应考虑月经期、妊娠期、分娩期、哺乳期对药物的反应。月经期应避免使用作用强烈的泻药和抗凝药,以免月经量过多;妊娠期,特别在妊娠早期,应避免使用可能引起胎儿畸形或流产的药物;分娩期用药要注意药物对产妇和胎儿或新生儿的双重影响;哺乳期妇女应注意药物是否经乳汁排出,避免对乳儿产生影响。

3. 个体差异　在年龄、性别、体重相同的情况下,大多数人对药物的反应是相似的。但少数人也存在质和量的差异,其中:①量的差异表现为高敏性和耐受性,如有的病人对某些药物特别敏感,应用较小剂量即可产生较强的作用,称为高敏性;对药

考点链接

耐受性

物的敏感性较低,必须应用较大剂量方可呈现应有的治疗作用,称为耐受性;有的药物长期反复应用后,也可出现耐受性,但停药一段时间后,敏感性可以恢复,称为后天耐受性;②质的差异有过敏反应和特异质反应,后者多与遗传缺陷有关,如先天性葡萄糖 -6- 磷酸脱氢酶(G-6-PD)缺乏者,服用磺胺类药、伯氨喹等药物,甚至新鲜蚕豆,易引起溶血反应并导致贫血,临床用药时应予注意。

4. 疾病状态　机体处于不同病理状态对药物的反应性也有所不同。如阿司匹林可使发热病人的体温下降,而对正常体温没有影响。病人在中枢神经系统抑制的病理状态下,能耐受较大剂量的中枢兴奋药而不引起惊厥。疾病状态也能改变机体处理药物的能力,如肝、肾功能不全时,药物的清除率降低,药物的半衰期延长,血药浓度增高,作用增强甚至产生严重的不良反应。有些药物可诱发或加重疾病,如吗啡可以诱发或加重支气管哮喘。胃肠道疾病如腹泻可使药物吸收减少,而便秘则使药物吸收增多。因此,应高度重视并密切观察病人的疾病状态,合理使用药物。

5. 心理因素　病人的心理因素与药物的疗效关系密切。对药物和医生的信任、依赖及乐观的情绪可以提高药物的疗效,反之,焦虑、恐惧及悲观失望的消极情绪可使病情加重。安慰剂一般指由本身没有特殊药理活性的中性物质,如乳糖、淀粉等制成外形似药的制剂,安慰剂的效应主要由病人的心理因素引起,来自病人对药物和医生的信赖,病人在经医生给予药物后,会发生一系列的精神和生理上的变化,不仅包括病人主观感觉,还包括许多客观指标。故医护人员应该适当利用安慰剂效应做好心理治疗或心理护理,鼓励病人树立战胜疾病的信心,提高病人用药依从性,以便药物发挥更好的疗效。

二、药物方面的因素

1. 药物的化学结构　具有化学结构相似的药物其作用也相似,如阿片类药物均具有镇痛作用。有些药物化学结构相似但作用却相反,如维生素 K 与华法林化学结构虽然相似,但分别具有促凝血和抗凝血作用。

2. 药物的剂型　同一种药物的不同剂型,对疗效的发挥也有影响,例如口服给药时,因药物的崩解、溶解速率不同,吸收快慢和吸收的量也有不同。溶液剂吸收最快,散剂次之,片

剂和胶囊剂较慢。吸收快的剂型,血药浓度达峰时较快,故起效快;吸收慢的剂型,潜伏期长,起效慢。

3. 给药途径 不同的给药途径可影响药物的吸收。药物出现作用快慢和维持时间的长短也有所不同。不同给药途径药物吸收速度由快到慢依次为:吸入 > 舌下 > 直肠 > 肌内注射 > 皮下注射 > 口服 > 透皮。有的药物给药途径不同,作用性质也不同,如硫酸镁口服可产生导泻和利胆作用,而肌内注射则呈现抗惊厥和降血压作用;利多卡因局部给药可产生局部麻醉作用,而静脉注射给药则可产生抗心律失常作用。

4. 给药时间和次数 给药的时间有时可影响药物疗效,临床用药时,需视具体药物和病情而定,如催眠药应在睡前服;助消化药需在饭前或饭时服用;驱肠虫药宜空腹或半空腹服用;有的药物如利福平等,因食物影响其吸收也特别注明空腹服用;阿司匹林对胃肠道有刺激性,宜饭后服用等。

人体的生理功能活动具有昼夜节律性变化的特点,故机体在昼夜 24 小时内的不同时间,对某些药物的敏感性不同。按照生物周期节律性变化,设计临床给药方案应顺应人体生物节律变化,以便能更好地发挥药物疗效,减少不良反应,如肾上腺糖皮质激素的分泌高峰在上午 8 时左右,然后逐渐降低,午夜达低谷,临床需长期应用糖皮质激素类药物治疗时,可依据此节律在上午 8 时一次顿服,或隔日早晨给药一次的治疗(隔日疗法),既能达到治疗效果,又可减轻对下丘脑 - 腺垂体 - 肾上腺皮质激素系统的负反馈抑制作用。

药物半衰期是给药间隔的基本参考依据,故每日用药的次数,除根据病情需要外,还要参考药物的半衰期。一般来说,半衰期较短的药物,每日给药次数相对多;而半衰期较长的药物,每日给药次数相对少,目的是为了维持有效血药浓度,且不会导致蓄积中毒。

5. 联合用药及药物的相互作用 两种或多种药物合用或先后序贯应用称为联合用药或配伍用药。联合用药的目的是为了提高疗效、减少不良反应或防止耐受性、耐药性的发生。两种或多种药物合用或先后序贯使用,引起药物作用和效应的变化称为药物的相互作用。药物的相互作用既可使药效加强,也可使药效降低或不良反应加重。因此,在用药过程中要加以注意。

(1)配伍禁忌:药物在体外配伍时发生的物理、化学的相互作用导致疗效降低,甚至产生毒性反应而影响药物的作用,称为配伍禁忌。

考点链接 配伍禁忌

注射剂在混合使用或大量稀释时易产生物理或化学改变,特别是将几种药物混合在一起静脉滴注时更应注意认真查对配伍禁忌表,避免发生严重后果。

(2)药效学方面的相互作用:联合用药时,能使药物效应增强的作用称为协同作用,如吗啡与阿托品合用治疗胆绞痛,前者具有镇痛作用,后者可解除胆道痉挛,两药合用可使疗效增强,为协同作用。联合用药时,能使药物效应减弱的作用称为拮抗作用。如肾上腺素受体激动药沙丁胺醇的扩张支气管作用可被肾上腺素受体阻断药普萘洛尔所拮抗,两药合用可使沙丁胺醇的作用减弱。

(3)药动学方面的相互作用:联合用药时,一种药物影响到另一种药物的吸收、分布、生物转化和排泄,使另一种药物的效应发生变化。如苯巴比妥能诱导肝药酶,当其与保泰松合用时,可使保泰松代谢加快,药效降低。

本章小结

1. 药物是指作用于机体用于预防、治疗、诊断疾病或计划生育目的的化学物质。
2. 药物学是研究药物的作用、临床应用、不良反应及用药注意事项的一门科学。
3. 药物学包括药效学和药动学。
4. 药物的基本作用包括兴奋作用和抑制作用。
5. 药物作用的主要类型有局部作用和吸收作用、直接作用和间接作用、选择作用、防治作用和不良反应(包括副作用、毒性反应、变态反应、后遗效应、继发反应、停药反应、特异质反应、药物依赖性)。
6. 常用量:在临床用药时,为了使疗效可靠且用药安全,常采用比最小有效量大些比极量小些,疗效最显著的那一部分的剂量。
7. 极量又称最大治疗量,是指继续加大给药剂量,引起最大治疗作用而不至于中毒的剂量。
8. 安全范围是指在最小有效量与最小中毒量之间的范围。
9. 治疗指数是指药物的半数致死量(LD_{50})与半数有效量(ED_{50})的比值。
10. 受体激动药又称受体兴奋药是指与受体既有亲和力又具有内在活性的药物。
11. 受体拮抗药又称受体阻断药是指与受体只有亲和力而无内在活性的药物。
12. 药物半衰期通常指血浆药物半衰期即血浆药物浓度下降一半所需要的时间。

(孙艳平)

 目标测试

选择题

1. 药物产生过敏反应与下列哪项因素密切相关
   A. 用药时间　　　　　B. 药物剂量　　　　　C. 药物毒性
   D. 体质　　　　　　　E. 药物剂型

2. 药物治疗指数是指
   A. ED_{50}/LD_{50}　　　B. ED_{95}/LD_5　　　C. ED_{90}/LD_{10}
   D. LD_5/ED_{95}　　　　E. LD_{50}/ED_{50}

3. 骨折时应用镇痛药吗啡属于
   A. 预防用药　　　　　　　　　　B. 对症治疗
   C. 支持治疗　　　　　　　　　　D. 对因治疗
   E. 既属于对因治疗,又属于对症治疗

4. 药理学是研究
   A. 药物不良反应的学科
   B. 药物作用规律的学科
   C. 药物在体内变化过程的学科
   D. 药物的化学结构及制剂工艺的学科
   E. 药物与机体(包括病原体)相互作用规律及其机制的科学

5. 反映药物安全性的指标是

  A. 常用量   B. 治疗量   C. 治疗指数

  D. 阈剂量   E. 半数有效量

6. 青霉素治疗链球菌引起的感染属于

  A. 对因治疗   B. 预防用药

  C. 支持治疗   D. 对症治疗

  E. 既属于对因治疗,又属于对症治疗

7. 药动学研究

  A. 药物在体内的化学变化过程

  B. 药物在机体内吸收、分布、代谢和排泄过程、血药浓度随时间变化的规律及影响
   药物疗效的因素等

  C. 血药浓度的动力学过程

  D. 药物对机体的作用及作用规律

  E. 药物作用的动态规律

8. 药物产生副作用是由于

  A. 用药时间过长   B. 药物的安全范围小

  C. 药物作用的选择性低,作用范围广   D. 用药剂量不当

  E. 病人对药物敏感

9. 副作用是在下列什么剂量时出现的

  A. 极量   B. 治疗量   C. 最小中毒量

  D. 最小致死量   E. 最小有效量

10. 连续用药后机体对药物敏感性降低是

  A. 耐药性   B. 耐受性   C. 过敏性   D. 成瘾性   E. 习惯性

11. 药物是

  A. 影响机体生理功能的化学物质

  B. 用于防治疾病的化学物质

  C. 干扰机体细胞代谢的物质

  D. 是指作用于机体用于预防、治疗、诊断疾病或计划生育目的的物质

  E. 对机体有滋补、营养作用的化学物质

12. 服用巴比妥类药物次晨出现的宿醉现象属于

  A. 副作用   B. 后遗效应   C. 继发反应

  D. 毒性反应   E. 过敏反应

13. 对药物毒性反应的正确认识是

  A. 治疗量时出现,机体明显损害   B. 大剂量时出现,机体轻微损害

  C. 大剂量时出现,机体明显损害   D. 治疗量时出现,机体轻微损害

  E. 与剂量大小无关

14. 受体激动药

  A. 无亲和力,无内在活性   B. 有亲和力,有内在活性

  C. 弱亲和力,无内在活性   D. 有亲和力,无内在活性

  E. 无亲和力,有内在活性

15. 长期用药后突然停药,机体出现戒断症状的是

A. 习惯性　　　B. 耐受性　　　C. 过敏反应　　D. 成瘾性　　　E. 耐药性

16. 药效学研究

A. 药物的临床疗效

B. 机体对药物的处置过程

C. 药物的消除规律

D. 机体与药物之间相互作用的规律

E. 阐明药物对机体的作用和作用原理及临床应用的科学

17. 药物的基本作用是指

A. 预防作用与治疗作用　　　　　　　　　B. 局部作用与全身作用

C. 兴奋作用与抑制作用　　　　　　　　　D. 选择性作用

E. 副作用与治疗作用

18. 安全范围是指

A. 有效量与中毒量间的范围

B. ED_5 与 ED_{95} 之间的范围

C. 最小有效量与极量间的范围

D. 最大治疗量与最小中毒量间的范围

E. 最小有效量与最小中毒量之间的范围

19. 药物的内在活性是指

A. 药物与受体结合的能力　　　　　　　　B. 药物激动受体的能力

C. 药物跨膜转运的能力　　　　　　　　　D. 药物对受体亲和力的大小

E. 药物脂溶性的高低

20. 药物与血浆蛋白结合后其

A. 作用增强　　　　　B. 暂时失活　　　　　C. 转运加快

D. 代谢加快　　　　　E. 排泄加快

21. 药物与受体结合后,能否激动受体取决于

A. 药物的作用强度　　B. 药物的剂量大小　　C. 药物的内在活性

D. 药物的脂溶性大小　E. 药物的分子量大小

22. 长期应用受体阻断药,受体数目增多的现象是

A. 受体的向上调节　　B. 受体的向下调节　　C. 药物的内在活性增强

D. 药物的脂溶性过低　E. 药物的亲和力降低

23. 耐受性产生的原因

A. 受体的向上调节　　B. 受体的向下调节　　C. 内在活性增强

D. 亲和力增强　　　　E. 亲和力降低

24. 生物利用度是指

A. 药物消除的速度　　　　　　　　　　　B. 药物跨膜转运的速度

C. 药物分布到靶器官的量　　　　　　　　D. 药物被机体吸收利用的程度

E. 药物吸收进入血液循环的量

25. 生物利用度是反映什么的指标

A. 消除　　　　B. 分布　　　C. 吸收　　　D. 生物转化　　E. 蓄积

26. 药物最常用的给药途径是

A. 皮下注射　　　　　B. 雾化吸入　　　　　　C. 肌内注射

D. 静脉注射　　　　　E. 口服

27. 首过消除明显的药物不宜

A. 舌下含服　　B. 肌内注射　　C. 口服　　D. 静脉注射　　E. 皮下注射

28. 弱酸性药物在碱性尿液中

A. 解离少,重吸收多,排泄慢　　　　　　B. 解离多,重吸收多,排泄慢

C. 解离多,重吸收少,排泄快　　　　　　D. 解离少,重吸收少,排泄快

E. 解离少,重吸收少,排泄慢

第二章　中枢神经系统药物

第一节　镇静催眠药

学习目标

1. 掌握：苯二氮䓬类药物的药理作用及临床应用。
2. 熟悉：巴比妥类药物的药理作用及临床应用。
3. 了解：其他镇静催眠药。

　　镇静催眠药是一类能选择性抑制中枢神经系统,引起镇静和近似生理性睡眠的药物。此类药物随着剂量的增加,会依次产生抗焦虑、镇静催眠、抗惊厥等作用,过量则会麻痹延髓的呼吸中枢,引起呼吸抑制,严重可导致死亡。按照药物结构的不同,临床上常用的镇静催眠药分为三大类:苯二氮䓬类、巴比妥类和其他类。

案例

　　患者,男,33岁。近期因工作压力很大,出现焦虑、失眠症状。连续两周晚上入睡难、且易觉醒,白天无精打采,严重影响生活和工作。
　　请问: 1. 该患者应选用什么药物进行治疗?
　　　　　 2. 使用本类药物应注意哪些问题?

一、苯二氮䓬类

　　本类药物为苯二氮䓬衍生物,具有较好的抗焦虑和镇静催眠作用、起效快、安全范围较大、副作用少,是目前临床最常用的一类镇静催眠药。根据半衰期可分为:①短效类,如三唑仑等;②中效类,常用的有艾司唑仑、氯硝西泮、劳拉西泮等;③长效类,如地西泮、硝西泮等。目前认为本类药物的作用机制是与体内的苯二氮䓬受体结合后,可增强γ-氨基丁酸(GABA)在中枢神经各个部位的抑制作用。

地西泮(安定)

【药理作用和临床应用】

　　1. 抗焦虑　小剂量即可产生抗焦虑作用,明显改善患者的紧张、烦躁、忧虑、恐惧、失眠等症状。用于治疗多种原因引起的焦虑症,常作为首选药。

2. 镇静催眠 镇静作用快而有效,常用量的地西泮可缩短入睡时间,延长睡眠持续时间,产生近似生理性睡眠。且该药安全范围较大,对呼吸、循环的抑制作用较轻。临床上广泛用于治疗各种原因引起的失眠,尤其对焦虑性失眠疗效较好。还可用于麻醉前给药,以解除患者对手术的焦虑、紧张、恐惧等情绪。

3. 抗惊厥、抗癫痫 大剂量的地西泮具有较强的抗惊厥作用,静脉注射用于治疗破伤风、子痫、小儿高热和药物中毒引起的惊厥。还可抑制癫痫病灶异常放电的扩散,产生抗癫痫作用。静脉注射地西泮为目前治疗癫痫持续状态的首选药。

4. 中枢性肌肉松弛 缓解中枢神经病变和局部病变引起的骨骼肌痉挛。主要用于脑血管意外、脊髓损伤等引起的肌强直或腰肌劳损及内窥镜检查等导致的肌肉痉挛或僵直。

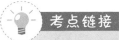

考点链接
地西泮的临床应用

【不良反应】

1. 副作用 可引起嗜睡、头昏、乏力等症状,连续用药后尤为明显,大剂量还可导致共济失调。应提醒患者用药后避免从事驾驶、精密或高空作业等工作。

2. 耐受性和依赖性 长期应用可产生耐受性和依赖性,疗效降低,突然停药可出现焦虑、烦躁、失眠、震颤等戒断症状。

3. 急性中毒 静脉注射剂量过大或速度过快可引起呼吸、循环抑制、血压下降等,严重者可因呼吸中枢麻痹而死亡。急性中毒时除对症治疗外,还应选用苯二氮䓬类受体拮抗药氟马西尼解救。故注射速度应缓慢,每分钟不超过 5mg,并密切观察患者的血压、呼吸、脉搏。

老年人慎用;孕妇和哺乳期妇女、青光眼、重症肌无力等患者禁用。

二、巴比妥类

巴比妥类药物为传统的镇静催眠药,是巴比妥酸的衍生物。临床上根据药物的起效快慢和作用时间长短分为 4 类(表 2-1)。

表 2-1 巴比妥类药物的作用特点和临床应用

类别	药物	显效时间(h)	作用维持时间(h)	主要临床应用
超短效类	硫喷妥钠	立即(静脉注射)	0.2	麻醉、抗惊厥
短效类	司可巴比妥	0.25	2~3	催眠、抗惊厥
中效类	异戊巴比妥	0.25~0.5	3~6	镇静、催眠
长效类	苯巴比妥	0.5~1	6~8	麻醉前给药抗惊厥、癫痫

【药理作用和临床应用】

巴比妥类药物对中枢神经系统产生抑制作用,随着剂量增加,依次出现镇静、催眠、抗惊厥、麻醉作用,过量可抑制呼吸中枢,产生麻痹作用,甚至死亡。

1. 镇静催眠 小剂量引起安静或解除焦虑烦躁,因选择性差,不用于焦虑症的治疗。中等剂量能缩短入睡时间,延长睡眠时间。因其安全性不及地西泮类,且易产生耐受性和依赖性,毒副作用较大,目前临床已很少用于镇静催眠。

2. 抗惊厥、抗癫痫 大于催眠剂量的巴比妥类药物有强大的抗惊厥作用,可用于防治子痫、破伤风、小儿高热惊厥或某些药物中毒引起的惊厥,常选用异戊巴比妥或硫喷妥钠缓慢静脉注射。苯巴比妥具有抗癫痫作用,可用于治疗癫痫大发作和癫痫持续状态。

3. 麻醉和麻醉前给药　硫喷妥钠可用于静脉麻醉和基础麻醉。静脉注射立即生效,但维持时间很短,适合小手术或内窥镜检查。

【不良反应】

1. 后遗效应　服用催眠剂量后,次日清晨出现头晕、乏力、嗜睡、精神不振及定向障碍等宿醉反应。

2. 耐受性和依赖性　长期反复应用可产生耐受性和依赖性,突然停药可出现戒断症状,表现为激动、失眠、焦虑,甚至惊厥。本类药物是肝药酶诱导剂,可加速自身或其他药物的代谢,影响疗效,故与其合用时应调整药物的剂量。

3. 过敏反应　少数人可出现皮疹,血管神经性水肿,偶见剥脱性皮炎等过敏反应。

4. 急性中毒　大剂量(5~10倍催眠量)服用或静注过快,可致急性中毒,表现为昏迷、呼吸抑制、血压下降、反射消失,其中呼吸衰竭是致死的主要原因。中毒后的具体处理措施:①排除毒物:口服未超过3小时者,可用温生理盐水或1:2000的高锰酸钾溶液洗胃;并用10~15g硫酸钠(禁用硫酸镁)导泻;由于本类药物属于弱酸性,可采取静脉滴注碳酸氢钠碱化血液和尿液,减少肾小管的重吸收,加速药物排泄;②加强支持和对症治疗:保持呼吸通畅,给予吸氧或人工呼吸,必要时切开气管,使用呼吸兴奋药或升压药,以维持呼吸、循环功能。

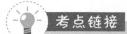

考点链接
巴比妥类急性中毒的处理措施

三、其他类

水 合 氯 醛

水合氯醛稀释后口服,约30分钟后发挥催眠作用,产生近似生理性睡眠,可维持6~8小时,醒后无不适感,适用于入睡困难的患者,尤适用于顽固性失眠及其他催眠药无效的失眠。作为催眠药,短期应用有效,连续服用超过两周则无效。大剂量有抗惊厥作用,可用于小儿高热、子痫、破伤风及中枢兴奋药中毒引起的惊厥,多采用直肠给药。

水合氯醛对胃黏膜有较强的刺激,可引起恶心、呕吐,胃炎及溃疡患者不宜口服,直肠炎和结肠炎的病人不宜灌肠给药。长期服用,可产生依赖性及耐受性,突然停药可引起幻觉、烦躁、异常兴奋、谵妄、震颤等严重撤药综合征。对肝、肾有损害作用,故肝、肾功能不全者禁用。偶见过敏性皮疹,荨麻疹。

常用制剂和用法

地西泮片剂:口服,抗焦虑,2.5~10mg/次,2~4次/日;镇静,2.5~5mg/次,3次/日;催眠,5~10mg睡前服。注射剂:癫痫持续状态,5~20mg/次,缓慢静脉注射。

艾司唑仑片剂:催眠,1~2mg/次,睡前服;抗癫痫,2~4mg/次,6~12mg/d。注射剂:2mg/次,肌内注射。

苯巴比妥片剂:镇静,15~30mg/次;催眠,60~100mg/次,睡前服。

水合氯醛　10%溶液剂:催眠,5~10mg/次,睡前服;抗惊厥,10~20mg/次。

第二节 镇 痛 药

学习目标

1. 掌握:吗啡的药理作用、临床应用及不良反应。
2. 熟悉:哌替啶的药理作用及临床应用。
3. 了解:其他镇痛药的特点。

镇痛药是一类主要作用于中枢神经系统,选择性抑制或缓解各种疼痛,减轻伴随疼痛的恐惧、紧张和不安情绪的药物。在镇痛时,患者保持意识清醒,不影响其他感觉如知觉、听觉等。此类药物的镇痛作用与激动阿片受体有关,久用易产生依赖并成瘾,又称为麻醉性镇痛药,属于特殊管理药品,必须严格按照国家有关规定管理,严格按适应证使用。临床上常用的麻醉性镇痛药包括阿片生物碱类、人工合成镇痛药和其他类。

案例

患者,女,68 岁。胃癌伴腹腔转移,腹部重度疼痛,用解热镇痛药和曲马朵止痛已经无效。

请问: 1. 该患者应选用什么药物进行治疗?
　　　2. 使用本类药物应注意哪些问题?

一、阿片生物碱类

吗　啡

吗啡属于阿片类生物碱,通过激动体内的阿片受体而发挥作用,常用其盐酸盐或硫酸盐。

【药理作用】

1. 中枢神经系统作用

(1) 镇痛、镇静:吗啡能激动中枢神经阿片受体而产生强大的镇痛作用。对各种疼痛均有效,且对持续性钝痛的效果大于间断性锐痛和内脏绞痛。在镇痛的同时伴有明显的镇静作用,能缓解由疼痛所引起的焦虑、紧张、恐惧等情绪,提高患者对疼痛的耐受力。

(2) 抑制呼吸:治疗量的吗啡可降低呼吸中枢对二氧化碳的敏感性,使呼吸抑制。急性中毒时呼吸频率可减慢至 3~4 次 / 分。呼吸衰竭是吗啡中毒致死的主要原因。

(3) 镇咳:吗啡能抑制咳嗽中枢而产生强大的镇咳作用,因成瘾性,临床上一般不用于镇咳,常被可待因代替。

(4) 其他作用:吗啡有缩瞳作用,中毒时呈针尖样瞳孔;还可兴奋催吐化学感受区引起恶心和呕吐。

2. 兴奋平滑肌

(1) 胃肠道:能兴奋胃肠道平滑肌和括约肌,提高张力,肠蠕动减弱,可止泻或导致便秘。

（2）胆道：能兴奋胆道括约肌，使胆汁排出受阻，胆内压明显提高，可导致上腹不适甚至胆绞痛。

（3）子宫：能对抗催产素对子宫平滑肌的兴奋作用，延长产程，故不宜用于分娩止痛。

（4）膀胱：能提高膀胱括约肌张力，引起排尿困难、尿潴留。

（5）支气管：大剂量还可收缩支气管平滑肌，诱发或加重哮喘。

3. 心血管系统 能扩张血管平滑肌，降低外周血管阻力，产生体位性低血压；抑制呼吸，使体内二氧化碳蓄积，脑血管扩张，引起颅内压升高。

【临床应用】

1. 镇痛 可用于由各种原因引起的疼痛，但其成瘾性大，一般仅短期用于其他镇痛药无效的急性锐痛，如烧伤、严重创伤等引起的疼痛。对于血压正常的心肌梗死患者，可以用吗啡止痛。其缓释和控释制剂用于晚期癌症病人的三阶梯止痛，服用时必须整片吞服，不可掰开或嚼碎。

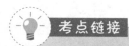

考点链接

吗啡的临床应用

2. 心源性哮喘 左心衰竭的患者发生急性肺水肿而引起呼吸困难，静脉注射吗啡可缓解肺水肿的症状。其作用机制是：①抑制呼吸中枢，降低呼吸中枢对二氧化碳的敏感性，使呼吸由浅快变为深慢；②扩张血管，降低心脏前后负荷，有利于肺水肿的消除。

【不良反应】

1. 副作用 有时可引起恶心、呕吐、便秘、排尿困难、胆绞痛等副作用。

2. 耐受性和成瘾性 本药连续使用3~5天即产生耐受性，1周以上可致依赖性。对本药有依赖者，突然停药可出现戒断症状，表现为流泪、流涕、出汗、血压升高、心率加快、呕吐、腹痛、腹泻、肌肉关节疼痛及神经兴奋性增高，表现为打呵欠、震颤和失眠，严重可致虚脱、意识丧失等。

3. 急性中毒 剂量过大可引起急性中毒，表现为昏迷、呼吸抑制、针尖样瞳孔、血压下降、尿少、体温下降。抢救措施为人工呼吸、吸氧、使用呼吸兴奋药尼可刹米以及阿片受体拮抗剂纳洛酮。

支气管哮喘、肺心病、颅内高压、休克、肝功能严重减退患者以及临产妇和哺乳期妇女禁用。

二、人工合成镇痛药

哌 替 啶

又名度冷丁，是临床常用的人工合成镇痛药。

【药理作用】

1. 中枢神经系统作用

（1）镇痛、镇静：镇痛作用约为吗啡的1/10，持续时间比吗啡短。镇静、欣快作用比吗啡弱，成瘾性发生较慢。

（2）抑制呼吸：抑制呼吸作用比吗啡弱，持续时间短。

2. 兴奋平滑肌 提高胃肠道平滑肌及括约肌张力，减少推进性蠕动，但因作用时间短，故不引起便秘，也无止泻作用。对胆道括约肌作用弱，可提高胆道内压力。不对抗催产素对子宫的兴奋作用,故用于分娩止痛不延缓产程。治疗量对支气管平滑肌无影响,大剂量则引起收缩。

3. 心血管系统 可引起体位性低血压及颅内压升高,原因同吗啡。

【临床应用】

1. 镇痛 哌替啶成瘾性较小,用于各种剧痛的止痛,如创伤性疼痛、手术后疼痛、晚期癌痛。缓解内脏绞痛(胆绞痛、肾绞痛)需与阿托品合用。新生儿对哌替啶抑制呼吸作用极为敏感,故用于分娩止痛时,产前2~4小时内不宜使用。

2. 心源性哮喘 机制同吗啡。

3. 麻醉前给药 发挥镇静作用可消除患者手术前紧张、恐惧情绪,减少麻醉药用量。

4. 人工冬眠 哌替啶与氯丙嗪、异丙嗪组成冬眠合剂,用于人工冬眠,以降低患者的基础代谢。

【不良反应】

治疗量可致眩晕、恶心、呕吐、出汗、心悸、体位性低血压等。久用易产生药物依赖甚至成瘾,须控制使用。急性中毒时可出现昏迷、瞳孔散大、呼吸抑制、震颤、肌肉痉挛甚至惊厥等症状,解救时可配合抗惊厥药。禁忌证同吗啡。

三、其他镇痛药

美 沙 酮

美沙酮镇痛作用与吗啡相似,并可产生镇静、抑制呼吸、缩瞳、引起便秘及升高胆道内压力作用。与吗啡相比,具有作用时间较长、不易产生耐受性、药物依赖性低的特点。

主要用于创伤、术后、癌症引起的重度疼痛的镇痛治疗。还可用于治疗阿片类镇痛药成瘾脱毒时的替代治疗。不宜静脉注射方式给药,尤其是脱毒治疗时禁止注射方式给药;用于疼痛治疗时,可采用口服、肌肉注射或皮下注射给药。

芬 太 尼

芬太尼属强效麻醉性镇痛药,药理作用与吗啡类似,其镇痛效力约为吗啡的80~100倍,起效快,但持续时间较短。呼吸抑制作用较吗啡弱,不良反应比吗啡小。临床可用于各种原因引起的剧痛以及外科、妇科等手术后和手术过程中的镇痛;还可与麻醉药合用,作为麻醉辅助用药;与氟哌利多配伍制成"安定镇痛剂",用于大面积换药及进行小手术的镇痛。不良反应有眩晕、恶心、呕吐,约1小时后,可自行缓解。支气管哮喘、颅脑肿瘤或颅脑外伤引起昏迷的患者以及2岁以下小儿禁用。贴片禁用于急性或术后疼痛、非阿片类镇痛剂有效者。

喷 他 佐 辛

又名镇痛新,为阿片受体的部分激动药,镇痛作用为吗啡的1/3,呼吸抑制作用为吗啡的1/2。对心血管作用不同于吗啡,大剂量反而引起血压上升,心率加快。适用于各种急、慢性疼痛。过量可引起烦躁、焦虑、幻觉等精神症状。因其成瘾性小,按照非麻醉性镇痛药管理。

曲 马 朵

为阿片受体激动药,其镇痛效力类似喷他佐辛,镇咳强度为可待因的 1/2,治疗量无明显呼吸抑制、致平滑肌痉挛作用以及影响心血管作用。临床用于中、重度急慢性疼痛及外科手术疼痛。偶见多汗、头晕、恶心、呕吐、口干、疲劳等。与酒精、镇静催眠药或其他作用中枢神经系统药物合用会引起急性中毒。对阿片类药物过敏者、孕妇与哺乳妇女慎用。

常用制剂和用法

吗啡片剂:5~15mg/ 次,15~60mg/d,极量为 30mg/ 次,100mg/d;注射剂:10mg/ 次,皮下注射,极量为 20mg/ 次,60mg/d。

哌替啶注射剂:100mg/ 次,肌内注射,极量为 150mg/ 次,600mg/d。

芬太尼注射剂:0.05~0.1mg/ 次,皮下或肌内注射。

喷他佐辛片剂:50mg/ 次。

曲马多片剂:50mg/ 次,3 次 / 天;注射剂:50mg/ 次,50~200mg/d,缓慢静脉滴注。

第三节 解热镇痛抗炎药

学习目标

1. 掌握:阿司匹林的药理作用、临床应用及不良反应。
2. 熟悉:对乙酰氨基酚、布洛芬等其他药物的作用特点。
3. 了解:解热镇痛药的作用机制。

解热镇痛抗炎药是一类具有解热、镇痛作用,并且大多数还有抗炎、抗风湿作用的药物。因其化学结构和抗炎机制与甾体类抗炎药不同,故又称为非甾体类抗炎药。本类药物的作用机制相同,均是抑制体内前列腺素(PG)的生物合成,具有以下共同的药理作用,但作用强度不同。

案例

患者,男,3 岁。昨日淋雨后出现畏寒、发热、全身酸痛、流涕、打喷嚏等症状,经查体温为 38.7℃,诊断为风寒性感冒。

请问:1. 该患者应选用什么药物进行治疗?

2. 使用本类药物应注意哪些问题?

一、解热镇痛抗炎药的作用

(一)解热作用

人体的体温调节中枢可以通过调节产热或散热过程,使体温保持在 37℃左右。当病原体及其毒素进入体内后,会刺激中性粒细胞产生与释放内热原,促使下丘脑合成和释放 PG 增加,PG 使体温调节点上移,产热增加,散热减少,引起机体发热。解热镇痛抗炎药通过抑

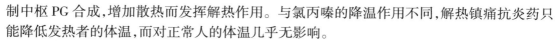

制中枢 PG 合成,增加散热而发挥解热作用。与氯丙嗪的降温作用不同,解热镇痛抗炎药只能降低发热者的体温,而对正常人的体温几乎无影响。

(二)镇痛作用

解热镇痛药可抑制组织损伤或炎症时 PG 的合成,减轻 PG 的致痛作用及痛觉增敏作用而发挥镇痛效应。其作用部位主要在外周,有中等程度镇痛作用,常用于治疗慢性钝痛,如头痛、牙痛、神经痛、肌肉痛、关节痛、月经痛等。但对各种严重创伤性剧痛及内脏平滑肌绞痛无效。

(三)抗炎抗风湿作用

本类药物除对乙酰氨基酚外,大多数都有抗炎抗风湿作用。PG 是参与炎症反应的主要活性物质,解热镇痛抗炎药抑制炎症反应时 PG 合成,而缓解炎症反应,对控制风湿性及类风湿关节炎的临床症状效果较好,但不能根治,也不能防止疾病发展及合并症的发生。

二、常用解热镇痛抗炎药

阿 司 匹 林

阿司匹林又名乙酰水杨酸,是本类药物中临床应用最早的经典药物。

【药理作用及临床应用】

1. 解热镇痛及抗炎抗风湿 阿司匹林的解热、镇痛作用较强,常用于感冒发热及轻度或中度的慢性钝痛,如头痛、牙痛、肌肉痛、神经痛、痛经等。本药仅能缓解症状,不能治疗引起疼痛、发

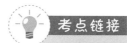

考点链接
阿司匹林的临床应用

热的病因,故需同时应用其他药物参与治疗。抗炎抗风湿作用较强,较大剂量(成人 3~5g/d)可迅速缓解急性风湿热患者的症状,并可用作鉴别诊断。是目前治疗风湿及类风湿关节炎的首选药物,常可用至最大耐受量。

2. 防止血栓形成 小剂量阿司匹林能选择性减少血栓素 A_2(TXA_2)生成,抑制血小板聚集,防止血栓形成。大剂量阿司匹林减少前列环素(PGI_2)合成,而 PGI_2 是 TXA_2 的生理拮抗剂,其合成减少会促进凝血和血栓形成。因此,临床建议采用小剂量长疗程防止血栓形成。防治缺血性心脏病建议日服 75~100mg;防止脑血栓形成可日服 30~50mg。

【不良反应】

一般用于解热镇痛的剂量很少引起不良反应,长期大量用药(如治疗风湿热)、尤其当药物血浓度 >200g/ml 时较易出现不良反应。血药浓度愈高,不良反应愈明显。

1. 胃肠道反应 最常见(发生率 3%~9%)。口服可直接刺激胃黏膜,引起恶心、呕吐、上腹不适或疼痛等,停药后多可消失。长期或大剂量服用可引起胃肠道出血或溃疡。饭后服药、服用肠溶片或同服抗酸药、胃黏膜保护药可减轻上述症状。消化性溃疡患者慎用。

2. 凝血障碍 小剂量阿司匹林抑制血小板聚集,导致出血时间延长。大剂量或长期服用,还能抑制凝血酶原形成,造成出血倾向,可用维生素 K 预防。严重肝损害、维生素 K 缺乏、低凝血酶原血症、血友病等患者应禁用,术前一周应停用。

3. 过敏反应 少数患者出现荨麻疹、血管神经性水肿、过敏性休克,除此之外,某些患者还可诱发支气管哮喘,称为"阿司匹林哮喘",采用糖皮质激素雾化吸入效果较好,肾上腺素治疗无效。哮喘、鼻息肉及慢性荨麻疹患者禁用。

4. 水杨酸反应　剂量(5g/d)过大时,可出现头痛、眩晕、恶心、呕吐、耳鸣、听力、视力减退等中毒症状,称为水杨酸反应。一旦出现中毒症状,应立即停药,静脉滴入碳酸氢钠溶液,碱化尿液,加速药物的排泄。

5. 瑞夷(Reye)综合征　病毒感染伴有发热的儿童使用阿司匹林退热后可能会引起瑞夷综合征,出现严重肝脏损害合并急性脑水肿,虽少见,但可致死。故病毒感染伴有发热的患儿不宜用阿司匹林。

6. 药物相互作用　阿司匹林是防治血栓的常用药,但是要注意不可与下列药物同时服用:①与降糖灵、优降糖及氯磺丙脲等药物合用,可引起低血糖昏迷。②苯巴比妥可加速阿司匹林代谢,降低其治疗效果。③消胆胺与阿司匹林合用会形成复合物妨碍药物吸收。④利尿药与阿司匹林合用会使药物蓄积,加重毒性反应。⑤拮抗丙磺舒、保泰松和苯磺唑酮的治疗作用,导致痛风病发作。⑥阿司匹林能降低维生素 C 疗效;维生素 B_1 能加重阿司匹林对胃黏膜的刺激。⑦与双香豆素类合用可增强其抗凝血作用,有自发出血的风险。⑧消炎镇痛药、糖皮质激素类药物与阿司匹林合用易导致胃肠道出血。

对乙酰氨基酚

又名扑热息痛,解热镇痛作用强度类似阿司匹林,几乎无抗炎、抗风湿作用。本品主要用于感冒发热、关节痛、头痛、神经痛等。胃肠道反应轻,偶见皮疹等过敏反应。过量(成人10~15g)可引起急性中毒导致肝肾损害。孕妇及哺乳期妇女慎用。服用期间不得饮酒或含有酒精的饮料。体检前服用有可能导致转氨酶升高。

布 洛 芬

又名异丁苯丙酸,具有较强的抗炎、解热及镇痛作用。临床用于各种关节炎、强直性脊柱炎引起的关节肿痛、以及痛经、术后痛等。胃肠出血不常见,但长期服用仍应注意。偶见视力模糊及中毒性弱视,一旦出现应立即停药。与阿司匹林或其他非甾体类抗炎药存在交叉过敏现象。活动性消化性溃疡者禁用。

吲 哚 美 辛

又名消炎痛,有显著的抗炎抗风湿及解热镇痛作用。主要治疗急性风湿性及类风湿性关节炎、强直性脊柱炎等,也可用于癌症发热及其它药物不易控制的发热。不良反应较多,包括:①胃肠道反应,如恶心、呕吐、腹痛、腹泻,可加重或诱发溃疡,饭时或饭后立即服用。②中枢神经系统症状,如头痛、眩晕等。③造血系统反应,可引起粒细胞减少、血小板减少、再生障碍性贫血等。④少数人可引起皮疹、哮喘等过敏反应。

溃疡病、癫痫、帕金森病及精神病患者,肝肾功能不全者,对本品或对阿司匹林或其他非甾体抗炎药过敏者,支气管哮喘者禁用。

双 氯 芬 酸

属于新型的强效消炎镇痛药,其镇痛、消炎及解热作用比吲哚美辛强 2~2.5 倍,比阿司匹林强 26~50 倍。主要用于风湿性和类风湿关节炎,各种神经痛、癌症疼痛、创伤后疼痛及各种炎症所致发热等。胃肠道出血者,妊娠和计划怀孕的妇女禁用。

吡 罗 昔 康

又名炎痛喜康,对风湿性及类风湿关节炎的疗效与阿司匹林、吲哚美辛相似,用于缓解各种关节炎及软组织病变的疼痛和肿胀的对症治疗。剂量过大或长期服用可致消化道出血、溃疡,饭后给药或与食物、抗酸药同服,可减少胃肠道刺激。疗效的评定常须在用药 2 周后。长期用药者应定期复查肝、肾功能及血象。凝血功能障碍、哮喘、心功能不全或高血压、肾功能不全患者以及老年人慎用。

常用制剂和用法

阿司匹林片剂:解热、镇痛,0.3~0.6g/ 次,3 次 / 日,必要时每 4 小时 1 次;抗风湿,3~5g/d,4 次 / 日;抑制血小板聚集,50~150mg/d。

对乙酰氨基酚片剂:口服,成人常用量 0.3~0.6g/ 次,每 4 小时 1 次,一日量不宜超过 2g,疗程为退热一般不超过 3 天,镇痛不宜超过 10 天;小儿常用量,按体重每次 10~15mg/kg 或按体表面积每天 $1.5g/m^2$,分次服,每 4~6 小时 1 次;12 岁以下小儿每 24 小时不超过 5 次量,疗程不超过 5 天。

布洛芬片剂:0.2~0.4g/ 次,3 次 / 日,饭后服。

第四节 抗 痛 风 药

 学习目标

1. 掌握:秋水仙碱的药理作用及临床应用。
2. 熟悉:别嘌醇、丙磺舒的药理作用及临床应用。
3. 了解:痛风发病的原因。

痛风是体内嘌呤代谢紊乱所引起的一种疾病,主要表现为高尿酸血症,尿酸盐在关节、肾及结缔组织中析出结晶。急性发作时,尿酸盐微结晶沉积于关节而引起局部粒细胞浸润及炎症反应。治疗痛风的药物主要有别嘌醇、丙磺舒、秋水仙碱等。

 案例

患者,男,46 岁。有痛风病史 5 年,近日同学聚会吃火锅,之后又吃烧烤、喝啤酒,半夜感到左脚大脚趾关节开始疼痛。次日疼痛部位出现明显的红肿、发热、疼痛加剧,来医院就诊。经检查血尿酸水平高于正常值,诊断为急性痛风。

请问: 1. 该患者应选用什么药物进行治疗?
2. 使用本类药物应注意哪些问题?

别 嘌 醇

别嘌醇又名别嘌呤醇,为次黄嘌呤的异构体。本品可抑制黄嘌呤氧化酶,减少尿酸的生成和排泄,避免尿酸盐微结晶的沉积。主要用于慢性痛风性关节炎或痛风性肾病。不良反应少,偶见皮疹、胃肠反应及转氨酶升高、白细胞减少等。

丙 磺 舒

丙磺舒口服吸收完全,大部分通过肾近曲小管主动分泌而排泄,可竞争性抑制肾小管对有机酸的转运,抑制肾小管对尿酸的重吸收,增加尿酸排泄,可用于治疗慢性痛风。无镇痛及消炎作用,故不适用于急性痛风。

秋 水 仙 碱

秋水仙碱能抑制痛风急性发作时的粒细胞浸润,对急性痛风性关节炎产生选择性消炎作用,用药后数小时后,关节红、肿、热、痛即行消退。对血中尿酸浓度及尿酸的排泄没有影响,故对一般性疼痛及其他类型关节炎无作用。

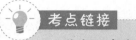

考点链接

秋水仙碱的临床应用

不良反应多为胃肠道反应,中毒时出现水样腹泻及血便,脱水,休克;对肾及骨髓也有损害作用。

常用制剂和用法

别嘌醇:第一周 0.1g/d,第二周 0.2g/d,第三周以后为 0.3g/d,分 2~3 次服。
丙磺舒:开始 0.25g/ 次,2 次 / 日,一周后增至 0.5g/ 次。
秋水仙碱:0.5mg/ 次,1~2 小时 1 次,口服,极量不得超过 4mg/d。

第五节 抗 癫 痫 药

 学习目标

1. 掌握:苯妥英钠的药理作用、临床应用及不良反应。
2. 熟悉:卡马西平、乙琥胺、丙戊酸钠的药理作用、临床应用。
3. 了解:癫痫发作的原因和分类以及抗癫痫药的应用原则。

癫痫是一种由多种病因引起反复发作的神经系统疾病,发作时大脑局部神经元过度兴奋,产生异常放电并向周围脑组织扩散,导致脑功能突发性、暂时性紊乱。临床表现为短暂的感觉障碍,肢体抽搐,意识丧失,行为障碍或植物神经功能异常。根据发作时的表现,将癫痫分为:强直 - 阵挛性发作(大发作)、失神性发作(小发作)、精神运动性发作、局限性发作和癫痫持续状态等。

 案例

患者,男,15 岁。某日上体育课,突然出现意识丧失,呼吸暂停、口吐白沫、面色青紫、瞳孔散大,四肢的强直、握拳、两眼上翻或偏斜一方,随后面部及四肢肌肉呈阵挛性抽动,呼吸急促不整,发作持续 1~5 分钟,发作后意识不清。送医院救治,医生诊断为癫痫大发作。

请问：1. 该患者应选用什么药物进行治疗？

2. 使用本类药物应注意哪些问题？

一、常用抗癫痫药

抗癫痫药消除或减轻癫痫发作的机制：①影响中枢神经元，以防止或减少其病理性过度放电；②提高正常脑组织的兴奋阈，减弱病灶兴奋的扩散，防止癫痫复发。临床常用的抗癫痫药有苯妥英钠、苯巴比妥、卡马西平、乙琥胺、丙戊酸钠等。

苯 妥 英 钠

苯妥英钠又名大仑丁，是常用的抗癫痫药。

【药理作用与临床应用】

1. 抗癫痫 提高脑细胞的兴奋阈，稳定膜电位，从而阻止了病灶放电的扩散。作用较强，是治疗癫痫大发作的首选药，对精神运动性发作和局限性发作亦有效，但对小发作无效甚至恶化。

2. 治疗中枢疼痛综合征 对三叉神经痛、舌咽神经痛和坐骨神经痛有止痛作用，可能与稳定神经细胞膜电位有关。

3. 抗心律失常 主要用于治疗强心苷类药物中毒所导致的室性心律失常。

【不良反应】

1. 局部刺激性 苯妥英钠为强碱性，长期服用或血药浓度达 30μg/ml 可引起恶心，呕吐甚至胃炎，饭后服用可减轻。静脉注射易发生静脉炎，应缓慢推注，且不宜肌内注射。

2. 牙龈增生 儿童发生率高，应加强口腔卫生，经常按摩牙龈。

3. 神经系统反应 剂量过大或用药时间过长时可发生，常见眩晕、头痛，严重时可引起眼球震颤、共济失调、语言不清和意识模糊，调整剂量或停药可消失。

4. 血液系统反应 长期服用可影响造血系统，致粒细胞和血小板减少，罕见再生障碍性贫血，常见巨幼红细胞性贫血，可用甲酰四氢叶酸治疗。应定期检查血象。

5. 过敏反应 药物性皮疹较为常见，偶见剥脱性皮炎，一旦发现，应立即停药并采取相应措施。

6. 致畸作用 妊娠早期用药偶致畸胎，孕妇禁用。

7. 其他 小儿长期服用可加速维生素 D 代谢，导致低血钙，造成软骨病或骨质异常，可加服维生素 D 预防。

苯 巴 比 妥

起效快、维持时间长、毒性低，安全性大。能抑制神经元的异常放电并限制其扩散，对癫痫大发作及癫痫持续状态效果较好，对局限性和精神运动性也有效，对小发作疗效较差。但其中枢抑制作用明显，一般不作首选。

卡 马 西 平

对精神运动性发作最有效，可作为首选药；对大发作、局限性发作、混合型癫痫也有效;对三叉神经痛、舌咽神经痛疗效较英妥类钠好;还可用于治疗锂盐无效的躁狂症、抑郁症。

常见不良反应有嗜睡、乏力、恶心、呕吐等。少数人可出现共济失调、震颤、皮疹、粒细胞减少、血小板减少等,偶见再生障碍性贫血及肝损害,应定期检查血常规和肝功能。偶见过敏反应,应抗过敏治疗。

乙 琥 胺

乙琥胺仅对小发作有效,为治疗失神小发作的首选药。常见不良反应有恶心、呕吐、食欲不振、头痛、嗜睡等。偶见粒细胞减少、再生障碍性贫血等,有时可引起肝、肾损害,故用药时需注意检查血常规及肝肾功能。贫血、肝功能损害和严重肾功能不全患者、孕妇及哺乳期妇女慎用。

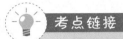
考点链接
各类癫痫的首选药

丙 戊 酸 钠

丙戊酸钠主要阻止异常放电的扩散,对各种类型的癫痫均有效。对大发作疗效不如苯妥英钠和苯巴比妥,但对两者无效的患者,服用本品仍有效;对小发作疗效优于乙琥胺,但其肝脏毒性较大,一般不作首选药;对精神运动性发作疗效近似卡马西平。

常见不良反应有恶心、呕吐、食欲不振、眩晕、疲乏、头痛等;对肝功能有损害,可引起急性肝坏死;可使血小板减少引起紫癜、出血和出血时间延长,应定期检查血常规和肝功能。

二、抗癫痫药的用药原则

1. 合理选药 应根据癫痫发作的类型和患者的具体情况合理选择药物。
2. 个体化用药 因个体差异较大,用药量应从小剂量开始,逐渐调整至控制发作为限。单一用药,无效时才考虑合用,一般不超过 3 种。
3. 规律用药 不宜随便换药,确需更换时,应在逐渐减少原用药物的剂量同时,逐渐增加新用药的剂量,防止诱发发作。
4. 逐渐停药 癫痫症状完全控制后仍应维持治疗 2~3 年,然后在 1~2 年内逐渐减量直至停药;有些患者需终身用药。

常用制剂和用法

苯妥英钠片剂:抗癫痫时,成人常用量:每日 250~300mg,开始时 100mg,2 次 / 天,1~3 周内增加至 250~300mg,3 次 / 天,极量一次 300mg,一日 500mg。该药个体差异较大,用药需个体化,如有条件可进行血药浓度监测。

卡马西平片剂:抗惊厥,初始剂量每次 100~200mg,1~2 次 / 天,逐渐增加剂量直至最佳疗效;镇痛,开始一次 0.1g,2 次 / 天;第二日后每隔一日增加 0.1~0.2g,直到疼痛缓解,维持量 0.4~0.8g/d,分次服用;最高量不超过 1200mg/d。

乙琥胺糖浆剂:口服,3~6 岁为 250mg/d,6 岁以上为 500mg/d,1 次 / 天。以后酌情渐增,每 4~7 日加 250mg。儿童日剂量超 0.75mg,成人达每日 2g 时,需分次服用。

丙戊酸钠片剂:小儿,每日 15~60mg/kg;成人,0.6~1.8g/d,分 3 次服。

第六节 抗精神病药

 学习目标

1. 掌握：氯丙嗪的药理作用、临床应用及不良反应。
2. 熟悉：氯氮平、舒必利、氟哌啶醇的药理作用及临床应用。
3. 了解：精神病的发病原因。

抗精神病药主要用于治疗精神分裂症，也可用于治疗躁狂症。

 案例

患者，男，18岁，高中生。平时性格内向，少言寡语。近日临近高考，常常自言自语，说话语无伦次，出现妄想幻觉，声称自己是代表火星来拯救地球人类。送医院，经检查诊断为精神分裂症。

请问：1. 该患者应选用什么药物进行治疗？
　　　2. 使用本类药物应注意哪些问题？

氯 丙 嗪

氯丙嗪又名冬眠灵，对多巴胺受体、M 受体、α 受体均有阻断作用。

【药理作用与临床应用】

1. 镇静、安定和抗精神病　氯丙嗪对中枢神经系统有较强的抑制作用，正常人用药后，出现镇静、安定、感情淡漠和注意力下降、活动减少，在安静环境中易入睡，但易唤醒。精神分裂症患者服药后，可迅速控制兴奋躁狂症状，大剂量连续用药能消除患者的幻觉和妄想等症状，情绪安定，理智恢复，生活自理。抗精神病作用无耐受性。

临床主要用于急、慢性精神分裂症，对急性患者疗效较好，但无根治作用，必须长期服用以维持疗效，减少复发。也可治疗躁狂症及其他精神病伴有的兴奋、紧张及妄想等症状。

2. 镇吐作用　氯丙嗪小剂量抑制延髓催吐化学感受区，大剂量直接抑制呕吐中枢，镇吐作用强。临床上可用于多种药物和疾病引起的呕吐。对顽固性呃逆也有显著疗效，对晕动症等前庭刺激引起的呕吐无效。

3. 调节体温　氯丙嗪抑制下丘脑体温调节中枢，使体温调节失灵，导致体温随环境温度的变化而变化。配合物理降温措施，可使机体体温降至正常水平以下。此时机体代谢减慢、组织耗氧量减少，对各种病理刺激的反应性降低，有助于机体度过一些严重疾病的危险期，称为"人工冬眠"。

临床应用氯丙嗪与异丙嗪、哌替啶组成"冬眠合剂"，适用于严重的感染性、大面积烧伤、高热惊厥、破伤风、甲状腺危象等辅助治疗；在配合物理降温下，氯丙嗪也可用于低温麻醉。

> **考点链接**
>
> 氯丙嗪的临床应用

【不良反应】

1. 一般不良反应　有嗜睡、乏力、精神抑郁、意识障碍、紧张、鼻塞、口干、便秘、食欲减退、视力模糊、血压下降等。

2. 锥体外系反应　　长期大量应用氯丙嗪所致,包括:①帕金森综合征:表现为肌张力增高、面容呆板等,老年人多见;②静坐不能:患者表现坐立不安、反复徘徊,中年人多见;③急性肌张力障碍,青少年多见。可通过减少药量、停药来减轻,也可用中枢抗胆碱药苯海索来缓解。少数患者出现迟发性运动障碍,表现为口、舌、面部不自主的刻板运动,尽早停药,可恢复。

3. 体位性低血压　　注射或大剂量给药后可能会出现体位性低血压,给药后应卧床休息1~2 小时,或用去甲肾上腺素纠正。

4. 过敏反应　　可见皮疹、药热、光敏性皮炎和皮肤色素沉着等。

严重肝功能损害者、青光眼、癫痫病史或昏迷患者禁用。

氯 氮 平

是一种广谱抗精神病药,锥体外系反应轻。控制精神病的幻觉、妄想和兴奋躁动效果较好,主要用于其它抗精神病药无效或锥体外系反应过强的病人。严重不良反应为粒细胞缺乏症及继发性感染,故用药前及用药期间需作白细胞计数检查。

舒 必 利

是一种选择性多巴胺受体拮抗剂,具有较强的中枢性止吐作用和抗精神病作用,无催眠作用。对淡漠、退缩、木僵、抑郁、幻觉和妄想症状的效果较好,适用于精神分裂症单纯型、偏执型,紧张型及慢性精神分裂症的孤僻、退缩、淡漠症状。对抑郁症状有一定疗效。其他用途有止呕。

氟 哌 啶 醇

本品抗焦虑症、抗精神病作用强而久,对精神分裂症与其它精神病的躁狂症状都有效;镇吐作用亦较强,但镇静作用弱;降温作用不明显。主要用于各种急、慢性精神分裂症。锥体外系反应较重且常见。

常用制剂和用法

氯丙嗪片剂:口服,成人充分治疗剂量通常为 200~800mg/d,分次服用。注射剂:静脉滴注,25~50mg/ 次。

氯氮平片剂:口服,从小剂量开始,首次剂量为 25mg/ 次,2~3 次 / 日,逐渐缓慢增加至常用治疗量 200~400mg/d,最高可达 600mg/d,维持量为 100~200mg/d。

舒必利片剂:口服,开始剂量为 100mg/ 次,2~3 次 / 日,逐渐增至治疗量 600~1200mg/d,维持剂量为 200~600mg/d。

第七节　抗中枢神经系统退行性疾病药

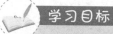
学习目标

1. 掌握:左旋多巴的药理作用、临床应用及不良反应。
2. 熟悉:卡比多巴、金刚烷胺的药理作用及临床应用。
3. 了解:治疗阿尔茨海默病药的临床应用。

中枢神经系统退行性疾病是指一组由慢性进行性的中枢神经组织退行性变性而产生的疾病的总称。病理上可见脑和（或）脊髓发生神经元退行变性、丢失。主要疾病包括帕金森病（Parkinson's disease，PD）、阿尔茨海默病（Alzheimer's disease，AD）、亨廷顿病、肌萎缩侧索硬化症等。本节主要学习抗帕金森病药和治疗阿尔茨海默病药。

 案例

患者，男，70岁，一年前右手出现轻微震颤，活动笨拙。近半年，震颤情况加剧，左手也出现类似的震颤，且情绪激动或精神紧张时震颤会加剧。医生诊断为帕金森病。

请问：1. 该患者应选用什么药物进行治疗？

2. 使用本类药物应注意哪些问题？

一、抗帕金森病药

帕金森病又称震颤麻痹，是锥体外系运动功能紊乱引起的一种慢性进行性中枢神经组织退行性变性疾病，典型症状为静止震颤、肌肉僵直、运动迟缓和共济失调，严重者伴有记忆障碍。目前大多数学者认为病变在黑质-纹状体多巴胺能神经通路，黑质受损导致纹状体内多巴胺含量减少，使胆碱能神经功能相对占优势，产生帕金森病症状。

抗帕金森病药分为拟多巴胺药和胆碱受体阻断药两类。临床常用药物有左旋多巴、卡比多巴、溴隐亭、金刚烷胺和苯海索等。

（一）拟多巴胺药

左旋多巴

【药理作用和临床应用】

左旋多巴进入中枢后，经多巴胺脱羧酶脱羧转变成多巴胺，可补充纹状体中多巴胺的不足，用于治疗各种类型的帕金森病，但对吩噻嗪类药物引起的帕金森综合征无效。偶尔用于治疗肝性脑病。

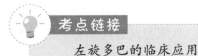

考点链接

左旋多巴的临床应用

作用特点：①起效慢、作用持久，随用药时间延长疗效增强；②对轻症及较年轻患者疗效较好，而重症及年老衰弱患者疗效差；③对肌肉僵直及运动困难疗效好，对震颤疗效差；④对氯丙嗪等抗精神失常药引起锥体外系反应无效。

【不良反应】

1. 胃肠道反应 治疗初期可见恶心、呕吐、食欲减退等。偶见溃疡出血或穿孔。

2. 不随意运动 长期用药可引起不随意运动，表现为张口、咬牙、伸舌、皱眉、头颈部扭动等。部分患者表现为"开-关"现象，即由多动不安（开），突然转变为肌强直运动不能（关）。

3. 心血管反应 治疗初期，部分患者出现体位性低血压，继续用药可减轻。

4. 精神障碍 表现为失眠、焦虑、噩梦、躁狂、幻觉、妄想及情感抑郁等。严重时应减量或停药。精神病患者慎用。

5. 药物相互作用 与维生素 B_6 合用可增强其外周副作用；抗精神病药物能引起锥体外系运动失调，出现药源性帕金森病，对抗左旋多巴的疗效。

卡 比 多 巴

为外周多巴胺脱羧酶抑制剂,与左旋多巴合用时,抑制其在外周的脱羧转化,使进入中枢神经系统的左旋多巴量增多。卡比多巴单独使用无明显药理作用,常作为左旋多巴的辅助药,与其合用,既能提高左旋多巴疗效,又能显著减轻其外周的不良反应。

金 刚 烷 胺

又名金刚胺,原为抗病毒药,后发现其有抗帕金森病作用。其特点是缓解震颤、僵直效果好,起效快,但长期使用疗效会减弱。疗效不如左旋多巴,但优于抗胆碱药,临床用于不宜使用胆碱受体阻断药的患者。不良反应轻微,孕妇、癫痫者禁用。

溴 隐 亭

能选择性激动黑质 - 纹状体多巴胺能神经通路的多巴胺受体,改善震颤、僵直、活动迟缓等症状。本品可单独使用,也可与左旋多巴合用增强疗效,尤其适用于对长期使用左旋多巴疗效不佳的患者。还可用于与催乳素有关的生殖系统功能异常或垂体腺瘤等疾病。少数患者可能出现眩晕、疲乏、恶心、呕吐或腹泻、体位性低血压等症状。

(二)胆碱受体阻断药

苯 海 索

又名安坦,为胆碱受体阻断药,可选择性阻断黑质 - 纹状体内的胆碱受体,有助于恢复多巴胺和乙酰胆碱的平衡。临床用于帕金森病、帕金森综合征。也可用于药物引起的锥体外系疾患。常见的不良反应有口干、尿潴留、便秘、瞳孔散大、视力模糊等抗胆碱反应。

二、治疗阿尔茨海默病药

阿尔茨海默病(AD)是一种以进行性认知障碍和记忆力损害为主的中枢神经系统退行性疾病。临床表现为认知和记忆功能不断恶化,失语、日常生活能力进行性减退,并有各种精神症状和行为障碍。

人们普遍认为阿尔茨海默病的主要原因是胆碱不足,因而胆碱加强剂是目前的主要研究对象。治疗阿尔茨海默病的药物主要包括乙酰胆酯酶抑制剂、M 受体激动剂、神经细胞生长因子增强药、代谢激活药等。

他 克 林

是可逆性中枢乙酰胆碱酯酶(AChE)抑制剂,用于治疗阿尔茨海默病,可延缓病程 6~12 个月,提高患者的认知能力和自理能力。最常见的不良反应为肝毒性及胃肠道反应。

加 兰 他 敏

是 AChE 的竞争性抑制剂,对神经元的 AChE 有高度选择性。不受进食和同时服药的影响,是目前临床上阿尔茨海默病治疗的首选药。

吡 拉 西 坦

为脑代谢改善药,可促进乙酰胆碱合成并能增强神经兴奋的传导,具有促进脑内代谢作用。可以对抗由物理因素、化学因素所致的脑功能损伤。对缺氧所致的逆行性健忘有改进作用。可以增强记忆,提高学习能力,能显著改善轻、中度阿尔茨海默病患者的认知能力,但对重度患者无效。也可用于治疗脑外伤所致记忆障碍。对于衰老、脑血管意外、中毒等原因所致的记忆、思维障碍、脑卒中、偏瘫等均有一定的疗效。

常用制剂和用法

左旋多巴片剂:口服:开始 0.25~0.5g/ 次,3~4 次 / 日,每隔 3~4 日增加 0.125~0.5g。维持量 3~6g/d,分 3~4 次服,在剂量递增过程中如出现恶心等,应停止增量,待症状消失后再增。如与多巴脱羧酶抑制剂同用,剂量可降低 50%。

金刚烷胺片剂:口服,抗震颤麻痹时成人常用量:100mg/ 次,1~2 次 / 日,最大量为 400mg/d。肾功能障碍者应减量。小儿不用。

苯海索片剂:口服,开始时 1~2mg/d;逐日递增至 5~10mg/d,分次服用。

吡拉西坦片剂:口服,0.8~1.6g/ 次,3 次 / 日,4~8 周为一疗程。

第八节 中枢兴奋药

学习目标

1. 掌握:尼可刹米的药理作用、临床应用。
2. 熟悉:咖啡因的药理作用及临床应用。
3. 了解:中枢兴奋药的分类。

中枢兴奋药是一类能提高中枢神经系统功能活动的药物,根据其作用部位不同可分为两类:①主要兴奋大脑皮质的药物,如咖啡因等;②主要兴奋延髓呼吸中枢的药物,如尼可刹米等。

本类药物随着剂量的增加,选择性会减弱,其中枢作用部位也随之扩大。过量可引起中枢神经系统广泛而强烈的兴奋,导致惊厥,进而转为中枢抑制,甚至死亡。

案例

患者,男,30 岁,极度消瘦。急诊时处于昏迷状态,检查:病人瞳孔极度缩小,两侧对称呈针尖样大小,呼吸深度抑制(8 次 / 分)。

请问: 1. 该患者应选用什么药物进行治疗?
　　　2. 使用本类药物应注意哪些问题?

一、主要兴奋大脑皮质的药物

咖 啡 因

【药理作用和临床应用】

1. 兴奋中枢神经系统　小剂量(50~200mg)能选择性兴奋大脑皮层,减轻疲劳,振奋精神,改善思维,提高工作效率。较大剂量(250~500mg)直接兴奋延髓的呼吸中枢和血管运动中枢,使呼吸加深加快、血管收缩、血压升高。中枢处于抑制状态时,此作用更为显著。用于治疗严重传染病、中枢抑制药中毒等引起的中枢性呼吸抑制。

2. 收缩脑血管　收缩脑血管,缓解因脑血管扩张引起的搏动性头痛。常与麦角胺配伍可用于偏头痛的治疗,和解热镇痛药配伍治疗一般性头痛。

【不良反应】

剂量过大可引起心悸、眩晕、头痛;中毒时可致惊厥。婴幼儿高热时不宜选用含有咖啡因的复方退热制剂。癫痫及高血压患者禁用。

二、主要兴奋延髓呼吸中枢的药物

尼 可 刹 米

尼可刹米又名可拉明。

【药理作用和临床应用】

尼可刹米可直接兴奋延髓呼吸中枢,也可刺激颈动脉体和主动脉体化学感受器,反射性兴奋

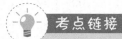

考点链接

尼可刹米的临床应用

呼吸中枢,并能提高呼吸中枢对二氧化碳的敏感性,使呼吸加深加快。选择性较高,对大脑和脊髓的兴奋作用较弱,比其他中枢兴奋药安全,不易引起惊厥。临床主要用于各种原因引起的中枢性呼吸抑制,对肺源性心脏病以及吗啡中毒所致的呼吸抑制疗效较好。一次静脉注射仅维持5~10分钟,故反复、间歇给药效果较好。

【不良反应】

治疗量不良反应少,安全范围较大。大剂量可引起血压升高、心悸、出汗、呕吐、震颤及肌僵直,应及时停药以防惊厥。如出现惊厥,应及时静脉注射苯二氮䓬类药或小剂量硫喷妥钠。

洛 贝 林

洛贝林可刺激颈动脉窦和主动脉体化学感受器,反射性地兴奋呼吸中枢而使呼吸加快,但对呼吸中枢并无直接兴奋作用。其作用快、短暂,安全范围大。主要用于新生儿窒息、一氧化碳中毒、小儿感染性疾病引起的呼吸衰竭。剂量较大时能引起心动过缓、传导阻滞、呼吸抑制甚至惊厥。

二 甲 弗 林

又名回苏灵,对呼吸中枢有较强的兴奋作用,比尼可刹米强100倍,使呼吸加深加快,肺换气量增加。具有起效快、维持时间短等特点。适用于多种原因引起的中枢性呼吸衰竭。静脉给药前需稀释。不良反应有恶心、呕吐及皮肤烧灼感等。用量大较易引起肌肉抽搐或惊厥,可用短效巴比妥类药物急救。有惊厥病史者慎用,肝、肾功能不全者及孕妇禁用。

常用制剂和用法

苯甲酸钠咖啡因注射剂:0.25~0.5g/次,皮下或肌肉注射。

尼可刹米注射剂:皮下、肌注、静注或静滴,0.25~0.5g/次,必要时1~2小时重复用药,极

量为 1.25g/ 次；小儿 6 个月以上 75mg/ 次，1 岁以上 0.125g/ 次，4~7 岁 0.175g/ 次。

洛贝林注射剂：静脉注射时，成人 3mg/ 次；极量：6mg/ 次，20mg/d。小儿 0.3~3mg/ 次，必要时每隔 30 分钟可重复使用；新生儿窒息可注入脐静脉 3mg。皮下或肌内注射：成人 10mg/次；极量：20mg/ 次，50mg/d。小儿 1~3mg/ 次。

二甲弗林注射剂：肌注，8mg/ 次。静注，8~16mg/ 次，以 5% 葡萄糖液稀释后缓慢注入。对于重症病人，可用 16~32mg 以生理盐水稀释后作静滴。

本章小结

1. 地西泮具有抗焦虑、镇静催眠、抗惊厥、抗癫痫、中枢性肌松作用，急性中毒时可用氟马西尼拮抗。

2. 吗啡激动阿片受体，一般仅短期用于其他镇痛药无效的急性锐痛和心源性哮喘。哌替啶除镇痛外，还用于人工冬眠。

3. 阿司匹林小剂量用于预防血栓、一般剂量用于解热镇痛、大剂量用于抗炎抗风湿。

4. 别嘌醇主要用于慢性痛风性关节炎或痛风性肾病；丙磺舒用于治疗慢性痛风；秋水仙碱主要用于治疗急性痛风。

5. 癫痫大发作首选苯妥英钠；精神运动性发作首选卡马西平；小发作首选乙琥胺；癫痫持续状态首选地西泮静脉注射。

6. 氯丙嗪具有抗精神病、镇吐、体温调节的作用，主要用于治疗精神分裂症、对急性患者疗效较好。

7. 治疗帕金森病的常用药为左旋多巴；卡比多巴常与左旋多巴合用；苯海索可对抗吩噻嗪类抗精神病药引起的帕金森综合征。

8. 尼可刹米主要用于各种原因引起的中枢性呼吸抑制，对肺源性心脏病以及吗啡中毒所致的呼吸抑制疗效较好。洛贝林主要用于新生儿窒息、一氧化碳中毒、小儿感染性疾病引起的呼吸衰竭。

（高艳丽）

 目标测试

选择题

1. 苯二氮䓬类主要用途不包括
   - A. 抗焦虑
   - B. 催眠
   - C. 抗惊厥
   - D. 抑郁症
   - E. 癫痫持续状态

2. 下列药物可以用于静脉麻醉的是
   - A. 地西泮
   - B. 司可巴比妥
   - C. 硫喷妥钠
   - D. 艾司唑仑
   - E. 水合氯醛

3. 癫痫持续状态首选
   - A. 地西泮
   - B. 苯妥英钠
   - C. 苯巴比妥
   - D. 丙戊酸钠
   - E. 乙琥胺

4. 吗啡主要用于

A. 牙痛　　　　B. 急性锐痛　　C. 偏头痛　　　D. 月经痛　　　E. 神经痛

5. 吗啡中毒死亡的主要原因是
   A. 昏迷　　　　　　　　B. 低血压　　　　　　　C. 心力衰竭
   D. 哮喘　　　　　　　　E. 呼吸衰竭

6. 胆绞痛病人最好选用
   A. 阿托品　　　　　　　B. 吗啡　　　　　　　　C. 哌替啶
   D. 美沙酮　　　　　　　E. 哌替啶 + 阿托品

7. 解热镇痛抗炎药的共同作用机制是
   A. 激动中枢阿片受体　　　　　　　　　B. 主要抑制中枢神经系统
   C. 抑制前列腺素合成　　　　　　　　　D. 抑制神经末梢痛觉感受器
   E. 抑制传入神经的冲动传导

8. 几乎无抗炎、抗风湿作用的药物是
   A. 吲哚美辛　　　　　　B. 布洛芬　　　　　　　C. 双氯芬酸
   D. 对乙酰氨基酚　　　　E. 阿司匹林

9. 类风湿关节炎首选
   A. 哌替啶　　　　　　　B. 阿司匹林　　　　　　C. 对乙酰氨基酚
   D. 布洛芬　　　　　　　E. 吲哚美辛

10. 小剂量阿司匹林用于
    A. 解热　　　　　　　　B. 镇痛　　　　　　　　C. 抗炎
    D. 抗风湿　　　　　　　E. 防止血栓形成

11. 急性痛风性关节炎首选
    A. 秋水仙碱　　　　　　B. 丙磺舒　　　　　　　C. 别嘌醇
    D. 吲哚美辛　　　　　　E. 阿司匹林

12. 癫痫大发作首选药
    A. 丙戊酸钠　　　　　　B. 卡马西平　　　　　　C. 地西泮
    D. 苯妥英钠　　　　　　E. 乙琥胺

13. 癫痫小发作首选药
    A. 地西泮　　　　　　　B. 卡马西平　　　　　　C. 乙琥胺
    D. 苯巴比妥　　　　　　E. 苯妥英钠

14. 氯丙嗪的用途不包括
    A. 药物引起的呕吐　　　B. 晕动症的呕吐　　　　C. 顽固性呃逆
    D. 精神分裂症　　　　　E. 人工冬眠疗法

15. 氯丙嗪的药理作用不包括
    A. 升高血压　　　　　　B. 调节体温　　　　　　C. 抗精神病
    D. 镇吐　　　　　　　　E. 镇静

16. 单独使用无药理作用，与左旋多巴合用可增加疗效，减少不良反应的药物是
    A. 金刚烷胺　　　　　　B. 苯海索　　　　　　　C. 维生素 B_6
    D. 吡拉西坦　　　　　　E. 卡比多巴

17. 用于治疗新生儿窒息的药物是
    A. 吗啡　　　　　　　　B. 咖啡因　　　　　　　C. 洛贝林

D. 尼可刹米   E. 二甲弗林

18. 与麦角胺配伍使用治疗偏头痛的药物是

     A. 阿司匹林   B. 咖啡因   C. 双氯芬酸

     D. 麦角新碱   E. 布洛芬

第三章 传出神经系统的药物

第一节 概 述

 学习目标

1. 掌握:传出神经系统受体的类型及其生理效应。
2. 熟悉:传出神经系统药物的作用方式及分类。
3. 了解:传出神经系统的分类。

传出神经系统药物是通过直接或间接影响传出神经的化学传递过程,从而改变效应器的功能活动。掌握传出神经系统的基础知识,对于学好传出神经系统药物具有重要的意义。

一、传出神经系统的分类

(一)按解剖学分类

1. 自主神经 包括交感神经和副交感神经,主要支配心脏、平滑肌、腺体等效应器官。自主神经自中枢发出后,经过神经节交换神经元,然后到达所支配的效应器,故有节前纤维和节后纤维之分。

2. 运动神经 自中枢发出后,直接到达骨骼肌,支配骨骼肌运动,中间不更换神经元,受主观意识支配(图 3-1)。

(二)按释放递质分类

1. 胆碱能神经 其末梢能释放乙酰胆碱(ACh),包括:①全部交感神经和副交感神经的节前纤维;②全部副交感神经的节后纤维;③极少数交感神经的节后纤维;④运动神经。

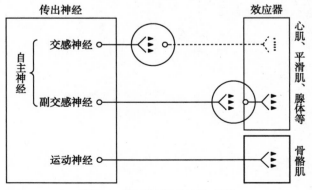

图 3-1 传出神经系统模式图

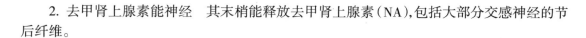

2. 去甲肾上腺素能神经　其末梢能释放去甲肾上腺素（NA），包括大部分交感神经的节后纤维。

二、传出神经系统的递质

传出神经药可通过影响传出神经递质的合成、贮存、释放、消除等过程而产生药理效应。传出神经释放的递质主要有乙酰胆碱和去甲肾上腺素。

（一）乙酰胆碱

乙酰胆碱的生物合成主要在胆碱能神经末梢。胆碱能神经末梢内的胆碱和乙酰辅酶A，在胆碱乙酰化酶的催化下合成乙酰胆碱。乙酰胆碱形成后即进入囊泡与ATP、蛋白多糖共同贮存于囊泡中。当神经冲动到达神经末梢时，囊泡中的乙酰胆碱以胞裂外排的方式释放至突触间隙，在呈现作用的同时，数毫秒内即被突触间隙中的胆碱酯酶水解为胆碱和乙酸。

（二）去甲肾上腺素

去甲肾上腺素的生物合成在去甲肾上腺素能神经末梢内进行。从血液进入神经元的酪氨酸，经酪氨酸羟化酶催化生成多巴，再经多巴脱羧酶的催化，脱羧后生成多巴胺，进入囊泡，经多巴胺 β-羟化酶的催化，转变为去甲肾上腺素，贮存于囊泡中。当神经冲动到达末梢时，囊泡中的去甲肾上腺素释放到突触间隙，与突触后膜上受体结合产生效应。释放出的去甲肾上腺素约75%~90%被突触前膜重摄取，大部分重新贮存于囊泡中，供再次释放。

三、传出神经系统受体的类型、分布及生理效应

（一）胆碱受体与效应

能与乙酰胆碱结合的受体称为胆碱受体，可分为毒蕈碱型胆碱受体（简称 M 受体）和烟碱型胆碱受体（简称 N 受体）。

1. M 受体　主要位于副交感神经节后纤维所支配的效应器细胞膜上，如心脏、腺体、血管、胃肠和支气管平滑肌、瞳孔括约肌等处。M 受体激动所产生的效应称为 M 样效应，表现为心肌抑制、腺体分泌增加、血管扩张、胃肠和支气管平滑肌收缩及瞳孔缩小等。

2. N 受体　N 受体又分 N_1 受体和 N_2 受体。N_1 受体主要分布在神经节和肾上腺髓质，激动时引起神经节兴奋和肾上腺髓质分泌；N_2 受体主要分布在骨骼肌，激动时引起骨骼肌收缩。

（二）肾上腺素受体与效应

能与去甲肾上腺素或肾上腺素结合的受体称为肾上腺素受体，可分为 α 肾上腺素受体（简称 α 受体）和 β 肾上腺素受体（简称 β 受体）。

1. α 受体　α 受体又分 α_1 受体和 α_2 受体。α_1 受体主要分布在血管平滑肌、瞳孔开大肌，激动时引起皮肤黏膜血管及部分内脏血管收缩，瞳孔扩大。α_2 受体主要分布在去甲肾上腺素能神经的突触前膜，激动时反馈抑制去甲肾上腺素释放。

2. β 受体　β 受体又分 β_1 受体和 β_2 受体。β_1 受体主要分布于心脏，激动时可引起心肌收缩力增强，心率加快，传导加速；β_2 受体主要分布于支气管平滑肌、骨骼肌血管、冠状血管和肝等处，激动时可引起支气管平滑肌松弛，血管平滑肌舒张，糖原分解、血糖升高等（表 3-1）。

表 3-1 传出神经系统的受体分布与效应

受体类型			分布	主要效应
胆碱受体	M 受体		心肌	收缩力减弱、心率减慢、传导减慢
			腺体	分泌增加
			血管	扩张
			平滑肌	收缩
			瞳孔括约肌	收缩
			胃壁细胞	胃酸分泌增加
	N 受体	N_1 受体	自主神经节	兴奋
			肾上腺髓质	分泌
		N_2 受体	骨骼肌	收缩
肾上腺素受体	α 受体	α_1 受体	血管	收缩
			瞳孔开大肌	扩大
		α_2 受体	突触前膜	抑制 NA 释放
	β 受体	β_1 受体	心脏	收缩力增强,心率加快,传导加速
		β_2 受体	支气管平滑肌	扩张
			血管	扩张
			肝、肌糖原	分解增加

四、传出神经系统药物的作用方式和分类

(一)传出神经系统药物的作用方式

1. 直接作用于受体　许多传出神经系统药物可直接与受体结合而产生效应。凡结合后能兴奋受体,产生与递质相似的作用,称为受体激动药;结合后不能激动受体,并阻碍递质与受体结合,产生与递质相反的作用,称为受体阻断药。

2. 影响递质　有些药物可通过影响递质的合成、贮存、释放或摄取,产生拟似或拮抗递质的作用。

(二)传出神经系统药物分类

根据其作用性质及对不同受体的选择性进行分类(表 3-2)。

表 3-2 常用传出神经系统药物的分类

拟似药	拮抗药
一、拟胆碱药	一、抗胆碱药
(一)胆碱受体激动药	胆碱受体阻断药
M 受体激动药(毛果芸香碱)	1. M 受体阻断药(阿托品)
(二)胆碱酯酶抑制药(新斯的明)	2. N 受体阻断药(筒箭毒碱)
二、拟肾上腺素药	二、抗肾上腺素药
1. α、β 受体激动药(肾上腺素)	1. α 受体阻断药(酚妥拉明)
2. α 受体激动药(去甲肾上腺素)	2. β 受体阻断药(普萘洛尔)
3. β 受体激动药(异丙肾上腺素)	

第二节 拟胆碱药

 学习目标

1. 掌握:毛果芸香碱和新斯的明的药理作用、临床应用和不良反应。
2. 熟悉:毒扁豆碱的药理作用和临床应用。
3. 了解:吡斯的明的药理作用和临床应用。

拟胆碱药是一类与胆碱能神经递质乙酰胆碱作用相似的药物,按其作用机制的不同,可分为胆碱受体激动药和胆碱酯酶抑制药。

 案例

患者,女,35 岁。因右眼疼痛,视物模糊,偶伴右侧头痛、眼眶痛来院就诊,经检查诊断为急性闭角型青光眼。医师给予 2% 毛果芸香碱滴眼治疗。

请问: 1. 该患者使用毛果芸香碱滴眼后症状为何能够缓解?

2. 毛果芸香碱滴眼时如何对患者进行用药指导?

一、胆碱受体激动药

毛果芸香碱

又名匹鲁卡品,是从毛果芸香属植物中提取的生物碱,其水溶液稳定,现已人工合成。

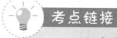 **考点链接**

毛果芸香碱的临床应用

【药理作用和临床应用】

毛果芸香碱直接激动 M 受体,产生 M 样作用,其对眼和腺体的作用最为明显。

1. 对眼的作用 滴眼后可引起缩瞳、降低眼内压和调节痉挛等作用。

（1）缩瞳:直接激动瞳孔括约肌上的 M 受体,使瞳孔括约肌收缩,瞳孔缩小。临床上与扩瞳药交替应用,治疗虹膜炎,可防止虹膜与晶状体粘连。

（2）降低眼内压:通过缩瞳作用,使虹膜向中心方向收缩后根部变薄,前房角间隙扩大,房水回流通畅,从而使眼内压降低。临床主要用于治疗闭角型青光眼。

（3）调节痉挛:眼的调节作用主要依赖于晶状体曲度的变化。毛果芸香碱能激动睫状肌环状纤维上的 M 受体,使睫状肌向瞳孔中心方向收缩,造成悬韧带松弛,晶状体变凸,屈光度增加,导致视近物清楚,而视远物模糊,这一作用称为调节痉挛(图 3-2)。

2. 对腺体的作用 能激动 M 受体,使腺体分泌增加,以汗腺和唾液腺分泌增加最为明显。临床上可全身给药,用于解救 M 胆碱受体阻断药中毒。

【不良反应】

吸收过量可出现流涎、多汗、腹痛、腹泻、支气管痉挛等 M 样症状,可用阿托品对抗。滴眼时压迫内眦,避免药液经鼻黏膜吸收引起全身不良反应。

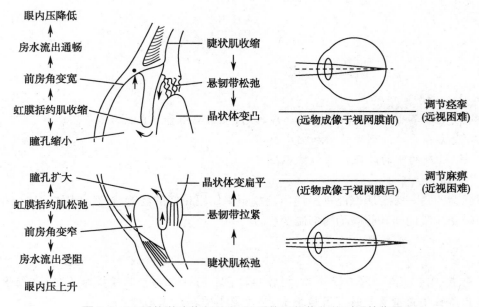

图 3-2 M 受体激动药（上）和 M 受体阻断药（下）对眼的作用

二、胆碱酯酶抑制药

胆碱酯酶抑制药可与胆碱酯酶结合，并抑制其活性，导致胆碱能神经末梢释放的乙酰胆碱堆积，产生 M 样作用和 N 样作用。按药物与胆碱酯酶结合后解离速度的快慢，分为可逆性胆碱酯酶抑制药和难逆性胆碱酯酶抑制药，前者为新斯的明、毒扁豆碱等；后者主要为有机磷酸酯类杀虫剂（见第十一章）。

新 斯 的 明

【药理作用和临床应用】

能可逆性抑制胆碱酯酶，使乙酰胆碱蓄积而呈现 M 样及 N 样作用，对骨骼肌兴奋作用最强、对胃肠平滑肌和膀胱平滑肌次之、对心血管、腺体、眼和支气管平滑肌等作用较弱。

临床用于治疗重症肌无力、术后的腹气胀和尿潴留、阵发性室上性心动过速、非除极化型肌松药过量中毒的解救。

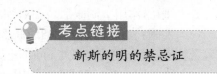

考点链接

新斯的明的禁忌证

【不良反应】

治疗量时不良反应较少，可引起恶心、呕吐、腹痛、心动过缓、呼吸困难、肌肉震颤等。过量可引起"胆碱能危象"，出现肌无力症状加重，严重者可发生呼吸肌麻痹。禁用于机械性肠梗阻、尿路梗阻和支气管哮喘患者。

毒 扁 豆 碱

【药理作用和临床应用】

本药吸收作用选择性低，毒性大，全身使用较少。对眼的作用与毛果芸香碱相似，但作用强、起效快而持久。临床上用于治疗青光眼。

【不良反应】

滴眼后常引起头痛、眼痛、视物模糊等副作用,且本药刺激性强,故患者不易耐受,不宜长期用药。滴眼时需压迫内眦,以免药物吸收中毒。

吡 斯 的 明

吡斯的明作用与新斯的明相似,起效慢,作用弱而持久,临床上用于重症肌无力、腹气胀和尿潴留。

安 贝 氯 铵

安贝氯铵作用与新斯的明相似,作用强而持久,临床上用于重症肌无力,尤其是不能耐受新斯的明或吡斯的明的患者。

常用制剂和用法

新斯的明片剂:15mg。每次 15mg,3 次 / 日。注射剂:0.5mg/1ml,每次 0.5~1mg,皮下或肌内注射,1~3 次 / 日。

第三节　抗 胆 碱 药

 学习目标

1. 掌握:阿托品的药理作用、临床应用和不良反应。
2. 熟悉:山莨菪碱和东莨菪碱的药理作用和临床应用。
3. 了解:琥珀胆碱和筒箭毒碱的药理作用和临床应用。

抗胆碱药是一类能与胆碱受体结合,阻断乙酰胆碱或胆碱受体激动药与胆碱受体结合,从而产生抗胆碱作用。根据其对胆碱受体选择性的不同,可分为 M 胆碱受体阻断药及 N 胆碱受体阻断药。

 案例

患者,女性,20 岁。因右下腹痛 3 小时,医生诊断为输尿管结石,护士立即肌肉注射阿托品 0.5mg,注射后腹痛缓解,但患者出现心率加快、口干、皮肤干燥等症状。

请问:1. 阿托品治疗腹痛的依据是什么?

2. 患者为何出现心率加快、口干、皮肤干燥等症状?如何避免?

一、M 受体阻断药

(一)阿托品类生物碱

阿 托 品

【药理作用和临床应用】

1. 松弛内脏平滑肌　可解除内脏平滑肌痉挛,对胃肠平滑肌作用最强,对膀胱逼尿肌作用次之,对胆管、输尿管和支气管平滑肌松弛作用较弱。临床用于缓解内脏绞痛,对胃肠绞痛及膀胱刺激症状疗效较好,对胆绞痛和肾绞痛疗效较差,常需与阿片类镇痛药合用以增强疗效。

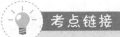

考点链接

阿托品的药理作用与临床应用

2. 抑制腺体分泌 对汗腺和唾液腺作用最强,其次是呼吸道腺体和胃腺。临床用于全身麻醉前给药,防止分泌物阻塞呼吸道和吸入性肺炎的发生;也可用于严重盗汗及流涎症。

3. 对眼的作用 可产生扩瞳、升高眼压和调节麻痹作用。临床用于检查眼底、验光或与缩瞳药交替使用治疗虹膜睫状体炎。

4. 兴奋心脏 能解除迷走神经对心脏的抑制,使心率加快、房室传导加快。临床用于治疗缓慢型心律失常。

5. 扩张血管 大剂量阿托品可引起血管扩张,增加组织的血液灌注量,改善微循环,扩血管作用与阻断 M 受体无关。临床用于治疗感染性抗休克。

6. 解除有机磷酸酯类中毒 可迅速缓解有机磷中毒的 M 样症状及部分中枢症状,临床用于解救有机磷酸酯类中毒,对中度、重度中毒须合用胆碱酯酶复活药。

【不良反应】

常见的副作用有口干、视近物模糊、畏光、心悸、皮肤干燥潮红、排尿困难和体温升高等,停药后均可逐渐消失。过量中毒时,可出现中枢兴奋症状,如焦虑、失眠、幻觉、谵妄甚至惊厥。青光眼、幽门梗阻、前列腺肥大、高热患者禁用。妊娠期、心动过速及老年人慎用。

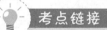

考点链接

阿托品的禁忌证

山莨菪碱

【药理作用和临床应用】

山莨菪碱其天然品称为 654-1,人工合成品称为 654-2。对胃肠平滑肌、血管平滑肌的解痉作用选择性高,强度与阿托品相似或略低;抑制腺体分泌、扩瞳作用仅为阿托品的 1/20~1/10;不易透过血脑屏障,中枢作用不明显;临床用于治疗感染性休克和胃肠痉挛。

【不良反应】

不良反应和禁忌证与阿托品相似,但其毒性较低。

东莨菪碱

【药理作用和临床应用】

东莨菪碱的外周作用与阿托品作用相似,其抑制腺体分泌、扩瞳和调节麻痹作用比阿托品较强,对心血管和胃肠道平滑肌作用比阿托品较弱。对中枢作用与阿托品不同,有较强抑制作用,表现为镇静和催眠作用,但能兴奋呼吸中枢。此外,东莨菪碱还有防晕止吐作用,这可能与抑制前庭神经内耳功能或大脑皮质以及抑制胃肠蠕动有关。临床用于麻醉前给药,其效果优于阿托品。可用预防于晕动病和抗帕金森病等。

【不良反应】

常见不良反应为口干、眼内压升高、视物模糊、心动过速、腹胀、尿潴留等。禁忌证同阿托品。

（二）阿托品的合成代用品

后 马 托 品

后马托品属短效 M 受体阻断药,其扩瞳和调节麻痹作用较阿托品快,作用持续时间短,视力恢复较快。临床上用于眼底检查及屈光检查。其调节麻痹作用较阿托品弱,在儿童尤为明显,故小儿验光仍需用阿托品。

托 吡 卡 胺

其作用与后马托品相似,其散瞳和调节麻痹作用起效快,持续时间短,临床上主要用于眼底检查和配镜验光。

溴丙胺太林

为人工合成的季铵类解痉药,脂溶性低,口服吸收差;不易通过血脑屏障,中枢作用很少;对胃肠道平滑肌解痉作用强而持久,并能抑制胃液分泌。临床上主要用于胃、十二指肠溃疡和胃肠绞痛。

不良反应与阿托品相似,中毒量可阻断神经肌肉接头,引起呼吸麻痹。

二、N 受体阻断药

（一）神经节阻断药

神经节阻滞药又称 N_N 受体阻断药,可阻断交感神经节,使血管扩张,回心血量、心排出量减少,血压下降,曾作为降压药,但因其同时阻断副交感神经节,不良反应较多,现仅作为麻醉辅助用药,已发挥控制性降压作用。常用药物有美加明和樟磺咪芬。

（二）骨骼肌松弛药

骨骼肌松弛药又称 N_M 受体阻断药,能与神经肌肉接头的运动终板膜上的 N_M 受体结合,阻断神经冲动的传递,使骨骼肌松弛。主要用于全身麻醉的辅助用药。按作用机制不同,可分为除极化型肌松药和非除极化型肌松药两类。

1. 除极化型肌松药

本类药物与运动终板膜上的 N_M 受体结合,产生持久性除极化作用,使运动终板膜对乙酰胆碱不能产生反应,出现骨骼肌松弛。

本类药物的特点:用药后常先出现短暂的肌束颤动;连续用药可产生快速耐受性;胆碱酯酶抑制药可增强此类药物的骨骼肌松弛作用,因此中毒时不能用新斯的明解救。

琥 珀 胆 碱

【药理作用和临床应用】

琥珀胆碱的肌松作用快、持续时间短,静脉给药后先出现短暂的肌束颤动,尤以胸腹部肌肉明显。1 分钟内即转变为肌肉松弛,2 分钟达高峰,5 分钟作用即消失,连续用药可产生快速耐受性,静脉滴注可延长肌松作用的时间。临床用于外科麻醉辅助用药和气管内插管、气管镜及食管镜检查等短时操作。

【不良反应】

可出现肌肉酸痛、血钾升高、眼内压升高等反应,剂量过大可引起呼吸肌麻痹。中毒时禁用新斯的明解救。血钾过高和青光眼患者禁用。

2. 非除极化型肌松药

本类药物又称竞争型肌松药,能与运动终板膜上的 N_M 受体结合,但不能激动受体,仅阻断乙酰胆碱对 N_M 受体的作用,使骨骼肌松弛。

本类药物的特点:肌松前无肌束颤动;胆碱酯酶抑制药可对抗其肌松作用,故药物过量时可用适量的新斯的明解救。

筒 箭 毒 碱

【药理作用和临床应用】

筒箭毒碱口服不吸收,可静脉给药,肌肉松弛作用首先从头颈部小肌肉开始,然后为四肢和躯干,最后累及膈肌,使患者呼吸肌麻痹而死亡。恢复过程则以相反顺序进行。临床用于麻醉辅助用药,用于胸腹部手术和气管插管等。

【不良反应】

筒箭毒碱过量中毒时,可进行人工呼吸,并用新斯的明对抗。禁用于重症肌无力、支气管哮喘、严重休克患者。10 岁以下儿童对筒箭毒碱多敏感,不宜使用。

常用制剂和用法

阿托品片剂:0.3mg。每次 0.3~0.6mg,3 次 / 日。注射剂:0.5mg/1ml,1mg/1ml,每次 0.5mg,极量一次 2mg。皮下注射、肌内注射或静脉注射。

第四节　拟肾上腺素药

学习目标

1. 掌握:肾上腺素、多巴胺、去甲肾上腺素和异丙肾上腺素的药理作用、临床应用和不良反应。
2. 熟悉:麻黄碱的药理作用和临床应用。
3. 了解:间羟胺的药理作用和临床应用。

拟肾上腺素药能与肾上腺素受体结合并激动受体,产生肾上腺素样作用。根据药物对肾上腺素受体的选择性,可分为 α、β 受体激动药、α 受体激动药和 β 受体激动药三类。

案例

患者,男,70 岁。因急性糜烂性出血性胃炎,呕血 1 天住院,诊断为上消化道出血。

请问:1. 该患者可选何种药物止血?

2. 采用何种途径为宜?为什么?

一、α、β受体激动药

肾 上 腺 素

口服无效,皮下注射吸收缓慢,作用维持1小时左右。肌内注射吸收迅速,作用维持10~30分钟。静脉注射立即起效,作用仅维持数分钟。本品性质不稳定,遇光易分解,应避光保存。在碱性溶液中易氧化为红色或棕色而失效,故忌与碱性药物配伍使用。

【药理作用】

1. 兴奋心脏 激动心脏 β_1 受体,使心肌收缩力加强,传导加速,心率加快,心排出量增加,心肌耗氧量增加。当剂量过大或静脉注射过快易引起心律失常,甚至心室纤颤。

2. 舒缩血管 肾上腺素能激动血管平滑肌的 α_1 受体及 β_2 受体,激动 α_1 受体使皮肤、黏膜和内脏血管收缩;激动 β_2 受体使骨骼肌血管和冠状动脉舒张。

3. 影响血压 治疗量的肾上腺素激动 β_1 受体,使心脏兴奋,心排出量增加,故收缩压升高;由于激动 β_2 受体,使骨骼肌血管舒张作用抵消或超过了皮肤、黏膜血管收缩作用,故舒张压不变或下降,脉压差增大。较大剂量静脉注射时,使血管平滑肌的 α 受体兴奋占优势,收缩压和舒张压均升高。如预先使用 α 受体阻断药后再给肾上腺素,使肾上腺素的缩血管作用减弱或取消,而保留其激动 β_2 受体的舒血管效应,使肾上腺素的升压反应翻转为降压作用,这种现象称为肾上腺素升压作用的翻转。

4. 扩张支气管 激动支气管平滑肌 β_2 受体,使支气管平滑肌舒张,并抑制肥大细胞释放过敏介质如组胺等,并激动支气管黏膜血管 α 受体,使支气管黏膜血管收缩,降低毛细血管的通透性,有利于减轻支气管黏膜的充血和水肿。

5. 促进代谢 增加机体的代谢,促进肌糖原、肝糖原分解,使血糖升高;激动脂肪细胞上的 β 受体,使血液中游离脂肪酸升高。

【临床应用】

1. 心脏骤停 因溺水、麻醉意外、药物中毒、急性传染病和心脏传导阻滞等所致的心脏骤停。可用肾上腺素做心内注射,同时进行有效的人工呼吸、心脏按压等措施。

考点链接
肾上腺素的临床应用

2. 过敏性休克 其作用快而强,是治疗过敏性休克的首选药。一般采用皮下或肌内注射,危急时可用生理盐水稀释后缓慢静脉注射。

3. 控制支气管哮喘的急性发作 其作用强,但维持时间短。一般采用皮下或肌内注射。

4. 与局麻药配伍 可延缓局部麻醉药的吸收,使局部麻醉药作用时间延长,并减少局部麻醉药吸收中毒的发生率。

5. 局部止血 鼻黏膜和牙龈出血时可用0.1%盐酸肾上腺素溶液的棉球或纱布填塞于出血处,使局部微血管收缩而止血。

【不良反应】

治疗量可出现心悸、烦躁、头痛、皮肤苍白和血压升高等。剂量过大或静脉注射速度过快时可致血压骤升,有发生脑出血的危险,也可引起心律失常,甚至室颤。故应严格控制剂量,密切观察患者的血压、脉搏及情绪变化。

高血压、脑动脉硬化、器质性心脏病、糖尿病

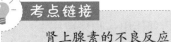
考点链接
肾上腺素的不良反应

及甲状腺功能亢进症者禁用。老年人慎用。

多 巴 胺

【药理作用】

1. 兴奋心脏　能激动心脏 β_1 受体,使心肌收缩力增强,心排出量增加。一般剂量对心率影响不明显,大剂量可加快心率,但很少引起心律失常。

2. 舒缩血管　治疗量时能激动多巴胺受体,使肾和肠系膜血管舒张;激动 α 受体,使皮肤、黏膜等血管收缩。大剂量则以 α 受体的兴奋作用占优势,主要表现为血管收缩。

3. 升高血压　治疗量时能升高收缩压,而对舒张压影响不大或轻微升高。但大剂量给药时,表现为血管收缩,引起外周阻力增加,则使收缩压、舒张压均升高。

4. 改善肾功能　小剂量时能激动肾血管 DA 受体,使肾血管舒张,肾血流量增加,肾小球滤过率增加,并抑制 Na^+ 的重吸收,产生排钠利尿作用。大剂量则激动 α_1 受体,使肾血管收缩,肾血流量减少。

【临床应用】

1. 抗休克　适用于感染性休克、心源性休克、出血性休克等,尤其适用于伴有心肌收缩力减弱、尿量减少而血容量已补足的休克。用药时应注意补足血容量,纠正酸中毒。

2. 急性肾衰竭　与利尿药合用,可增加尿量,治疗急性肾衰竭。

【不良反应】

一般剂量较轻,偶见恶心、头痛、呕吐。剂量过大或静脉滴注速度太快可出现心动过速、心律失常和肾功能下降等,故应严格控制给药剂量和滴注速度。

考点链接

多巴胺的临床应用和不良反应

高血压、动脉硬化、冠心病、甲状腺功能亢进症病人禁用。

麻 黄 碱

【药理作用与临床应用】

能激动 α 受体和 β 受体,又能促进去甲肾上腺素能神经末梢释放去甲肾上腺素。与肾上腺素比较,其特点是:①性质稳定,口服有效;②作用缓慢、温和而持久;③中枢兴奋作用较强,易引起失眠;④反复用药可产生快速耐受性。

临床用于:①预防支气管哮喘的发作和轻症的治疗;②缓解鼻黏膜充血引起的鼻塞;③防治硬膜外麻醉及蛛网膜下腔麻醉引起的低血压;④缓解荨麻疹和血管神经性水肿引起的皮肤黏膜症状。

【不良反应】

大剂量可引起兴奋不安、失眠等,故尽量不在晚间用药。禁忌证同肾上腺素。

二、α 受体激动药

去甲肾上腺素

【药理作用与临床应用】

主要激动 α 受体,对 β_1 受体兴奋作用较弱,对 β_2 受体几无作用。

1. **收缩血管**　激动血管平滑肌 α_1 受体,使血管收缩,以皮肤、黏膜血管收缩最明显,其次是肾脏血管,也可收缩脑、肝、肠系膜甚至骨骼肌的血管。

2. **兴奋心脏**　激动心脏 β_1 受体,使心肌收缩力增加,心率加快,传导加速,心输出量增加。

3. **升高血压**　小剂量使心脏兴奋,收缩压升高,舒张压略升而脉压增大。较大剂量时,因血管强烈收缩使外周阻力明显增高,故收缩压和舒张压均升高,脉压变小。

临床用于:①上消化道出血用本品 1~3mg 稀释后口服,产生局部止血效果。②用于神经源性休克早期、应用血管扩张药无效的感染性休克及药物中毒引起的低血压。

【不良反应】

滴注浓度过高、滴注时间过长或药液外漏,可引起局部血管强烈收缩,引起局部组织缺血坏死、急性肾功能衰竭。若发现注射部位皮肤苍白时,应立即停止注射或更换注射部位,局部热敷,并用普鲁卡因溶液或用 α 受体阻断药作局部浸润注射,以扩张血管。急性肾衰竭、高血压、动脉硬化症、器质性心脏病、少尿或无尿患者禁用。

考点链接

去甲肾上腺素的临床应用和不良反应

间 羟 胺

与去甲肾上腺素比较,本药品的主要特点为:①收缩血管、升高血压作用较弱而持久;②收缩肾血管作用较弱,不易引起急性肾衰竭;③兴奋心脏作用较弱,很少引起心律失常;④性质稳定,可肌肉注射。常作为去甲肾上腺素的良好代用品,临床用于各种休克早期或其他低血压。

去氧肾上腺素和甲氧明

能选择性地激动 α 受体而使血管收缩,血压升高,反射性减慢心率。可用于阵发性室上性心动过速,由于使肾血流减少,故很少用于休克。此外,去氧肾上腺素还能激动瞳孔开大肌上的 α_1 受体,产生扩瞳作用,但不升高眼压和调节麻痹作用,可用于眼底检查。

三、β 受体激动药

异丙肾上腺素

【药理作用与临床应用】

对 β_1、β_2 受体均有强大的激动作用,而对 α 受体几无作用。

1. **兴奋心脏**　激动心脏 β_1 受体,可使心肌收缩力增强,心率加快、传导加速,心输出量增加,心肌耗氧量增加。

2. **舒张血管**　激动血管 β_2 受体,使骨骼肌血管和冠状血管明显舒张,对肾和肠系膜血管舒张作用较弱。

3. **影响血压**　由于心脏兴奋和血管扩张,能使收缩压升高而舒张压下降,脉压差增大。

4. **扩张支气管**　激动支气管平滑肌 β_2 受体,使支气管平滑肌松弛,也可抑制过敏活性物质的释放。

5. **影响代谢**　促进脂肪和糖原分解,升高血中游离脂肪酸和血糖,增加组织耗氧量。

临床用于①控制支气管哮喘急性发作；②治疗房室传导阻滞；③心脏骤停的复苏；④治疗感染性休克。

【不良反应】

常见心悸、头晕、皮肤潮红等不良反应。对哮喘缺氧患者易引起心律失常，诱发或加剧心绞痛。长期反复应用可产生耐受性。大剂量可导致心室纤颤或室性心动过速而猝死。故应严格控制剂量。冠心病、心肌炎和甲状腺功能亢进症等患者禁用。

多巴酚丁胺

【药理作用与临床应用】

选择性激动 β_1 受体，兴奋心脏，可使心肌收缩力增强，心排出量增加，对心率影响不大。临床用于心肌梗死并发的心功能不全。连续用药可产生快速耐受性。

【不良反应】

血压升高、心悸、头痛、气短等。偶致室性心律失常。梗阻型肥厚性心肌病、心房纤颤者禁用。

常用制剂和用法

肾上腺素注射剂：0.5mg/0.5ml、1mg/1ml。每次 0.25~1.0mg，皮下或肌内注射。

麻黄碱片剂 15mg；25mg；30mg。注射液：每支 30mg/1ml；50mg/1ml。滴眼剂：1%。滴鼻剂：0.5%~1%。

多巴胺注射剂：10mg/1ml，20mg/2ml。

异丙肾上腺素注射剂：1mg/2ml。每次 0.5~1mg，稀释后静脉滴注。

第五节 抗肾上腺素药

学习目标

1. 掌握：酚妥拉明和 β 受体阻断药的药理作用、临床应用和不良反应。
2. 熟悉：酚苄明的药理作用和临床应用。
3. 了解：妥拉唑啉的药理作用和临床应用。

能与肾上腺素能神经递质或拟肾上腺素药争夺受体，从而拮抗其作用。根据药物对肾上腺素受体的选择性不同，可分为 α 受体阻断药、β 受体阻断药和 α、β 受体阻断药。

案例

患者，女，75 岁。患高血压 5 年，长期服用 β 受体阻断药，血压控制在正常范围内，最近几天伴发支气管哮喘。

请问：1. 该患者能否继续使用 β 受体阻断药？为什么？

2. 临床上使用 β 受体阻断药应注意哪些方面的问题？

一、α受体阻断药

能选择性地与α受体结合,阻断去甲肾上腺素能神经递质及肾上腺素受体激动药与α受体结合,从而产生抗肾上腺素作用,还能将肾上腺素的升压作用翻转为降压作用,这种现象称为"肾上腺素作用的翻转"。

酚 妥 拉 明

【药理作用与临床应用】

1. 扩张血管　能松弛血管平滑肌作用,可明显扩张血管,使外周阻力降低,血压和肺动脉压下降。

2. 兴奋心脏　因降低血压可反射性兴奋心脏,又因阻断去甲肾上腺素能神经突触前膜α2受体而使去甲肾上腺素释放增多,故可使心肌收缩力加强,心率加快,传导加速,心输出量增加。

3. 其他　有拟胆碱作用,可使胃肠平滑肌兴奋;还有拟组胺作用,可使胃酸分泌增多。

临床用于:①外周血管痉挛性疾病和血栓闭塞性脉管炎;②治疗去甲肾上腺素滴注外漏;③抗休克;④诊治嗜铬细胞瘤;⑤顽固性充血性心力衰竭和急性心肌梗死。

【不良反应】

常见有胃肠症状,如腹痛、腹泻、呕吐等,胃酸增多可诱发溃疡病,还引起直立性低血压。静脉给药可有心率加速、心律失常和心绞痛。溃疡病及冠心病患者慎用。

考点链接

酚妥拉明的临床应用和不良反应

酚 苄 明

【药理作用与临床应用】

本药起效缓慢、作用强而持久。能阻断血管平滑肌上的α受体,使血管扩张,外周阻力降低。

临床用于:①外周血管痉挛性疾病;②治疗感染性休克;③用于嗜铬细胞瘤术前准备或高血压危象的治疗;④治疗前列腺增生。

【不良反应】

常引起体位性低血压、心动过速、鼻塞、恶心、呕吐、嗜睡等。静滴时须缓慢,并充分补液和严密监测血压、脉搏等变化。肾功能不全及冠心病患者慎用。

妥 拉 唑 啉

妥拉唑啉药理作用与酚妥拉明相似,但对α受体阻断作用较弱。主要用于治疗外周血管痉挛性疾病,局部浸润注射用于去甲肾上腺素静脉滴注时药液外漏。不良反应与酚妥拉明相似,发生率较高。

二、β受体阻断药

能选择性地与β受体结合,竞争性阻断去甲肾上腺素能神经递质或肾上腺素受体激动药与β受体结合而发挥作用。根据β受体阻断药的选择性不同,可分为β1、β2受体阻断药和

β₁ 受体阻断药两类（表 3-3）。

表 3-3　β 受体阻断药分类及药理学特性

药物分类	β 受体阻断药效价（普萘洛尔 =1）	脂溶性	内在拟交感活性	膜稳定作用	血浆半衰期（h）
β₁、β₂ 受体阻断药					
普萘洛尔	1	–	–	+	3~5
噻吗洛尔	5~10	–	–	–	3~5
吲哚洛尔	5~10	–	++	–	3~4
β₁ 受体阻断药					
美托洛尔	0.5~2	+	–	–	3~4
醋丁洛尔	0.3	+	+	+	2~4

【药理作用】

1. β 受体阻断作用

（1）心血管系统阻断心脏 β₁ 受体，使心率减慢，传导减慢，心收缩力减弱，心排出量减少，心肌耗氧量下降，血压降低。由于阻断了血管平滑肌的 β₂ 受体，使 α 受体的兴奋性相对增高，加上心脏功能受抑制，心输出量降低，反射性兴奋交感神经，可引起血管收缩，使冠状血管血流量减少。

（2）支气管平滑肌阻断支气管平滑肌 β₂ 受体所致，使支气管平滑肌收缩，导致呼吸道阻力增加，可诱发或加重哮喘。

（3）其他可抑制脂肪和糖原分解；抑制肾素分泌，以普萘洛尔的作用最强。

2. 内在拟交感活性　在阻断 β 受体的同时，尚有微弱的 β 受体激动作用，称为内在拟交感活性。具有内在拟交感活性的药物，其对心脏的抑制作用和对支气管平滑肌的收缩作用较弱。

3. 膜稳定作用　有些 β 受体阻断药能降低降低神经或心肌细胞膜对 Na⁺ 的通透性，从而稳定神经和心肌细胞膜，产生局麻作用和奎尼丁样作用，称膜稳定作用。这一作用与其治疗作用无关。

4. 其他　普萘洛尔有抗血小板聚集作用；噻吗洛尔尚有降低眼压作用。

【临床应用】

主要用于治疗心律失常、心绞痛、心肌梗死、充血性心力衰竭、高血压、也可缓解疗甲亢、偏头痛、肌震颤等症状。

考点链接
β 受体阻断药的临床应用

【不良反应】

1. 常见不良反应　有恶心、呕吐、轻度腹泻等消化道症状。偶见过敏反应如皮疹、血小板减少等。

2. 心脏抑制　因阻断心脏 β₁ 受体，可引起心脏抑制、血压降低等反应，特别是窦性心动过缓、房室传导阻滞、心功能不全等患者尤易发生，甚至引起严重心功能不全、肺水肿、房室传导完全阻滞或心脏骤停等严重后果。

3. 诱发或加重支气管哮喘 由于阻断支气管平滑肌 β_2 受体,收缩支气管,使呼吸道阻力增加。

4. 外周血管痉挛 由于对血管平滑肌 β_2 受体的阻断,使外周血管痉挛而导致肢体发冷、皮肤苍白或发绀,出现雷诺症状或间歇性跛行。

5. 反跳现象 长期应用 β 受体阻断药,突然停药,可使疾病原有症状加重,可能与 β 受体向上调节有关。因此,长期用药不宜突然停药,应递减剂量逐渐停药。

6. 其他 本类药物可掩盖低血糖症状(如心动过速、出汗等)而出现严重后果。

严重心功能不全、窦性心动过缓、重度房室传导阻滞和支气管哮喘等禁用。心肌梗死、肝功能不全者慎用。

三、α、β 受体阻断药

主要包括拉贝洛尔、布新洛尔、阿罗洛尔、氨磺洛尔等。

拉 贝 洛 尔

兼有 α、β 受体阻断作用,口服易吸收,部分被首关消除。主要用于中、重度的高血压、心绞痛,静注可用于高血压危象。

常见不良反应有乏力、眩晕、恶心等。

常用制剂和用法

甲磺酸酚妥拉明注射剂:5mg/1ml、10mg/1ml。肌注或静注,一次 5~10mg。

普萘洛尔片剂:10mg。一次 10~30mg,一日 3~4 次。

美托洛尔片剂:50mg、100mg。一次 50~100mg,一日 2 次。

拉贝洛尔片剂:100mg、200mg。一次 100mg,一日 2~3 次。注射剂:50mg/5ml,一次 100~200mg,静注。

本章小结

1. 传出神经按递质分类可分为胆碱能神经和去甲肾上腺素能神经。胆碱能神经兴奋时释放乙酰胆碱,产生 M 效应和 N 效应;去甲肾上腺素能神经兴奋时释放去甲肾上腺素,产生 α 效应和 β 效应。传出神经系统药物通过影响受体和递质而产生拟似递质或拮抗递质的作用,因此将传出神经系统药物分为拟胆碱药、抗胆碱药、拟肾上腺素药和抗肾上腺素药四大类。

2. 拟胆碱药分为胆碱受体激动药和胆碱酯酶抑制药。M 受体激动药代表药物毛果芸香碱适用于治疗青光眼、虹膜炎等;胆碱酯酶抑制药代表药新斯的明适用于治疗重症肌无力、术后的腹气胀和尿潴留、阵发性室上性心动过速等。

3. 抗胆碱药分为 M 受体阻断药和 N 受体阻断药。M 受体阻断药代表药物阿托品适用于缓解内脏绞痛、解救有机磷中毒、治疗缓慢型心律失常、治疗感染性休克等。

4. 拟肾上腺素药分为 α、β 受体激动药、α 受体激动药和 β 受体激动药三类。α、β 受体激动药代表药物肾上腺素适用于治疗过敏性休克、心搏骤停、支气管哮喘等,多巴胺适用于治疗抗休克和防治肾衰竭;α受体激动药代表药物去甲肾上腺素适用于治疗上消化道出血,偶用于休克;β受体激动药代表药物异丙肾上腺素适用于休克、心搏骤停、支气管哮喘等。使用本类药物应严格掌握剂量,严密监测患者血压、脉搏、心率等生命体征。

5. 抗肾上腺素药分为α受体阻断药、β受体阻断药和α、β受体阻断药。α受体阻断药代表药物酚妥拉明适用于治疗外周血管痉挛性疾病和抗休克;β受体阻断药代表药物普萘洛尔适用于治疗高血压、心绞痛和心律失常。长期使用普萘洛尔不宜突然停药,以免引起反跳现象。α、β受体阻断药的代表药物拉贝洛尔主要用于中、重度高血压。

（杨孟欢）

 目标测试

A₁型选择题

1. 以下哪种表现属于 M 受体兴奋效应
   A. 膀胱括约肌收缩　　　　B. 骨骼肌收缩　　　　C. 瞳孔放大
   D. 汗腺分泌　　　　　　　E. 睫状肌舒张

2. 不属于 M 样作用的是
   A. 心脏抑制　　　　　　　B. 骨骼肌兴奋　　　　C. 腺体分泌增加
   D. 胃肠平滑肌收缩　　　　E. 瞳孔缩小

3. 下列哪种反应与 β 受体激动无关
   A. 血管舒张　　　　　　　B. 支气管舒张　　　　C. 心率加快
   D. 肾素分泌增加　　　　　E. 瞳孔扩大

4. β₂ 受体主要分布于
   A. 皮肤、黏膜血管　　　　　　　　　　B. 支气管平滑肌和冠状血管
   C. 心脏　　　　　　　　　　　　　　　D. 瞳孔括约肌
   E. 唾液腺

5. 毛果芸香碱可产生下列哪种作用
   A. 近视、散瞳　　　　　　B. 远视、缩瞳　　　　C. 近视、缩瞳
   D. 远视、散瞳　　　　　　E. 以上都是

6. 毛果芸香碱不具有的药理作用是
   A. 腺体分泌增加　　　　　B. 心率减慢　　　　　C. 眼内压降低
   D. 胃肠平滑肌收缩　　　　E. 骨骼肌收缩

7. 治疗青光眼可选用
   A. 山莨菪碱　　　　　　　B. 筒箭毒碱　　　　　C. 阿托品
   D. 东莨菪碱　　　　　　　E. 毒扁豆碱

8. 毛果芸香碱可用于
   A. 重症肌无力　　　　　　B. 青光眼　　　　　　C. 术后腹胀
   D. 房室传导阻滞　　　　　E. 检查晶状体屈光度

9. 最适合治疗重症肌无力的药物是

A. 新斯的明 　　　　　B. 毒扁豆碱 　　　　　C. 阿托品

D. 筒箭毒碱 　　　　　E. 碘解磷定

10. 主要用于治疗手术后肠麻痹的药物是

A. 毛果芸香碱 　　　　B. 新斯的明 　　　　　C. 山莨菪碱

D. 乙酰胆碱 　　　　　E. 阿托品

11. 新斯的明的禁忌证是

A. 尿潴留 　　　　　　B. 前列腺增生 　　　　C. 重症肌无力

D. 腹胀气 　　　　　　E. 阵发性室上性心动过速

12. 抗胆碱酯酶药不用于

A. 青光眼 　　　　　　B. 重症肌无力 　　　　C. 手术后腹气胀和尿潴留

D. 房室传导阻滞 　　　E. 小儿麻痹后遗症

13. 阿托品用于麻醉前给药主要是由于

A. 抑制呼吸道腺体分泌 　　　　　　　B. 抑制排尿

C. 抑制排便 　　　　　　　　　　　　D. 防止心动过缓

E. 镇静

14. 治疗胆绞痛宜首选

A. 阿托品 　　　　　　B. 哌替啶 　　　　　　C. 阿司匹林

D. 阿托品 + 哌替啶 　　E. 丙胺太林

15. 阿托品对眼的作用是

A. 散瞳,升高眼压,视远物模糊 　　　B. 散瞳,升高眼压,视近物模糊

C. 散瞳,降低眼压,视近物模糊 　　　D. 散瞳,降低眼压,视远物清楚

E. 散瞳,升高眼压,视近物清楚

16. 引起视调节麻痹的药物是

A. 肾上腺素 　　　　　B. 筒箭毒碱 　　　　　C. 酚妥拉明

D. 毛果芸香碱 　　　　E. 阿托品

17. 阿托品中毒时可用哪种药物治疗

A. 毛果芸香碱 　　　　B. 酚妥拉明 　　　　　C. 东莨菪碱

D. 后马托品 　　　　　E. 山莨菪碱

18. 阿托品的作用不包括

A. 减慢心率 　　　　　B. 扩张血管 　　　　　C. 扩瞳

D. 松弛胃肠平滑肌 　　E. 抑制腺体分泌

19. 阿托品禁用于

A. 肠痉挛 　　　　　　B. 虹膜睫状体炎 　　　C. 溃疡病

D. 青光眼 　　　　　　E. 胆绞痛

20. 阿托品用于麻醉前给药的主要目的是

A. 防止手术中出血 　　B. 镇静 　　　　　　　C. 减少呼吸道腺体分泌

D. 抑制排尿、排便 　　E. 改善心脏功能

21. 东莨菪碱不能用于

A. 麻醉前给药 　　　　B. 镇静和催眠 　　　　C. 晕动病

D. 帕金森病 　　　　　E. 青光眼

22. 肌松药过量致死的主要原因
    A. 抑制心脏   B. 感染性休克   C. 过敏性休克
    D. 肝毒性   E. 呼吸肌麻痹

23. 简箭毒碱中毒时,抢救的药物是
    A. 去甲肾上腺素   B. 肾上腺素   C. 阿托品
    D. 新斯的明   E. 碘解磷定

24. 琥珀胆碱过量引起呼吸肌麻痹时,抢救措施为
    A. 呼吸兴奋药   B. 新斯的明   C. 阿托品
    D. 葡萄糖酸钙   E. 人工呼吸

25. 青霉素过敏性休克时,首选的抢救药物是
    A. 多巴胺   B. 麻黄碱   C. 肾上腺素
    D. 葡萄糖酸钙   E. 山莨菪碱

26. 心脏骤停时,应首选的急救药是
    A. 肾上腺素   B. 多巴胺   C. 麻黄碱
    D. 去甲肾上腺素   E. 地高辛

27. 为了延长局麻药的局麻作用和减少不良反应,可加用
    A. 去甲肾上腺素   B. 异丙肾上腺素   C. 多巴胺
    D. 肾上腺素   E. 麻黄碱

28. 急性肾衰竭时,可与利尿剂合用来增加尿量的是
    A. 多巴胺   B. 麻黄碱   C. 去甲肾上腺素
    D. 异丙肾上腺素   E. 肾上腺素

29. 防治腰麻、硬膜外麻醉引起的低血压选用
    A. 多巴胺   B. 肾上腺素   C. 去甲肾上腺素
    D. 麻黄碱   E. 新斯的明

30. 下列有关麻黄碱叙述错误的是
    A. 用于抢救过敏性休克
    B. 性质稳定,口服有效
    C. 防治轻症支气管哮喘
    D. 中枢兴奋作用显著
    E. 防治腰麻或硬膜外麻醉所引起的低血压

31. 缓解鼻充血引起的鼻塞时,可用何药滴鼻
    A. 去甲肾上腺素   B. 麻黄碱   C. 异丙肾上腺素
    D. 肾上腺素   E. 酚妥拉明

32. 无尿的休克病人禁用
    A. 去甲肾上腺素   B. 阿托品   C. 多巴胺
    D. 间羟胺   E. 肾上腺素

33. 对去甲肾上腺素最敏感的组织是
    A. 支气管平滑肌   B. 胃肠道平滑肌   C. 冠状血管
    D. 骨骼肌血管   E. 皮肤、黏膜血管

34. 去甲肾上腺素用于上消化道出血的给药途径是

A. 静脉滴注   B. 皮下注射   C. 口服

D. 肌肉注射   E. 舌下给药

35. 治疗外周血管痉挛性疾病可选用

A. β受体阻断药   B. α受体阻断药   C. α受体激动药

D. β受体激动药   E. 多巴胺受体激动药

36. 外周血管痉挛性疾病可选用哪种药物治疗

A. 肾上腺素   B. 普萘洛尔   C. 异丙肾上腺素

D. 麻黄碱   E. 酚妥拉明

37. 可翻转肾上腺素升压效应的药物是

A. 阿托品   B. 美托洛尔   C. 甲氧胺

D. 酚苄明   E. 毒扁豆碱

38. 普萘洛尔治疗心绞痛的主要药理作用是

A. 抑制心肌收缩力,减慢心率   B. 扩张冠脉

C. 减低心脏前负荷   D. 降低左室壁张力

E. 降低血容量

39. 下列哪项不是普萘洛尔的临床应用

A. 高血压   B. 心绞痛   C. 心律失常

D. 支气管哮喘   E. 甲状腺功能亢进

40. 下述何药可诱发或加重支气管哮喘

A. 肾上腺素   B. 普萘洛尔   C. 妥拉唑林

D. 酚妥拉明   E. 甲氧胺

第四章　心血管系统药物

第一节　抗高血压药

心血管疾病是危害人类健康的严重疾病，是造成人类死亡的主要原因之一。每年全国心血管病死亡人数达 300 万人，每死亡 3 人就有 1 人死于心血管疾病。因此，对于医学生来说，学会合理使用心血管系统药物十分必要。

凡是能降低血压而用于治疗高血压的药物称为抗高血压药。正常人血压应低于 140/90mmHg，高于此标准即为高血压。绝大部分高血压病因及发病机制不清，称为原发性高血压或高血压病；少数高血压有因可查，称为继发性高血压或症状性高血压。原发性高血压的发病率在成人为 15%~20%。原发性高血压直接并发症有脑血管意外、肾衰竭及心力衰竭等。大量证据表明，高血压患者容易并发冠心病。因此，治疗高血压病的目的不仅在于降低血压本身，还在于全面降低心血管病的发病率和死亡率。

 案例

患者，男，50 岁，出租车司机。近年来常感觉头胀痛、头晕、眼花、耳鸣。体检：体温 36.8℃，脉搏 86 次 / 分，呼吸 21 次 / 分，血压 160/102mmHg，身高 172cm，体重 90kg，营养良好。诊断：原发性高血压 2 级。

请问：1. 应选择什么药物进行抗高血压治疗？
2. 用药注意事项有哪些？

一、抗高血压药物分类及其代表药

根据各种药物的作用和作用部位可将抗高血压药物分为下列几类。

1. 利尿药　如氢氯噻嗪等。

2. 交感神经抑制药

（1）中枢性降压药：如可乐定等。

（2）神经节阻断药：如樟磺咪芬等。

（3）去甲肾上腺素能神经末梢阻滞药：如利舍平等。

（4）肾上腺素受体阻断药：如普萘洛尔等。

3. 肾素—血管紧张素系统抑制药

（1）血管紧张素转换酶（ACE）抑制药：如卡托普利等。

（2）血管紧张素Ⅱ受体阻断药：如氯沙坦等。

（3）肾素抑制药：如雷米克林等。

4. 钙通道阻滞药　　如硝苯地平等。

5. 血管扩张药　　如肼屈嗪和硝普钠等。

二、常用抗高血压药

目前,国内外应用广泛或称为一线抗高血压药的是利尿药、钙通道阻滞药、β受体阻断药和ACE抑制药四大类药物。

考点链接

一线抗高血压药的降压特点、临床应用及不良反应

（一）利尿药

利尿药除有利尿作用外,对高血压患者还具有降压作用。最常用的利尿降压药为氢氯噻嗪。

氢 氯 噻 嗪

又名双氢克尿噻。

【药理作用和临床应用】

降压作用温和、持久,长期应用无明显耐受性。其作用机制是在用药早期通过排钠利尿,使血容量减少而降压;长期用药持续地降低血管平滑肌细胞内 Na^+ 浓度,导致细胞内 Ca^{2+} 浓度降低,血管平滑肌对缩血管物质的反应性减弱,从而降低血管阻力。

对轻度高血压可作为首选药使用,对中、重度高血压作为基础降压药与其他药合用。

【不良反应】

小剂量不良反应少而轻,长期大量使用会导致电解质紊乱,并且对脂质代谢、糖代谢产生不良影响。糖尿病病人慎用。有痛风史者,应调整用量,并加服抗痛风药。

（二）β受体阻断药

不同的β受体阻断药在许多方面如脂溶性、对 β_1 受体的选择性、内在拟交感活性及膜稳定性等方面有所不同,但均为同样有效的降压药,广泛用于各种程度的高血压。长期应用一般不引起钠水潴留,亦无明显的耐受性。

普 萘 洛 尔

又名心得安,为非选择性β受体阻断药。

【药理作用和临床应用】

口服给药起效缓慢,连用2周以上才产生降压作用。本药不引起体位性低血压,长期用药也不易产生耐药性。其降压机制为:①阻断心脏 β_1 受体,减少心排出量;②阻断肾小球旁器的 β_1 受体,减少肾素分泌,从而抑制肾素-血管紧张素-醛固酮系统;③阻断去甲肾上腺素能神经突触前膜的 β_2 受体,取消其正反馈作用,减少去甲肾上腺素的释放;④阻断中枢的

β受体,使外周交感神经抑制。

用于各种程度的原发性高血压。可作为抗高血压的首选药单独应用,也可与其他抗高血压药合用。对心输出量及肾素活性偏高者疗效较好,高血压伴有心绞痛、偏头痛、焦虑症等选用β受体阻断药较为合适。

【不良反应】

本药会诱发或加重支气管哮喘。长期用药如突然停药会产生反跳现象,因此病情控制后应逐渐减量直至停药。

禁用于严重左心室心功能不全、窦性心动过缓、重度房室传导阻滞和支气管哮喘的患者。

阿 替 洛 尔

阿替洛尔降压机制与普萘洛尔相同,但对心脏的$β_1$受体有较大的选择性,而对血管及支气管的$β_2$受体的影响较小。但较大剂量时对血管及支气管平滑肌的$β_2$受体也有作用。无膜稳定作用,无内在拟交感活性。口服用于治疗各种程度高血压。降压作用持续时间较长。

拉 贝 洛 尔

拉贝洛尔在阻断β受体的同时也阻断α受体。其中阻断$β_1$和$β_2$受体的作用强度相似,对$α_1$受体作用较弱,对$α_2$受体则无作用。本品适用于各种程度的高血压及高血压急症、妊娠期高血压、嗜铬细胞瘤、麻醉或手术时高血压。合用利尿药可增强其降压效果。静注或静滴用于高血压急症,如妊娠高血压综合征。大剂量可致直立性低血压。

(三)肾素—血管紧张素系统抑制药

肾素-血管紧张素-醛固酮(RAS)是机体调节血压的重要机制,肾素由肾小球旁细胞分泌,低钠和激动其细胞膜上$β_1$受体均可导致肾素分泌增加。肾素可使血液中的血管紧张素原水解为血管紧张素Ⅰ,后者在血管紧张素Ⅰ转化酶(ACE)的作用下转化为血管紧张素Ⅱ(AngⅡ),并作用于血管紧张素Ⅱ受体,产生生理效应。

AngⅡ受体有两种亚型,即AT_1和AT_2受体,分布在心肌、血管平滑肌和肾上腺上皮细胞。血管紧张素Ⅱ激动AT_1受体引起血管收缩、促进细胞生长、促进醛固酮释放引起钠水潴留等效应。其中血管收缩和钠水潴留是高血压形成的重要基础,心肌和血管平滑肌细胞增多可导致心室肥厚(心室重构)和血管壁增厚(血管重构)。AT_2受体功能尚未完全阐明。

临床常用的RAS抑制药有血管紧张素Ⅰ转化酶抑制药(ACEI)和AngⅡ受体阻断药两类。前者通过抑制ACE的活性而降低血浆中AngⅡ水平,ACE还是缓激肽的降解酶,ACEI能减少缓激肽的分解;后者选择性阻断AngⅡAT_1型受体。两类药物均可明显抑制AngⅡ介导的血管收缩、钠水潴留而发挥降低血压作用,还能抑制心室肌和血管平滑肌增生而逆转心室重构和血管重构。

1. 血管紧张素Ⅰ转化酶抑制药(ACEI)

卡 托 普 利

【药理作用和临床应用】

本药的降压机制是选择性抑制血管紧张素Ⅰ转化酶的活性,使血管紧张素Ⅱ和醛固酮生成减少,血压下降;同时阻止缓激肽的灭活,使血中缓激肽浓度升高,发挥扩张血管的作用,从而使血压下降。降压的同时还增加肾血流量,无反射性心率加快反应。

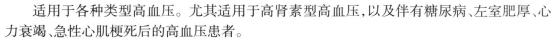

适用于各种类型高血压。尤其适用于高肾素型高血压,以及伴有糖尿病、左室肥厚、心力衰竭、急性心肌梗死后的高血压患者。

【不良反应】

主要不良反应为刺激性干咳,其他常见的有皮疹、发热、瘙痒、味觉减退等。少数患者有中性粒细胞减少、蛋白尿和血管神经性水肿等。因抑制醛固酮的分泌,致使血钾过高,肾功能障碍者尤应注意,不宜与保钾类利尿剂合用,还可引起胎儿畸形甚至死胎,故高血钾、粒细胞减少者和孕妇禁用。

依 那 普 利

本药为长效、高效类血管紧张素 I 转化酶抑制药,其降压作用比卡托普利强 10 倍,维持时间 24 小时以上,每日用药 1 次即可,不良反应同卡托普利。主要用于各型原发性高血压和肾性高血压,因作用强,引起干咳较重。

2. 血管紧张素 II 受体阻断药

氯 沙 坦

【药理作用和临床应用】

本药能选择性地与 AT_1 受体结合,竞争性地拮抗 Ang II 与 AT_1 受体结合,舒张血管和逆转心血管重构作用缓慢、强大而持久;同时增加肾血流量和肾小球滤过率,促进尿液、尿钠、尿酸的排泄。

可用于各型高血压,对不能耐受 ACEI 所致干咳的高血压患者和高肾素型高血压患者尤为适用。

【不良反应】

较 ACEI 少,主要有头晕、高血钾和剂量相关的体位性低血压。孕妇及哺乳期妇女禁用。

(四)钙通道阻滞药

钙通道阻滞药通过减少细胞内 Ca^{2+} 含量而松弛血管平滑肌,进而降低血压。从化学结构上可将其分为二氢吡啶类和非二氢吡啶类。前者对血管平滑肌具有选择性,较少影响心脏,作为抗高血压药常用的有硝苯地平、尼群地平和尼卡地平等。非二氢吡啶类包括维拉帕米等,对心脏和血管均有作用。

硝 苯 地 平

又名硝苯吡啶,属短效钙通道阻滞药。

【药理作用和临床应用】

降压迅速、强大、持久,口服 20 分钟起效,舌下给药 1~5 分钟起效;口服后 1~2 小时降压作用达到高峰,控释片持续 6~8 小时。对高血压患者的降压作用显著,对正常血压无降压作用。降压的同时伴有反射性心率加快、心输出量增加,合用 β 受体阻断药可对抗并增加其降压效果。

对轻、中、重度高血压均有降压作用,亦适用于合并有心绞痛或肾脏疾病、糖尿病、哮喘、高脂血症及恶性高血压患者。目前多推荐使用缓释片剂,以减轻迅速降压造成的反射性交感活性增加。

【不良反应】

主要为血管过度扩张造成的症状,如心悸、面部潮红、眩晕、头痛、踝部水肿等。因反射性兴奋心脏,急性心肌梗死后的高血压患者慎用或禁用。

尼 群 地 平

降压作用与硝苯地平相似,但对血管松弛作用较硝苯地平强,降压作用温和持久,适用于各型高血压。不良反应与硝苯地平相似,肝功能不良者慎用或减量。

氨 氯 地 平

本品能使全身血管扩张,其优点有:降压作用持久、稳定,血压波动小,长期服用肾血流量不降低,无体位性低血压,无钠水潴留,无耐受性,对脂类代谢无不良影响;能扩张冠状血管,增加冠状动脉血流量。故适用于高血压合并心绞痛者。不良反应有头痛、面红、水肿、心悸等。

三、其他抗高血压药

(一)中枢性降压药

可 乐 定

【药理作用和临床应用】

1. 降压作用及机制 具有中等强度的降压作用,其机制为:①激动血管运动中枢突触后膜 α_2 受体和延髓的 I_1- 咪唑啉受体,降低外周交感张力;②激动脑内阿片受体,促进内源性阿片肽的释放;③激动外周交感神经突触前膜 α_2 受体及其相邻的咪唑啉受体,通过负反馈抑制去甲肾上腺素的释放。

2. 镇痛镇静 通过激动阿片受体,阻断痛觉传导而镇痛;激动中枢 α_2 受体,兴奋抑制性神经元而镇静。

【不良反应】

常见有口干、便秘、嗜睡,其他有抑郁、眩晕、血管神经性水肿、腮腺肿痛、心动过缓、恶心、食欲下降等。长期使用可致男性性能障碍,突然停药可产生反跳现象。

(二)血管平滑肌扩张药

硝 普 钠

【药理作用和临床应用】

该药在血管平滑肌细胞内释放一氧化氮(NO),产生迅速而强大的扩血管作用。对血管的扩张作用缺乏选择性,对小动脉、小静脉均有扩张作用。能降低外周阻力,减少回心血量,降低左心室充盈压。降压时不减少冠脉和肾血流量。

该药降压作用迅速而强大,只用于高血压危象的抢救,是高血压危象的首选药。

【不良反应】

主要由过度扩张血管所致,可出现头胀痛、面部潮红、恶心、呕吐、出汗和心悸等。本品遇光易破坏,应现用现配,并遮光保存。血压控制后应及早换用其他口服降压药,避免用药时间过长及剂量过大。

（三）α₁ 受体阻断药

哌 唑 嗪

【药理作用和临床应用】

选择性阻断突触后膜的 α₁ 受体，对具有负反馈作用的突触前膜 α₂ 受体无影响，舒张小动脉和静脉血管平滑肌，使外周阻力下降，回心血量减少，产生中等偏强的降压作用。

【不良反应】

1. 首剂现象　部分患者首次使用该药后 0.5~2 小时内出现严重体位性低血压，产生心悸、晕厥、甚至意识丧失。首次剂量不超过 0.5mg，或在睡前服用可减少或预防首剂现象，数次用药后首剂现象可消失。

2. 其他　可见有头晕、头痛、嗜睡、乏力、心悸、恶心等，常在连续用药中自行消失。

（四）去甲肾上腺素能神经末梢阻断药

去甲肾上腺素能神经末梢阻断药主要通过影响儿茶酚胺的贮存及释放产生降压作用，如利舍平及胍乙啶。利舍平作用较弱，目前已不单独使用。胍乙啶较易引起肾、脑血流量减少及钠水潴留，主要用于重症高血压。

（五）钾通道开放药

钾通道开放药，钾外流增多，细胞膜超极化，膜兴奋性降低 Ca^{2+} 内流减少，血管平滑肌舒张，血压下降。钾通道开放药有米诺地尔、吡那地尔、尼可地尔等。这类药物在降压时常伴有反射性心动过速和心输出量增加。血管扩张作用具有选择性，见于冠状动脉、胃肠道血管和脑血管，而不扩张肾和皮肤血管。若与利尿药和（或）β 受体阻断药合用，则可纠正其钠水潴留和（或）反射性心动过速的副作用。

常用制剂和用法

氢氯噻嗪片剂：每片 25mg。口服，每次 12.5~25mg，1~2 次/日。

硝苯地平片剂：每片 10mg。每次 5~10mg，3 次/日，口服。遮光密闭保存。

尼群地平片剂：每片 10mg，20mg。口服，每次 10~20mg，1~2 次/日，维持量 10~20mg/d。

氨氯地平片剂：每片 5mg。口服，5~10mg，1 次/日。

盐酸普萘洛尔片剂：每片 10mg。口服，每次 10~20mg，3~4 次/日，以后每周增加剂量 10~20mg，直至达到满意疗效，一般每日用量以不超过 300mg 为宜。遮光密闭保存。

阿替洛尔片剂：每片 25mg，50mg，100mg。口服，每片 50~100mg，1 次/日。

拉贝洛尔片剂：每片 0.1g，0.2g。口服，开始时，每次 0.1g，2~3 次/日，如疗效不佳，可增至每次 0.2g，3~4 次/日；一般对较、中、重度高血压的剂量分别为 0.3~0.8g/d、0.6~1.2g/d、1.2~2.4g/d。

卡托普利片剂：每片 25mg，50mg，100mg。口服。开始每次 25mg，3 次/日，饭前服，逐增至每次 50mg，3 次/天；最大剂量：450mg/d。

氯沙坦片剂：每片 25mg，50mg。口服，每次 25mg，2 次/日。

盐酸可乐定片剂：每片 0.075mg。口服，每次 0.075~0.15mg，1~3 次/日，根据病情可逐渐增加剂量，极量：每次 0.4~0.6mg。注射剂：0.15mg/ml，肌注或静注，每次 0.15~0.3mg，必要时每 6 小时重复一次。遮光密闭保存。滴眼用 0.25% 溶液 1~2 滴，2~3 次/日。

硝普钠粉针剂：每支 50mg。静滴：50mg 以 5% 葡萄糖溶液 2~3ml 溶解，然后根据所需浓度再稀释于 250ml、500ml 或 1000ml 的 5% 葡萄糖溶液中,缓慢静滴(容器避光),根据临床症状与血压调整药量,滴速不超过 3μg/(kg·min)。配制时间超过 4 小时的溶液不宜使用。本品为鲜红色透明结晶性粉末,遮光(并加黑纸包裹)、密闭保存。

盐酸哌唑嗪胶囊剂:每胶囊 1mg,2mg,5mg;片剂:每片 0.5mg,1mg,2mg。口服,首次 0.5mg,然后每次 1mg,3 次 / 日。一般每隔 2~3 天增加 1mg。

第二节 抗慢性心功能不全药

 学习目标

1. 掌握:强心苷类的分类、药理作用、临床应用、不良反应及防治措施。
2. 熟悉:利尿药、血管扩张药等减轻心脏负荷药的作用特点及临床应用。
3. 了解:其他抗慢性心功能不全药的临床应用。

慢性心功能不全又称充血性心力衰竭(CHF),是指多种因素引起心脏损害,导致心排血量减少和心室充盈压升高,以组织血液灌注不足及肺循环和体循环淤血为主要特征的综合征。此时心脏收缩力减弱,心排血量减少,导致动脉系统供血不足,静脉系统淤血,表现为水肿、呼吸困难、心率加快、肝脾肿大、颈静脉怒张、食欲减退等症状。

目前治疗慢性心功能不全药主要有正性肌力作用药、利尿药和血管扩张药等。

 案例

患者,女,40 岁。主诉心悸、气短 10 年,双下肢水肿、呼吸困难 3 个月。3 个月前感冒使心悸、气短加重,出现双下肢水肿、呼吸困难(夜间为重),有时咳嗽,痰中带血而入院。查体:血压 100/60mmHg,唇发绀,颈静脉怒张。双肺底闻及湿性啰音。心界向两侧扩大,心率 112 次 / 分,律齐,心尖部可闻及 4 级收缩期和舒张期隆隆样杂音。肝肋下 1.5cm,双下肢凹陷性水肿。临床诊断:风湿性心脏病、心力衰竭Ⅱ度。

请问:1. 应选择哪些抗慢性心功能不全药治疗?
　　　2. 用药注意事项有哪些?

一、正性肌力作用药

(一)强心苷

强心苷是一类能选择性作用于心脏,增强心肌收缩力的药物,临床上也称洋地黄类药物。目前临床上常用的有地高辛、洋地黄毒苷、去乙酰毛花苷、毒毛花苷 K 等。强心苷类药物分类及作用时间比较(表 4-1)。

 考点链接

强心苷的药理作用、临床应用、不良反应及防治措施

【药理作用】

1. 正性肌力作用(增加心肌收缩力)　治疗剂量强心苷能轻度抑制心肌细胞膜上 Na^+-K^+-ATP 酶,使 Na^+-K^+ 交换减少,Na^+-Ca^{2+} 交换增多,细胞内 Ca^{2+} 增多,通过兴奋 - 收缩偶联使心肌收缩力加强。其对衰竭心脏的作用特点如下:

表 4-1 常用强心苷类药物分类与作用时间比较

分类	药物	给药方法	起效时间（min）	持续时间（d）	消失时间（d）	主要消除方式
慢效	洋地黄毒苷	口服	240	4~7	14~21	肝代谢
中效	地高辛	口服	10~120	1~2	3~6	肾排泄
速效	毛花苷 C	静注	10~30	1~1.5	3~6	肾排泄
	去乙酰毛花苷	静注	10~20	1~2	2~5	肾排泄
	毒毛花苷 K	静注	5~10	1~2	1~3	肾排泄

（1）加快心肌收缩速度：缩短收缩期，相对延长舒张期，有利于衰竭心脏休息和静脉回流并能增加冠状动脉供血，改善心脏功能状态。

（2）降低衰竭心脏的耗氧量：衰竭心脏室壁张力高、心率快和外周阻力大，耗氧量增加。用强心苷后心肌收缩力加强，心排血量增加，使室壁张力降低；还可反射性兴奋迷走神经、减慢心率、降低外周阻力，故总耗氧量下降，心脏工作效率提高。

（3）增加衰竭心脏的心排血量：强心苷可使心肌收缩力加强，心排血量明显增加，可反射性兴奋迷走神经，降低交感神经活性，使外周血管扩张，阻力下降，心脏射血阻力下降，维持心排血量的增加。但对正常心脏的心排血量并不增加。

2. 负性频率（减慢心率）　通过加强心肌收缩力，心排血量增加，反射性兴奋迷走神经，使心率减慢。

3. 负性传导（减慢传导）　治疗量强心苷，通过兴奋迷走神经，减慢房室传导速度。较大剂量可直接抑制房室传导，中毒剂量可导致不同程度的房室传导阻滞，甚至心脏停搏。

4. 利尿作用　强心苷增加心排血量，使肾血流量和肾小球的滤过率增多，产生排钠利尿作用。

【临床应用】

1. 慢性心功能不全　强心苷是目前临床治疗 CHF 的主要药物，对慢性心功能不全的疗效随病因和病情而异，对瓣膜病、高血压、先天性心脏病所致的心力衰竭疗效较好；对继发于甲亢、严重贫血及维生素 B_1 缺乏等所致心力衰竭疗效较差；对肺源性心脏病、严重二尖瓣狭窄、缩窄性心包炎和严重心肌损伤的心力衰竭，强心苷疗效更差甚至无效，易发生强心苷中毒。

2. 某些心律失常

（1）心房颤动：强心苷通过兴奋迷走神经，减慢房室传导，防止心室率过快。

（2）心房扑动：强心苷通过缩短心房不应期，使心房扑动转为心房颤动，停药后恢复窦性心率。

（3）阵发性室上性心动过速：主要通过兴奋迷走神经，减慢房室传导而终止其发作。

【不良反应】

强心苷安全范围小，治疗量与中毒量接近，且个体差异大，易中毒。其中毒反应表现为：

1. 胃肠反应　是最常见的早期中毒症状，表现为厌食、恶心、呕吐、腹泻等，应注意与心衰所致胃肠反应相鉴别。

2. 神经系统反应　有眩晕、头痛、疲倦、失眠、谵妄等症状及黄视症、绿视症、视物模糊等视觉障碍。视觉异常通常是强心苷中毒的先兆，可作为停药指征。

3. 心脏毒性反应　是强心苷中毒危害性最大的不良反应。可出现各种心律失常如过速型心律失常，常见室上性或室性心律失常，其中以室性早搏最常见，出现二联律、三联律、室性心动过速甚至室颤;也可发生过缓型心律失常如窦性心动过缓及房室传导阻滞等。

【防治措施】

1. 预防 避免诱发强心苷中毒的因素如低血钾、高血钙、低血镁、心肌缺氧、酸中毒等。警惕中毒先兆,如期前收缩、窦性心动过缓、视觉障碍等,一旦发现应及时减量或停用强心苷和排钾利尿药。

2. 治疗 ①对过速型心律失常予以补钾,轻者可口服,必要时静脉滴注钾盐。严重者可首选苯妥英钠治疗,室性心律失常也可选用利多卡因。②对过缓型心律失常如窦性心动过缓或房室传导阻滞不宜补钾,可用阿托品解救。③对危及生命的致死性中毒,应用地高辛抗体 Fab 片段治疗,效果显著。

【给药方法】

1. 传统给药法 此种给药法先让病人在短期内获得最大效应量即全效量,又称"洋地黄化",而后逐日给予维持量,以维持疗效。根据病情及病人接受强心苷治疗情况,全效量又分速给法和缓给法。对于急性心衰,常采用去乙酰毛花苷或毒毛花苷 K 静注,24 小时达洋地黄化。此法的特点是显效快,但易中毒,现临床已少用。

2. 逐日维持量给药法 对病情不急的慢性心功能不全,多采用小剂量维持疗法,即每日给维持量,经 4~5 个 $t_{1/2}$,约 6~7 天可达稳态血药浓度而取得稳定疗效。这种给药法可明显降低中毒发生率,为目前临床常用给药方法。

（二）非强心苷类正性肌力作用药

1. β 受体激动药

多巴酚丁胺

多巴酚丁胺能选择性激动 β_1 受体,增强心肌收缩力,增加心排出量,改善心衰症状。对 α 受体和 β_2 受体作用弱,对心率影响小。主要适用于使用强心苷疗效不佳的严重左室功能不全和心肌梗死后心力衰竭病人。

2. 磷酸二酯酶抑制药 此类药物有米力农、氨力农、维司力农、匹罗昔酮等。它们通过抑制磷酸二酯酶,提高心肌细胞 cAMP 含量而发挥增强心肌收缩力和扩张血管的双重作用。临床上仅短期用于急性重症 CHF。

二、其他抗慢性心功能不全药

（一）利尿药

利尿药在心衰的治疗中起到重要的作用,目前仍作为一线药物广泛应用于慢性心功能不全的治疗。利尿药促进 Na^+、H_2O 的排泄,减少血容量,降低心脏前负荷,改善心功能;降低静脉压,消除或缓解静脉淤血及其所引发的肺水肿和外周水肿。对 CHF 伴有水肿或有明显淤血者尤为适用。对轻度 CHF,单独应用噻嗪类利尿药多能收到良好疗效;对中、重度 CHF 或单用噻嗪类疗效不佳者,可用袢利尿药或噻嗪类与保钾利尿药合用;对严重 CHF、慢性 CHF 急性发作、急性肺水肿或全身水肿者,噻嗪类药物常无效,宜静脉注射呋塞米。大剂量利尿药可减少有效循环血量,进而降低心排血量,故大量的利尿常可加重心力衰竭。利尿药引起的电解质平衡紊乱,尤其是排钾利尿药引起的低钾血症,是 CHF 时诱发心律失常的常见原因之一,特别是与强心苷类合用时更易发生。应注意补充钾盐或与保钾利尿药合用。

（二）扩血管药

扩血管药治疗心功能不全的机制为：扩张静脉，使静脉回心血量减少，降低心脏的前负荷，进而降低肺楔压、左心室舒张末压等，缓解肺部淤血症状；扩张小动脉，降低外周阻力，降低心脏的后负荷，增加心输出量，增加动脉供血，缓解组织缺血症状，并可弥补或抵消因小动脉扩张而可能发生的血压下降和冠状动脉供血不足等不利影响。临床常用的扩血管药有硝酸酯类、肼屈嗪、硝苯地平、硝普钠和哌唑嗪等。此类药物，不宜作为治疗 CHF 常规用药。用药期间严密观察血压变化，及时调整剂量，避免血压过低，影响冠脉灌注压。

常用制剂和用法

地高辛片剂：每片 0.25mg。一般首剂 0.25~0.75mg，以后每 6 小时 0.25~0.5mg，直到洋地黄化，再改用维持量（0.25~0.5mg/d）。轻型慢性病例：0.5mg/d。

毒毛花苷 K 注射液：0.25mg/ml。每次 0.25mg，0.5~1mg/d。极量：每次 0.5mg，1mg/d，静脉注射。

多巴酚丁胺注射液：20mg/2ml，250mg/5ml。250mg/d 加入 5% 葡萄糖注射液 250ml 或 500ml 稀释后，静脉滴注，每分钟 2.5~10μg/kg。

米力农片剂：每片 2.5mg，10mg。每次 5~10mg，每天 4 次。注射液：10mg/10ml。25~50μg/kg，静脉注射，inf，每分钟 0.25~1μg/kg。

第三节 抗心律失常药

学习目标

1. 熟悉：常用抗心律失常药的药理作用、临床应用及不良反应。
2. 了解：抗心律失常药的基本作用和分类。

正常情况下，心脏以窦房结的自律性最高，在迷走神经的控制下以每分钟 60~100 次的频率发放冲动，通过心脏的传导系统，使心脏维持正常的节律。当心脏的冲动起源异常或冲动传导障碍导致心动频率和节律紊乱时，则可出现心律失常。心律失常分为快速型和缓慢型两类。本节主要讨论快速型心律失常。治疗缓慢型心律失常常用阿托品或异丙肾上腺素。

案例

患者，女，30 岁。主诉发热 3 周，心悸、气短、胸痛 5 天。患者于 3 周前因"感冒"后出现发热，伴流涕、乏力等。近 5 天来出现心悸、气短、胸痛。查体：体温 38.5℃，心界扩大、心尖搏动在第 5 肋间左锁骨中线外 1cm 处。心率 120 次 / 分，心律不齐，心尖部可闻及收缩期吹风样杂音。心电图：窦性心动过速，ST 段下移，室性期前收缩。临床诊断：病毒性心肌炎并窦性心动过速，室性期前收缩。

请问：1. 患者应选择什么抗心律失常药治疗？
　　　 2. 用药注意事项有哪些？

一、抗心律失常药的基本作用和分类

（一）抗心律失常药的基本作用

1. 降低自律性　通过抑制快反应细胞 4 相 Na^+ 内流或慢反应细胞 4 相 Ca^{2+} 内流,降低自律性。

2. 减少后除极　后除极是动作电位继 0 相除极后所发生的、频率较快、振幅较小的除极,可引起心律失常。钙通道阻滞药和钠通道阻滞药通过 Na^+、Ca^{2+} 内流,减少后除极。

3. 消除折返　折返冲动是指一次冲动下传后,又沿另一环形通路折返,再次兴奋已兴奋过的心肌,是引发快速型心律失常的重要机制之一。

（1）改变传导性消除折返:利多卡因等通过促进 K^+ 外流,加快传导,取消单向传导阻滞而消除折返激动;钙拮抗药、β 受体阻断药、奎尼丁等可减慢传导,使单向传导阻滞变为双向阻滞而消除折返。

（2）延长有效不应期（ERP）减少折返:钠通道阻滞药可延长快反应细胞的 ERP,钙通道阻滞药（维拉帕米）可延长慢反应细胞的 ERP。

（二）抗心律失常药的分类

根据药物对离子转运及电生理作用,将抗心律失常药分为四类（表 4-2）。

表 4-2　抗心律失常药物分类

分类	药物
Ⅰ类——钠通道阻滞药	
Ⅰa 类适度阻滞钠通道	奎尼丁、普鲁卡因胺等
Ⅰb 类轻度阻滞钠通道	利多卡因、苯妥因钠等
Ⅰc 类明显阻滞钠通道	普罗帕酮、氟卡尼等
Ⅱ类——β 受体阻断药	普萘洛尔、阿替洛尔等
Ⅲ类——延长动作电位时程药	胺碘酮、溴苄铵等
Ⅳ类——钙通道阻滞药	维拉帕米、地尔硫䓬等

二、常用抗心律失常药

（一）Ⅰ类药——钠通道阻滞药

1. Ⅰa 类药物

奎　尼　丁

【药理作用和临床应用】

奎尼丁是金鸡纳树的提取物。治疗浓度能降低普肯耶纤维的自律性;减慢传导速度,使单向传导阻滞变为双向阻滞,取消折返;延长心房、心室、普肯耶纤维的动作电位时程和有效不应期。还具有抗胆碱和拮抗外周血管 α 受体作用。

本品为广谱抗心律失常药,适用于心房纤颤、心房扑动、室上性和室性心动过速的转复和预防,还用于频发室上性和室性期前收缩的治疗。

【不良反应】

（1）胃肠道反应:可见恶心、呕吐、食欲不振、腹痛、腹泻等,餐时或餐后服用可减轻。

（2）心血管反应：心脏毒性反应较为严重。能减弱心肌收缩力，并阻断外周血管α受体，降低血压，引起直立性低血压，嘱病人用药期间应缓慢改变体位，防止晕倒；中毒严重者可发生奎尼丁晕厥。用药期间应监测血压、心率、心律和心电图，以便判断疗效并及早发现心脏毒性反应。

（3）金鸡纳反应：表现为恶心、呕吐、腹泻、耳鸣、视力减退、头昏头痛等，严重时可产生惊厥，甚至呼吸抑制、休克、死亡。

（4）过敏反应：可出现瘙痒、皮疹、发热、哮喘、血小板减少、粒细胞减少等。

普鲁卡因胺

普鲁卡因胺抗心律失常作用与奎尼丁相似而较弱。尚有较弱的局麻作用。应用与奎尼丁相似，主要用于治疗室性期前收缩、室性心动过速。本品作用时间短，不良反应多，长期应用可出现系统性红斑狼疮样综合征，故不作为慢性心律失常的长期给药。

2. Ⅰb类药物

利 多 卡 因

【药理作用和临床应用】

利多卡因阻滞钠通道的激活状态和失活状态，通道恢复至静息态时阻滞作用迅速解除，因此利多卡因对除极化组织（如缺血区）作用强，对缺血或强心苷中毒所致的除极化型心律失常有较强抑制作用。心房肌细胞动作电位时程短，钠通道失活态时间短，利多卡因作用弱，因此对房性心律失常疗效差。利多卡因抑制参与动作电位复极2期的少量钠内流，缩短或不影响普肯耶纤维和心室肌的动作电位时程。减小动作电位4期去极斜率，提高兴奋阈值，降低自律性。对正常心肌组织的电生理特性影响小。

主要治疗室性心律失常，如心脏手术、心导管术、急性心肌梗死或强心苷中毒所致的室性心动过速或心室纤颤。

【不良反应】

肝功能不良患者静脉注射过快，可出现头晕、嗜睡或激动不安、感觉异常等。剂量过大引起心率减慢、房室传导阻滞和低血压，Ⅱ、Ⅲ度房室传导阻滞患者禁用。眼球震颤是利多卡因中毒的早期信号。心衰、肝功能不全者长期滴注后可致药物蓄积，儿童或老年人应减量。

苯 妥 英 钠

苯妥英钠除有抗癫痫作用，还有抗心律失常作用。对心脏的作用与利多卡因相似。用于治疗室性心律失常，是治疗强心苷中毒所致室性心律失常的首选药。

静脉注射速度过快、剂量过大或时间过长可引起血压下降、心动过缓，甚至窦性停搏。有致畸作用，孕妇禁用。

3. Ⅰc类药物

普 罗 帕 酮

本品为新型广谱抗心律失常药，口服吸收好但首关消除明显。能降低普肯耶纤维及心室肌的自律性,减慢传导速度,延长动作电位时程和有效不应期,还有β受体阻断作用。用于治疗室性或室上性心律失常。对冠心病和高血压引起的心律失常也有很好的疗效。

主要不良反应有口干、舌唇麻木。早期还出现头晕、恶心、便秘等症状。严重时出现心律失常。因阻断β受体,引起窦性心动过缓和哮喘。窦房结功能障碍、严重房室传导阻滞禁用;心肌严重损害、妊娠及哺乳期妇女慎用。

(二)Ⅱ类药——β受体阻断药

普 萘 洛 尔

【药理作用和临床应用】

普萘洛尔降低窦房结、心房和普肯耶纤维自律性,减少儿茶酚胺所致的迟后除极发生,减慢房室结传导,延长房室交界细胞的有效不应期。在运动及情绪激动时作用明显。

主要治疗室上性心律失常,尤其治疗交感神经兴奋性过高、甲状腺功能亢进及嗜铬细胞瘤等引起的窦性心动过速效果良好。合用强心苷或地尔硫䓬,控制心房扑动、心房颤动及阵发性室上性心动过速时的心室率过快效果较好。可减少心肌梗死患者心律失常发生,缩小其心肌梗死范围并降低病死率。还可治疗运动或情绪变动所致室性心律失常,减少肥厚型心肌病所致的心律失常。

【不良反应】

该药可引起窦性心动过缓、房室传导阻滞、低血压、精神抑郁、记忆力减退等,并可诱发心力衰竭和哮喘。长期应用可使脂质代谢和糖代谢异常,故血脂异常及糖尿病患者慎用。突然停药可致反跳现象。

(三)Ⅲ类药——延长动作电位时程药

胺 碘 酮

【药理作用和临床应用】

胺碘酮为长效广谱的抗心律失常药,能明显抑制复极过程,即延长房室结、心房和心室肌细胞的动作电位时程和有效不应期。阻滞钠、钙及钾通道,还有一定的α和β阻断作用。可用于各种室上性和室性心律失常。

【不良反应】

窦性心动过缓、房室传导阻滞及Q-T间期延长常见,尖端扭转型室性心动过速偶见。静脉给药低血压常见,窦房结和房室结病变患者使用会出现明显心动过缓和传导阻滞。房室传导阻滞及Q-T间期延长者禁用。

长期应用可见角膜褐色微粒沉着,不影响视力,停药后可逐渐消失。胺碘酮抑制外周 T_4 向 T_3 转化,少数患者发生甲状腺功能亢进或减退及肝坏死。个别患者出现间质性肺炎或肺纤维化。长期应用必须定期监测肺功能和血清 T_3、T_4。

(四)Ⅳ类药——钙通道阻滞药

维 拉 帕 米

【药理作用和临床应用】

维拉帕米可降低窦房结自律性,降低缺血时心房、心室和普肯耶纤维的异常自律性,减少或消除后除极所致触发活动;减慢房室结传导,可终止房室结折返,减慢心房扑动、心房颤动时加快的心室率;延长窦房结、房室结的有效不应期。

治疗室上性和房室结折返性心律失常效果好,是阵发性室上性心动过速的首选药。

【不良反应】

口服较安全,可出现便秘、腹胀、腹泻、头痛、瘙痒等不良反应。静脉给药可引起血压下降、暂时窦性停搏。Ⅱ度房室传导阻滞、Ⅲ度房室传导阻滞、心功能不全、心源性休克患者禁用此药,老年人、肾功能低下者慎用。

常用制剂和用法

硫酸奎尼丁片剂:每片 0.2g。用于心房扑动或心房颤动时,先试服硫酸奎尼丁 0.1g,如无不良反应,次日每 2~4 小时一次,每次 0.2g,连续 5 次。如第一日未转为窦律,又无毒性反应,第二日用每次 0.3g,每 2 小时一次,共 5 次,仍未转为窦律可再服一日,然后改为每次 0.4g,每日量不超过 2g;转为窦律后,用维持量,每次 0.2g,每 6 小时一次,2~3 次 / 日。用于频发室性期前收缩,每次 0.2g,3~4 次 / 日。极量:口服每次 0.6g,3 次 / 日。用本药复律时患者必须住院,每次服药前要检查血压、心率和心电图,如收缩压 90mmHg、心率减慢(60 次 / 分钟)、QRS 延长 25%~50% 或发生其他不良反应时,均应停药观察。

盐酸普鲁卡因胺片剂:每片 0.125g,0.25g。口服每次 0.25~0.5g,每 4~6 小时一次。缓释剂每 12 小时一次。注射剂:0.1g/ml,0.2g/2ml,0.5g/5ml。紧急复律时,每 5 分钟静脉注入 100mg 或 20 分钟内注入 200mg,直至有效或剂量达 1~2g。有效后用静脉滴注维持,速度为 1~4mg/min。

盐酸利多卡因注射剂:0.1g/5ml,0.4g/20ml。转复室性心律失常时,可一次静脉注射 50~100mg,如 10 分钟内无效,可再静脉注射 1 次,但累积量不宜超过 300mg,有效后,以 1~4mg/min 的速度静脉滴注,以补充消除量,但每小时药量不宜超过 100mg。

苯妥英钠片剂:每片 50mg,100mg。口服,第 1 日 0.5~1g,第 2、3 日 500mg/d,分 3~4 次服,之后 300~400mg/d 维持。静脉注射 0.125~0.25mg,用注射用水溶解后缓慢注射,不超过 0.5g/d。注射剂呈强碱性,对组织刺激性大,不宜静脉滴注或肌内注射。

普罗帕酮片剂:每片 100mg,150mg。口服 150mg,3 次 / 日,3~4 天后剂量可增至每次 300mg,2 次 / 日。注射剂:35mg/10ml,静脉注射每次 70mg,稀释后在 3~5 分钟内注完;如无效,20 分钟后可再注射 1 次,1 日总量不超过 350mg。

盐酸普萘洛尔片剂:每片 10mg。口服每次从 10~20mg 开始,3~4 次 / 日,根据疗效增加至最佳剂量。注射剂:5mg/5ml,静脉注射每次 1~3mg,一般 2~3 分钟内给 1mg,注射时应密切注意心率、血压及心功能情况。

胺碘酮片剂:每片 100mg,200mg。口服,一般 200mg,3 次 / 日,有效后用维持量 100~400mg/d。注射剂:150mg/3ml,对快速心律失常并需要立即复律者,可静脉注射,也可 600~1000mg 溶于葡萄糖溶液中静脉滴注。

维拉帕米片剂:每片 40mg。口服每次 40~80mg,3 次 / 日,根据需要可增至 240~320mg/d。缓释剂:240mg,1~2 次 / 日;静脉注射每次 5~10mg,缓慢注射。

第四节 抗心绞痛药

学习目标

1. 掌握：硝酸甘油的药理作用、临床应用及不良反应；普萘洛尔的药理作用及临床应用。
2. 熟悉：钙通道阻滞药的药理作用及临床应用。

心绞痛是因冠状动脉供血不足，导致心肌急剧、短暂的缺血与缺氧而引起的临床综合征，是慢性缺血性心脏病的主要症状之一。临床根据发作特征分为三种类型：①劳累性心绞痛：由于劳累、情绪波动时发作，与心肌耗氧量增加有关。②自发性心绞痛：常发生于安静状态（休息或熟睡时发生），发作时症状重、持续时间长，与冠脉血流储备量减少有关，预后差。③混合性心绞痛：心肌需氧量增加或无明显增加时都可能发生，为冠脉狭窄使冠脉血流储备量减少，而储备量的减少又不固定、经常波动所致。

抗心绞痛药通过多种途径降低心肌耗氧量，增加心肌供血供氧，调整心肌氧的供需平衡而发挥治疗作用。常用的抗心绞痛药有：硝酸酯类、β受体阻断药和钙通道阻断药。

案例

患者，女，60岁。发作性心前区疼痛3年。患者两年前经常劳累后出现心前区压榨性疼痛，并向左肩放射，持续5分钟左右，经休息或舌下含服速效救心丸缓解。患者既往有高血压史10年。查体：血压150/95mmHg。心电图示心肌缺血性改变。临床诊断：冠心病（心绞痛）。

请问：1. 常用抗心绞痛药有哪些？应选何种治疗？
　　　2. 用药注意事项有哪些？

一、硝酸酯类

本类药物有硝酸甘油、硝酸异山梨酯、单硝酸异山梨酯等，其中硝酸甘油最常用。

硝 酸 甘 油

【药理作用】

本药的基本作用是松弛平滑肌，以松弛血管平滑肌的作用最为明显。

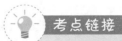

考点链接

硝酸甘油的药理作用和临床应用

1. 降低心肌耗氧量　通过舒张全身静脉血管，减少回心血量，降低心肌前负荷。也能舒张小动脉，降低后负荷，从而降低室壁张力及耗氧量。

2. 增加缺血区心肌供血　硝酸甘油选择性扩张较大的心外膜血管、输送血管及侧支血管，尤其在冠状动脉痉挛时更为明显，而对阻力血管的舒张作用较弱。当冠状动脉因粥样硬化或痉挛而发生狭窄时，缺血区的阻力血管已因缺氧和代谢产物的堆积而处于舒张状态。

这样,非缺血区阻力就比缺血区大,用药后血液将顺压力差从输送血管经侧支血管流向缺血区,从而增加缺血区的血液供应。

3. 降低左室充盈压,增加心内膜供血,改善左室顺应性　冠状动脉从心外膜呈直角分支,贯穿心室壁成网状分布于心内膜下。因此,内膜下血流易受心室壁肌张力及室内压力的影响。当心绞痛发作时,因心肌组织缺血缺氧、左室舒张末压增高,降低了心外膜血流与心内膜血流的压力差,使心内膜下区域缺血更为严重。硝酸甘油扩张静脉血管,减少回心血量,降低心室内压;扩张动脉血管,降低心室壁张力,从而增加了心外膜向心内膜的有效灌注压,有利于血液从心外膜流向心内膜缺血区。

【临床应用】

1. 防治各型心绞痛　舌下含服能迅速缓解各型心绞痛发作,常作为首选药。与β受体阻断药合用可提高疗效。

2. 急性心肌梗死　及早小剂量较短时间静脉注射,既能减少心肌耗氧量,又有抗血小板聚集和黏附作用,用于急性心肌梗死急救治疗。

3. 慢性充血性心力衰竭　通过扩张动静脉,减轻前、后负荷,缓解心衰症状。

【不良反应】

1. 血管舒张反应　可出现头胀、面颈皮肤潮红、搏动性头痛、心率加快等,还可引起血压下降,用药时宜取卧位或坐位,防止出现直立性低血压及晕厥;眼内血管扩张则可升高眼压,青光眼患者禁用;还可使颅内压升高,颅内高压或颅外伤者禁用。

2. 高铁血红蛋白症　剂量过大会导致高铁血红蛋白症,表现为呕吐、发绀等。

3. 耐受性　用药剂量大或反复应用过频易产生耐受性,不同类的硝酸酯之间存在交叉耐受性,停药 1~2 周后耐受性可消失。

硝酸异山梨酯

硝酸异山梨酯又叫消心痛,其作用及机制与硝酸甘油相似,但作用较弱,起效较慢,作用维持时间较长。本品剂量范围个体差异较大,剂量大时易致头痛及低血压等副作用,缓释剂可减少不良反应。主要口服用于心绞痛的预防和心肌梗死后心衰的长期治疗。

二、β受体阻断药

本类药物现已作为一线防治心绞痛药,其中普萘洛尔、美托洛尔和阿替洛尔在临床最为常用。

【药理作用】

1. 降低心肌耗氧量　β受体阻断药通过拮抗β₁受体使心肌收缩力减弱、心肌纤维缩短速度减慢、心率减慢及血压降低,因而可明显减少心肌耗氧量。

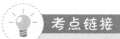

考点链接

β受体阻断药的药理作用和临床应用

2. 改善心肌缺血区供血　冠脉血管β受体阻断后致血管收缩,尤其在非缺血区明显。因此,非缺血区与缺血区血管张力差增加促使血液流向已代偿性扩张的缺血区,从而增加缺血区血流量。其次,由于心率减慢,心舒张期相对延长,有利于血液从心外膜血管流向易缺血的心内膜区。此外,也可增加缺血区侧支循环和增加缺血区血液灌注量。

3. 其他　本类药物因阻断β受体,可抑制脂肪分解酶活性,减少心肌游离脂肪酸的含量;改善心肌缺血区对葡萄糖的摄取和利用而改善糖代谢和减少耗氧;促进氧合血红蛋白结合氧的解离而增加组织供氧。

【临床应用】

用于稳定型心绞痛,对伴有心律失常及高血压者尤为适用。常与硝酸酯类联合用药取长补短,增强疗效。对心肌梗死也有效,能缩小梗死范围。普萘洛尔不宜用于与冠状动脉痉挛有关的变异型心绞痛,因冠脉上的 β 受体被阻断后,α 受体占优势,易致冠脉收缩。

三、钙通道阻断药

临床上常用于抗心绞痛药的钙通道阻滞药有硝苯地平、维拉帕米、地尔硫草等。

【药理作用】

1. 降低心肌耗氧量　通过阻滞钙通道,阻止 Ca^{2+} 内流而扩张外周血管阻力,降低后负荷从而降低心肌耗氧量。

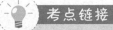

考点链接

钙通道阻断药的药理作用和临床应用

2. 舒张冠状动脉,增加心肌供氧　通过舒张冠状动脉中较大的输送血管及小阻力血管,增加缺血区的血液灌注;还可促进侧支循环,改善缺血区的供血和供氧。

3. 保护缺血心肌细胞　通过阻滞 Ca^{2+} 内流,减轻细胞内和线粒体内因 Ca^{2+} 超负荷造成的损害,从而保护缺血心肌细胞。

4. 抑制血小板聚集　通过阻滞 Ca^{2+} 内流,降低血小板内 Ca^{2+} 浓度,抑制血小板聚集。

【临床应用】

适用于各型心绞痛,对冠状动脉痉挛所致的变异型心绞痛最为有效。因阻滞 Ca^{2+} 内流,还有松弛支气管平滑肌作用,故适用于心肌缺血伴支气管哮喘者。

对伴有高血压者,宜选用硝苯地平,对曾有心房纤颤、心房扑动和室上性心动过速史的心绞痛宜选用维拉帕米、地尔硫草;对急性心肌梗死能促进侧支循环,缩小梗死面积。

常用制剂和用法

硝酸甘油片剂:每片 0.3mg,0.5mg,0.6mg。每次 0.3~0.6mg,舌下含化。贴剂:在 24 小时内可分别吸收 5mg 及 10mg 硝酸甘油,宜夜间贴用,1 次 / 日,贴皮时间不超过 8 小时。

硝酸异山梨酯片剂:每片 2.5mg,5mg,10mg。每次 5~10mg,舌下含化。

单硝酸异山梨酯片剂:每片 2mg。每次 20mg,2~3 次 / 日,口服。

盐酸普萘洛尔片剂:每片 10mg。抗心绞痛:每次 10mg,3 次 / 天,可根据病情增减剂量。

硝苯地平片剂:每片 10mg。每次 10~20mg,3 次 / 日,口服。缓释片,每次 20mg,1~2 次 / 日。

第五节　调 血 脂 药

学习目标

1. 熟悉:洛伐他汀、贝特类调血脂作用、临床应用及不良反应。

2. 了解:调血脂药对血脂的影响。

血脂是血浆或血清中所含的脂类,包括胆固醇(Ch)、三酰甘油(TG)、磷脂(PL)和游离脂肪酸(FFA)等。胆固醇又分为胆固醇酯(CE)和游离胆固醇(FC),两者相加为总胆固醇(TC)。血脂与载脂蛋白结合形成脂蛋白后才能溶于血浆,并进行转运和代谢。应用超速离心或电泳的方法,可将脂蛋白分为乳糜微粒(CM)、极低密度脂蛋白(VLDL)、低密度脂蛋白(LDL)和高密度脂蛋白(HDL)。此外还有中间密度脂蛋白(IDL),是 VLDL 在血浆的代谢物。

各种脂蛋白在血浆中有基本恒定的浓度以维持相互间的平衡,如果比例失调则为脂代谢失常或紊乱,是引起动脉粥样硬化的重要因素。某些血脂或脂蛋白高出正常范围则称高脂血症或高脂蛋白血症。一般认为,高脂血症可促进动脉粥样硬化病变的形成和发展。但是由于并非所有的脂蛋白升高都能促进动脉粥样硬化形成,因此将降血脂药称为"调血脂药"较确切。对血浆脂质的代谢紊乱,首先要采用饮食控制、调节生活方式以及避免和纠正其他的心血管危险因子。对血脂异常者通过饮食和其他生活方式调节的非药物干预后血脂水平仍不平常,应根据血脂异常的类型、动脉粥样硬化病变的症状或存在的其他心血管疾病危险因素,应尽早采用调血脂药,通过调整血脂或脂蛋白紊乱治疗高脂蛋白血症。

一、他汀类

他汀类又称羟甲基戊二酸甲酰辅酶 A(HMG-CoA)还原酶抑制剂,简称 HMG-CoA 还原酶抑制剂。HMG-CoA 还原酶是肝细胞合成胆固醇过程中的限速酶,催化 HMG-CoA 生成甲羟戊酸(MVA),MVA 生成是内源性胆固醇合成的关键步骤,抑制 HMG-CoA 还原酶则减少内源性胆固醇合成。

洛 伐 他 汀

【药理作用和临床应用】

本药能竞争性抑制 HMG-CoA 还原酶活性,阻碍肝内胆固醇合成,血浆 TC 浓度下降,从而导致肝细胞表面 LDL 受体代偿性增加或活性增强,使血浆 LDL 降低,另外还可使 VLDL 合成增加、释放减少,VLDL 和 TG 浓度下降,HDL 浓度升高。

临床主要用于各种高胆固醇血症。

【不良反应】

有轻度的胃肠反应及头痛、头晕、皮疹,少数患者可有血清转氨酶、碱性磷酸酶、肌酸磷酸升高和肌肉触痛等。对本药过敏、活动性肝病、孕妇、哺乳期妇女禁用。

辛 伐 他 汀

辛伐他汀药理作用和临床应用与洛伐他汀相似,但对 HMG-CoA 还原酶抑制作用更强。临床用于高胆固醇血症和以胆固醇升高为主的混合型高脂血症。也可用于防治冠心病和脑卒中。不良反应同洛伐他汀。

二、贝特类

20 世纪 60 年代上市的贝特类(苯氧芳酸类)药物氯贝丁酯有降低 TG 及 VLDL 的作用,曾广泛应用。后经大规模和长期临床试验,发现严重不良反应,特别是肝胆系统并发症,且不降低冠心病的死亡率,现已少用。目前应用的新型贝特类吉非贝齐、苯扎贝特和非诺贝特等,调血脂作用增强而不良反应减少。

吉 非 贝 齐

【药理作用和临床应用】

口服吸收迅速而安全,明显降低血浆 TG、VLDL 浓度,同时升高血浆 HDL 浓度。另外,还有抗血小板聚集、抗凝血、降低血浆黏度和增强纤溶酶活性等作用。

主要用于治疗以 TG、VLDL 升高为主的高脂血症。长期应用可明显降低冠心病的病死率。

【不良反应】

胃肠道反应多见,偶见肝功能异常、严重肝肾疾病患者禁用。

非 诺 贝 特

口服吸收快、发挥作用块、毒性低,具有明显降低血浆 TG、TC 作用。除调血脂外,还能明显降低纤维蛋白原和血尿酸水平,降低血浆黏稠度改善组织血流的作用。适用于高 TG 血症和高 TC 血症,不良反应和用药注意与吉非贝齐相似。

三、烟酸类

烟 酸

【药理作用和临床应用】

烟酸属 B 族维生素之一。大剂量有调节血脂作用,能使 TG、VLDL 浓度降低。服药后 1~4 小时生效,降低 LDL 作用慢,服药 1 周左右生效。烟酸还升高 HDL、阻滞动脉粥样硬化病变的发展。此外,大剂量烟酸具有扩张血管和抑制血小板聚集的作用。

临床主要用于高脂血症,与他汀类或贝特类联用,可提高疗效。

【不良反应】

本品扩张血管,可致皮肤潮红及瘙痒,与阿司匹林合用可缓解。烟酸可刺激胃黏膜,诱发或加重消化性溃疡,偶有肝功能异常、血尿酸增多、糖耐量降低,停药后可以恢复。溃疡病、痛风、糖尿病及肝功能异常者禁用。

常用制剂和用法

洛伐他汀片剂,口服,开始根据病情用 10mg/d 或 20mg/d,晚餐时一次顿服,4 周后根据血脂变化调整剂量,最大量为 40mg/d。

辛伐他汀片剂,口服每次 10mg,1 次/日。

吉非贝齐片剂,每次 600mg,2 次/日。

非诺贝特片剂,每次 100mg,3 次/日。

烟酸片剂,由小剂量开始(每次 0.1g,3 次/日),逐渐增至 1~2g/d,3 次/日,饭后服用。

本章小结

1. 目前,国内外应用广泛或称为一线抗高血压药的是利尿药、钙通道阻滞药、β 受体阻断药和 ACE 抑制药四大类药物。

2. 治疗慢性心功能不全药主要有正性肌力作用药、利尿药和血管扩张药等。强心苷类是临床上常用的正性肌力药,但其安全范围小,治疗量与中毒量接近,且个体差异大,易发生中毒,用药时应严密观察。

3. 临床常用抗心律失常药有四大类:钠通道阻滞药、β受体阻断药、延长动作电位时程药和钙通道阻滞药。应根据心律失常的类型和患者具体情况选择合适的药物。抗心律失常药应用不当可导致心律失常甚至停搏,故用药期间应经常监测患者心率、血压和心电图的变化。

4. 心绞痛是因冠状动脉供血不足,导致心肌急剧、短暂的缺血与缺氧而引起的临床综合征,是慢性缺血性心脏病的主要症状之一。抗心绞痛药通过多种途径降低心肌耗氧量,增加心肌供血供氧,调整心肌氧的供需平衡而发挥治疗作用。常用的抗心绞痛药有:硝酸酯类、β受体阻断药和钙通道阻断药。

（杨　艳）

 目标测试

选择题

1. 可引起"首剂现象"的降压药是
   A. 哌唑嗪　　　　　　　　B. 普萘洛尔　　　　　　　　C. 硝苯地平
   D. 卡托普利　　　　　　　E. 尼群地平

2. 可用于高血压危象的药物是
   A. 硝普钠　　　　　　　　B. 可乐定　　　　　　　　　C. 氢氯噻嗪
   D. 氯沙坦　　　　　　　　E. 普萘洛尔

3. 高血压伴心输出量偏高或血浆肾素水平偏高者宜选用
   A. 氢氯噻嗪　　　　　　　B. 依那普利　　　　　　　　C. 普萘洛尔
   D. 氯沙坦　　　　　　　　E. 硝普钠

4. 卡托普利的不良反应不包括
   A. 低血钾　　　　　　　　B. 血管神经性水肿　　　　　C. 低血压
   D. 咳嗽　　　　　　　　　E. 味觉及嗅觉改变

5. 伴有糖尿病的高血压患者应选用
   A. 氢氯噻嗪　　　　　　　B. 卡托普利　　　　　　　　C. 普萘洛尔
   D. 拉贝洛尔　　　　　　　E. 硝普钠

6. 强心苷中毒最早出现且最多见的心律失常是
   A. 房性早搏　　　　　　　B. 房扑　　　　　　　　　　C. 房颤
   D. 室性早搏　　　　　　　E. 室颤

7. 治疗强心苷中毒引起的房室传导阻滞,应选用
   A. 氯化钾　　　　　　　　B. 异丙肾上腺素　　　　　　C. 利多卡因
   D. 阿托品　　　　　　　　E. 维拉帕米

8. 对于以下疾病引起的心衰,强心苷疗效最好的是
   A. 肺源性心脏病引起的心衰　　　　　　　B. 二尖瓣狭窄引起的心衰

C. 高血压、先天性心脏病引起的心衰　　　　D. 严重贫血引起的心衰

E. 甲状腺功能亢进引起的心衰

9. 低血钾对应用强心苷治疗心功能不全的影响是

A. 提高强心苷在心脏的浓度　　　　B. 影响强心苷的消除过程

C. 增强强心苷的正性肌力作用　　　　D. 诱发强心苷中毒

E. 对抗强心苷的正性肌力作用

10. 可逆转心室重构,显著降低病死率的抗慢性心功能不全药是

A. 地高辛　　　　B. 氢氯噻嗪　　　　C. 米力农

D. 毒毛花苷 K　　　　E. 卡托普利

11. 治疗急性心肌梗死引起的室性心律失常的首选药是

A. 利多卡因　　　　B. 奎尼丁　　　　C. 普鲁卡因胺

D. 普萘洛尔　　　　E. 胺碘酮

12. 抗心律失常作用与阻滞钾通道有关的药物是

A. 利多卡因　　　　B. 美西律　　　　C. 腺苷

D. 普萘洛尔　　　　E. 胺碘酮

13. 长期应用可引起系统性红斑狼疮样综合征的是

A. 利多卡因　　　　B. 普鲁卡因胺　　　　C. 腺苷

D. 普萘洛尔　　　　E. 胺碘酮

14. 长期应用因可引起肺间质纤维化,应定期进行肺部 X 光检查的药物是

A. 奎尼丁　　　　B. 普鲁卡因胺　　　　C. 美西律

D. 普萘洛尔　　　　E. 胺碘酮

15. 合并支气管哮喘的心律失常患者不宜使用

A. 奎尼丁　　　　B. 普鲁卡因胺　　　　C. 维拉帕米

D. 普萘洛尔　　　　E. 胺碘酮

16. 硝酸甘油治疗心绞痛以下列何项为最基本的作用

A. 增加供氧　　　　B. 扩张血管　　　　C. 减少射血时间

D. 减慢心率　　　　E. 促进心外膜血向内膜转移

17. 硝酸甘油以下何项不良反应与血管扩张作用无关

A. 搏动性头痛　　　　B. 眼压升高　　　　C. 体位性低血压

D. 心率增快　　　　E. 高铁血红蛋白血症

18. 不具有扩张冠状动脉作用的药物

A. 硝酸甘油　　　　B. 硝苯地平　　　　C. 维拉帕米

D. 普萘洛尔　　　　E. 硝酸异山梨酯

19. 普萘洛尔和硝酸甘油均可引起

A. 心率减慢　　　　B. 心率加快　　　　C. 血压下降

D. 冠状动脉扩张　　　　E. 心室容积增加

20. 以下何项不是烟酸的不良反应

A. 胃肠道刺激　　　　B. 肝功能异常　　　　C. 皮肤潮红

D. 尿酸降低　　　　E. 血糖升高

第五章　血液和造血系统药物

第一节　抗　贫　血　药

　学习目标

1. 掌握：铁剂、叶酸、维生素 B_{12} 的药理作用、临床应用及不良反应。
2. 熟悉：影响铁剂吸收的因素。
3. 了解：其他抗贫血药的特点及临床应用。

贫血是指循环血液中的红细胞数和血红蛋白量低于正常值。按其发病机制可分为缺铁性贫血、巨幼红细胞性贫血及再生障碍性贫血等。

　案例

患者,女,月龄 10 个月,未添加辅食。查体:皮肤、黏膜苍白,营养不良,血常规检查结果:血红蛋白 58g/L,红细胞 $2.8×10^{12}$/L,医生诊断为缺铁性贫血,遵医嘱口服硫酸亚铁,补充铁剂。
请问：1. 铁剂主要用于治疗哪种贫血性疾病?
　　　2. 服用铁剂的注意事项有哪些?

一、铁制剂

临床常用的铁剂有硫酸亚铁、富马酸亚铁、枸橼酸铁铵、右旋糖酐铁、葡萄糖酸亚铁。口服药用铁剂及食物中的铁是以 Fe^{2+} 形式在十二指肠及空肠上段吸收。影响铁剂吸收的因素有:①促进铁剂吸收因素,如稀盐酸、维生素 C、果糖、半胱氨酸等;②妨碍铁剂吸收因素,如抗酸药、钙剂、高磷酸盐食物、茶叶及某些含鞣酸的植物、四环素类抗生素等。

【药理作用】

铁是红细胞发育成熟过程中合成血红蛋白的基本原料。缺乏时,血红蛋白合成减少,红细胞体积小于正常,故缺铁性贫血又称小细胞低色素性贫血。

【临床应用】

主要用于各种原因引起的缺铁性贫血。

①长期慢性失血,如月经过多、消化性溃疡、痔疮出血、子宫肌瘤、钩虫病等;②机体需要量增加而补充

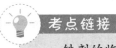　考点链接

铁剂的临床应用

83

不足,如儿童生长期、妊娠期、哺乳期等;③胃肠吸收减少,如萎缩性胃炎、慢性腹泻等;④红细胞大量破坏,如疟疾、溶血等。

【不良反应】

1. 胃肠道反应 口服引起恶心、呕吐、上腹部不适、腹泻等。饭后服可减轻。

2. 便秘和黑便 铁与肠蠕动刺激物硫化氢结合后,减弱了肠蠕动可引起便秘、黑便。

3. 局部肿痛 注射铁剂时可发生局部结节、硬块应及时理疗、热敷。

4. 急性中毒 小儿误服 1g 以上可导致急性中毒,表现为恶心、呕吐、腹痛、腹泻,甚至休克、昏迷甚至死亡。急救措施为用 1%~2% 的碳酸氢钠溶液洗胃,并以特殊解毒药去铁胺注入胃内以结合残存的铁,同时进行抗休克治疗。

二、叶酸

广泛存在于动、植物中,以肝、酵母和绿叶蔬菜中含量较多。动物细胞不能自身合成叶酸,故只能从食物中摄取。

【药理作用】

叶酸吸收后在体内还原成具有活性的四氢叶酸,作为一碳基团的传递体,参与核苷酸的合成。叶酸缺乏时,引起巨幼红细胞性贫血。

【临床应用】

1. 主要用于治疗营养性、婴儿期或妊娠期巨幼红细胞性贫血。

2. 由于长期应用叶酸对抗药,如苯妥英钠、乙胺嘧啶、甲氨蝶呤、甲氧苄啶等引起的巨幼红细胞性贫血,必须用甲酰四氢叶酸钙治疗。

3. 治疗恶性贫血应与维生素 B_{12} 合用。

三、维生素 B_{12}

维生素 B_{12} 是一组含钴维生素的总称。广泛存在于动物蛋黄、内脏、牛奶中。采用注射给药。

【药理作用】

能促进叶酸的循环再利用和维持有髓鞘神经纤维功能。维生素 B_{12} 须与胃黏膜壁细胞分泌的"内因子"结合形成复合物,才可免受消化液破坏,在回肠吸收。胃黏膜萎缩时,"内因子"分泌减少,可影响维生素 B_{12} 吸收,还会出现神经系统损害症状,称为恶性贫血。

【临床应用】

主要用于治疗恶性贫血及巨幼红细胞性贫血。还可用于神经系统疾病(如神经炎、神经萎缩)、肝脏疾病的辅助治疗。

【不良反应】少数病人可有过敏反应,不宜滥用。

常用制剂和用法

硫酸亚铁片剂:0.3g。1 次 0.3g,一日 3 次,饭后服。

右旋糖酐铁深部肌内注射,一次 25~50mg,一日 1 次。

叶酸片剂:5mg。1 次 5~10mg,一日 3 次。

甲酰四氢叶酸钙注射剂:3mg/1ml。1 次 3~6mg,一日 1 次,肌注。

维生素 B_{12} 片剂:25mg、50mg。1 次 25mg,一日 3 次。注射剂:50μg/1ml、100μg/1ml、

500μg/1ml。1 次 50~100μg,一日 1 次,肌内注射。

第二节 促 凝 血 药

学习目标

1. 掌握:维生素 K、氨甲苯酸的药理作用、临床应用及不良反应。
2. 熟悉:酚磺乙胺、垂体后叶素的药理作用及临床应用。
3. 了解:其他止血药的作用特点及临床应用。

促凝血药是指能使出血停止的药物。按其作用机制可分为促进凝血因子生成药、促血小板生成药、抗纤维蛋白溶解药、血管收缩药四类。

案例

患者,女,26 岁。支气管扩张 5 年,今晨突然鲜血从口鼻涌出,随即烦躁不安,极度呼吸困难,唇指发绀。

请问: 1. 为了给病人止血,可以选用垂体后叶素吗?
2. 垂体后叶素的药理作用是什么?
3. 垂体后叶素的禁忌证有哪些?

一、促进凝血因子生成药

维 生 素 K

维生素 K 包括 K_1、K_2、K_3 和 K_4。维生素 K_1 和 K_2 为脂溶性,需胆汁协助吸收。维生素 K_3、K_4,为水溶性,不需胆汁协助吸收。

【药理作用】

维生素 K 作为羧化酶的辅酶在肝内参与凝血因子 Ⅱ、Ⅶ、Ⅸ、Ⅹ 的合成。当维生素 K 缺乏时,上述凝血因子的合成受阻,导致凝血障碍,凝血酶原时间延长而致出血。

【临床应用】

主要用于维生素 K 缺乏引起的出血,如梗阻性黄疸、胆瘘、慢性腹泻、早产儿、新生儿出血及长期应用广谱抗生素、香豆素类、水杨酸类等药物或杀鼠药"敌鼠钠"中毒导致的出血。

考点链接
维生素 K 的临床应用

【不良反应】

1. 胃肠道反应口服维生素 K_3、K_4 可引起恶心、呕吐等,饭后服可减轻。
2. 维生素 K_1 静注速度过快时,可出现颜面潮红、出汗、血压突降或休克。故一般以肌内注射为宜。
3. 较大剂量维生素 K_3 可致新生儿、早产儿溶血性贫血,高胆红素血症及黄疸,对红细胞缺乏葡萄糖 -6- 磷酸脱氢酶的病人也可诱发急性溶血性贫血。

应用维生素 K 期间应定期测定凝血酶原时间,如过量出现血栓栓塞时,可口服香豆素类药物对抗,严重肝病及孕妇禁用。

二、促血小板生成药

酚 磺 乙 胺

又名止血敏。

能增加血小板数量及功能,还可增强毛细血管抵抗力并降低其通透性。用于手术前后预防出血及血小板减少性紫癜。

三、抗纤维蛋白溶解药

氨甲苯酸(PAMBA)

【药理作用】

能竞争性抑制纤溶酶原激活因子,使纤溶酶原不能转变为纤溶酶,从而抑制纤维蛋白的溶解,产生止血作用。

【临床应用】

主要用于纤溶酶亢进所致的出血,如肺、肝、胰、子宫、前列腺、甲状腺等手术所致的出血,以及产后出血。

【不良反应】

过量可引起血栓形成,诱发心肌梗死。有血栓形成倾向、血栓栓塞性疾病及上尿路出血者禁用。氨甲苯酸口服、静注或静滴,每次 0.1~0.3g,以生理盐水或 5%~10% 葡萄糖溶液稀释后注射,每日不超过 0.6g。

氨 甲 环 酸

氨甲环酸(AMCHA)药理作用和临床应用与氨甲苯酸相同,但作用较强。

四、血管收缩药

垂 体 后 叶 素

垂体后叶素含有加压素和缩宫素。

【药理作用和临床应用】

能使血管收缩及子宫收缩。临床主要用于肺咯血、肝门静脉高压引起的上消化道出血,产后大出血。也可治疗尿崩症。

【不良反应】

静注过快可致面色苍白、心悸、胸闷、腹痛、过敏反应等。高血压、冠心病、心功能不全和肺源性心脏病人禁用。

常用制剂和用法

维生素 K_1 注射剂:10mg/1ml。1 次 10mg,一日 1~2 次,肌注或静注。

维生素 K_3 注射剂:4mg/1ml。1 次 4mg,一日 2~3 次,肌注。

维生素 K_4 片剂:2mg、4mg。1 次 2~4mg,一日 3 次。

氨甲苯酸注射剂:0.05g/5ml、0.1g/10ml。1 次 0.1~0.3g,静注或静滴,一日用量不超过 0.6g。

第三节 抗 凝 血 药

学习目标

1. 掌握:肝素、华法林、枸橼酸钠的药理作用、临床应用及不良反应。
2. 熟悉:尿激酶、链激酶的药理作用特点及临床应用。
3. 了解:其他抗凝血药物的药理作用及临床应用。

抗凝血药是一类阻止血液凝固防治血栓栓塞性疾病的一类药物。常用的抗凝血药有:肝素、华法林、枸橼酸钠等。

案例

患者,女,45 岁。因大面积烧伤 2 周,伴发感染性休克,护士在观察病情时发现其皮肤上有瘀点、瘀斑。该病人意识不清、脉搏细速、呼吸浅促、血压 72/50mmHg、无尿。立即抽血进行实验室检查,结果血小板 $42×10^9/L$,纤维蛋白原 1.0g/L,凝血酶原时间延长,3P 试验阳性,为了控制病情,立即遵医嘱给予肝素治疗。

请问: 1. 肝素可以治疗哪些疾病?

2. 在执行医嘱应用肝素时应注意什么?

3. 其他抗凝血药在临床上有何应用?应用时应注意哪些问题?

肝 素

【药理作用】

肝素在体内和体外均有迅速而强大的抗凝血作用,是通过增强抗凝血酶Ⅲ(AT-Ⅲ)的抗凝血作用实现的。AT-Ⅲ是血浆中的一种生理性抗凝物质,肝素可加速凝血酶、IX_a、X_a、XI_a、XII_a 因子灭活,口服无效,肌内注射可致局部血肿,一般采用静脉给药。除此之外,肝素还有抑制血小板的功能。

【临床应用】

1. 主要用于血栓栓塞性疾病如深部静脉血栓、心肌梗死、肺栓塞、脑栓塞。可防止血栓的形成与扩大,对已经形成的血栓无溶解作用。

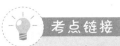

考点链接

肝素药理作用和临床应用

2. 弥散性血管内凝血(DIC)早期应用肝素可防止纤维蛋白原和其他凝血因子的耗竭,预防继发性出血。

3. 心血管手术、心导管检查、体外循环、血液透析等抗凝。

【不良反应】

1. 自发性出血过量所致,表现为黏膜出血、关节积血和伤口出血等。可静注鱼精蛋白对抗。1mg 鱼精蛋白可中和 100U 肝素。

2. 过敏反应偶见哮喘、荨麻疹、发热等,故肝素过敏者禁用。

3. 其他长期应用可引起骨质疏松、脱发和自发性骨折等。

4. 有出血倾向、溃疡病、严重高血压、肝、肾功能不全、术后及产后等禁用。

华 法 林

为香豆素类口服抗凝血药。

【药理作用和临床应用】

华法林能竞争性拮抗维生素 K 的作用,阻碍凝血因子 Ⅱ、Ⅶ、Ⅸ、Ⅹ 的合成产生抗凝作用,作用缓慢、持久。但对已形成的凝血因子无影响,故体外抗凝无效。

临床上主要用于防治血栓栓塞性疾病。

【不良反应】过量易致自发性出血,应立即停药,并缓慢静脉注射大量维生素 K 或输入新鲜血浆。

枸 橼 酸 钠

又名柠檬酸钠

【药理作用】

枸橼酸钠的枸橼酸离子可与血夜中的 Ca^{2+} 结合,形成难解离的可溶性络合物,导致血中 Ca^{2+} 浓度降低,血凝过程受阻,产生抗凝作用,仅用作体外抗凝。

【临床应用】

用于体外血液保存。输血时,每 100ml 全血中加入 2.5% 枸橼酸钠溶液 10ml。

【不良反应】

大量输血(超过 1000ml)或输血速度过快,可引起血钙降低,导致手足抽搐、心功能不全、血压骤降,此时应立即静注钙剂解救。

常用制剂和用法

肝素钠注射剂:1000U/2ml、5000U/2ml、12 500U/2ml。1 次 5000~10 000U 以 5% 葡萄糖注射液或 0.9% 氯化钠注射液 100~200ml 稀释后静滴,每 3~4 小时 1 次,一日总量为 25 000U。过敏体质病人先试用 1000U,如无反应可用至足量。

华法林钠片剂:2.5mg、5mg。第 1 日 5~20mg,次日起用维持量,一日 2.5~7.5mg。

第四节 溶 栓 药

 学习目标

1. 熟悉:链激酶、尿激酶的药理作用特点及临床应用。
2. 了解:其他溶栓药的作用特点及临床应用。

溶栓药是一类在体内能促进纤维蛋白溶解的药物。包括:链激酶、尿激酶、去纤酶、蝮蛇抗栓酶、重组组织型纤溶酶原激活剂等。

 案例

患者,男,65岁。无明显诱因突然出现心前区疼痛伴大汗3小时,急诊就医,心电图示:V_1~V_5导联出现ST段弓背向上抬高,医生诊断为急性心肌梗死,医嘱给尿激酶治疗。

请问: 1. 你了解尿激酶吗?

2. 尿激酶的药理作用是什么?

3. 尿激酶的用药注意事项有哪些?

链激酶(SK)

【药理作用和临床应用】

能促进纤溶酶原转变为纤溶酶,使纤维蛋白降解,产生溶解血栓的作用。用于治疗急性血栓栓塞性疾病,如深部静脉栓塞、急性肺栓塞、脑栓塞和急性心肌梗死等。

【不良反应】

局部出现血肿,严重出血可注射氨甲苯酸对抗。偶见过敏反应,如皮疹、药热、甚至过敏性休克。

有出血性疾病、消化道溃疡、新近创伤、严重高血压禁用。

尿激酶(UK)

是目前应用最广泛的溶栓药。

【药理作用和临床应用】

能直接激活纤溶酶原变为纤溶酶,发挥溶栓作用。主要用于心肌梗死和其他血栓栓塞性疾病,用于对链激酶过敏的病人。

【不良反应】

主要为出血,比链激酶轻。也没有抗原性,不引起过敏反应。

重组组织型纤溶酶原激活剂

能选择性地激活与纤维蛋白结合的纤溶酶原产生溶栓作用。主要用于治疗急性心肌梗死和肺栓塞。

常用制剂和用法

链激酶注射剂:10万U、20万U、30万U。

尿激酶注射剂:1万U、5万U、10万U、20万U、50万U、150万U、250万U。急性心肌梗死时,一次50万~150万U溶入0.9%氯化钠注射液或5%葡萄糖注射液50~100ml中,静滴。

第五节 血容量扩充药

 学习目标

1. 掌握：右旋糖酐的药理作用、临床应用及不良反应。
2. 熟悉：不同分子量右旋糖酐的特点及临床应用。
3. 了解：其它血容量扩充药的临床应用。

血容量扩充药是一类能提高血浆胶体渗透压，迅速扩充血容量的药物。临床上主要用于低血容量性休克，目前临床最常用的是右旋糖酐。

 案例

患者，男，38 岁。大面积烧伤后出现低血容量性休克，遵医嘱给予中分子右旋糖酐治疗。

请问：1. 中分子右旋糖酐药理作用是什么？
2. 比较三种右旋糖酐的作用及临床应用有什么差异？

右旋糖酐是葡萄糖的聚合物。临床常用的有中分子右旋糖酐（平均分子量约 70 000，简称右旋糖酐 70）、低分子右旋糖酐（平均分子量 40 000，简称右旋糖酐 40）和小分子右旋糖酐（平均分子量 10 000，简称右旋糖酐 10）。

【药理作用和临床应用】

1. 扩充血容量 静脉注射后可提高血浆胶体渗透压而扩充血容量，维持血压。用于大量失血或失血浆（如烧伤）的低血容量性休克。一般用中分子右旋糖酐，因其分子量大，维持时间长，作用可达 12 小时。

2. 改善微循环及抗凝 低分子和小分子右旋糖酐可阻止红细胞和血小板聚集，降低血液黏滞性，并对凝血因子Ⅱ有抑制作用，可改善微循环和防止血栓形成。用于治疗休克，防止休克后期 DIC，防治心肌梗死和脑血栓形成。

3. 利尿作用 低分子和小分子右旋糖酐分子量较小，易通过肾小球滤过，但不易被肾小管再吸收，可发挥渗透性利尿作用。用于防治急性肾衰竭。

【不良反应】

1. 过敏反应 如发热、荨麻疹、寒战、胸闷、呼吸困难，严重者可致过敏性休克，故用药前应做皮试。

2. 凝血障碍和出血 因剂量过大或连续应用所致，故每日用量不宜超过 1500ml。肺水肿、肝、肾疾病者慎用。血小板减少、出血性疾病、心功能不全禁用。

羟乙基淀粉

又名淀粉代血浆、706 代血浆。分子量平均 3.5 万，作用、临床应用与右旋糖酐相同。

常用制剂和用法

右旋糖酐 10（小分子右旋糖酐）葡萄糖注射液 30g（500ml）；50g（500ml）均含 5% 葡萄糖。静滴。一次 500~1000ml，每分钟 5~15ml。血压上升后酌情减慢。

右旋糖酐 10（小分子右旋糖酐）氯化钠注射液 30g（500ml）；50g（500ml）均含 0.9% 氯化钠。静滴。用法同上。

右旋糖酐 40（低分子右旋糖酐）葡萄糖注射液 10g（100ml）；25g（250ml）；50g（500ml）均含 5% 葡萄糖。静滴。根据病情而定。

右旋糖酐 40（低分子右旋糖酐）氯化钠注射液 10g（100ml）；25g（250ml）；50g（500ml）均含 0.9% 氯化钠。静滴。根据病情而定。

右旋糖酐 70（中分子右旋糖酐）葡萄糖注射液 30g（500ml）含 5% 葡萄糖。静滴。一次 500ml，每分钟滴入 20~40ml。每日最大量不超过 1000~1500ml。

右旋糖酐 70 氯化钠注射液（中分子右旋糖酐氯化钠注射液）30g（500ml）含 0.9% 氯化钠。用法同上。

 本章小结

1. 抗贫血药包括铁剂、叶酸、维生素 B_{12}。铁剂主要用于各种原因引起的缺铁性贫血，叶酸主要用于治疗营养性、婴儿期或妊娠期巨幼红细胞性贫血。维生素 B_{12} 主要用于治疗恶性贫血及巨幼红细胞性贫血和神经系统疾病。

2. 维生素 K 主要用于维生素 K 缺乏引起的出血，如梗阻性黄疸、胆瘘、慢性腹泻、早产儿、新生儿出血及长期应用广谱抗生素、香豆素类、水杨酸类等药物或杀鼠药"敌鼠钠"中毒导致的出血。过量出现血栓栓塞时，可口服香豆素类药物对抗。

3. 肝素主要用于血栓栓塞性疾病，如深部静脉血栓、心肌梗死、肺栓塞、脑栓塞。过量可致自发性出血。可静注鱼精蛋白对抗。1mg 鱼精蛋白可中和 100U 肝素。

4. 华法林为香豆素类口服抗凝血药。

5. 枸橼酸钠为体外抗凝药，用于体外血液保存。

6. 右旋糖酐血容量扩充药，用于大量失血或失血浆（如烧伤）的低血容量性休克。

（孙艳平）

 目标测试

选择题

1. 肝素常用的给药途径是

    A. 皮下注射   B. 肌内注射   C. 口服

    D. 静脉注射   E. 皮内注射

2. 华法林过量引起的自发性出血可选用

    A. 垂体后叶素   B. 氯化钙   C. 维生素 K

    D. 氨甲苯酸   E. 鱼精蛋白

3. 肝素的抗凝作用特点是

    A. 起效慢   B. 在体内、体外均有抗凝作用

  C. 对已经形成的血栓有降解作用   D. 作用持久

  E. 可口服给药

4. 大剂量应用肝素时易引起哪项不良反应

  A. 血压下降   B. 心肌抑制   C. 肝脏损害

  D. 自发性出血   E. 胃肠道反应

5. 下列属于肝素禁忌证的是

  A. 血液透析   B. DIC 早期   C. 体外循环

  D. 心肌梗死   E. 有出血倾向的疾病

6. 体内、体外均有抗凝作用的药物是

  A. 叶酸   B. 肝素   C. 维生素 K

  D. 华法林   E. 枸橼酸钠

7. 服用铁剂时应

  A. 与维生素 C 同服   B. 与四环素同服   C. 与抗酸药同服

  D. 与茶水同服   E. 与牛奶同服

8. 弥散性血管内凝血（DIC）早期选用

  A. 氨甲苯酸   B. 华法林   C. 叶酸

  D. 维生素 K   E. 肝素

9. 可拮抗维生素 K 作用的药物是

  A. 链激酶   B. 华法林   C. 枸橼酸钠

  D. 尿激酶   E. 肝素

10. 治疗 DIC 时，若肝素用量过大而引起出血时，应选用何药解救

  A. 酚磺乙胺   B. 维生素 K   C. 鱼精蛋白

  D. 氨甲苯酸   E. 肾上腺素

11. 可口服用于防治血栓栓塞性疾病的药物是

  A. 尿激酶   B. 枸橼酸钠   C. 华法林

  D. 肝素   E. 组织型纤溶酶原激活剂

12. 枸橼酸钠的抗凝作用机制是

  A. 络合血浆中的 Ca^{2+}，使血凝过程受阻   B. 抑制血小板聚集

  C. 激活抗凝血酶Ⅲ   D. 拮抗维生素 K 的作用

  E. 抑制凝血因子的合成

13. 只用于体外抗凝的药物是

  A. 尿激酶   B. 肝素   C. 枸橼酸钠

  D. 链激酶   E. 华法林

14. 具有溶栓作用的药物是

  A. 枸橼酸钠   B. 华法林   C. 双香豆素

  D. 肝素   E. 链激酶

15. 治疗急性血栓栓塞性疾病最宜选用的药物是

  A. 尿激酶   B. 右旋糖酐   C. 华法林

  D. 阿司匹林   E. 肝素

16. 早产儿、新生儿出血可选用

A. 维生素 K   B. 氨甲苯酸   C. 氨甲环酸

D. 垂体后叶素   E. 酚磺乙胺

17. 长期口服广谱抗生素所致出血可以选用

    A. 垂体后叶素   B. 华法林   C. 维生素 K

    D. 氨甲苯酸   E. 肾上腺素

18. 维生素 K 不能用于

    A. 长期应用广谱抗生素引起的出血   B. 新生儿出血

    C. 肝素过量出血   D. 阻塞性黄疸引起的出血

    E. 华法林过量出血

19. 纤溶亢进引起的出血宜选用

    A. 酚磺乙胺   B. 氨甲苯酸   C. 垂体后叶素

    D. 鱼精蛋白   E. 维生素 K

20. 链激酶过量引起的出血宜选用的解救药是

    A. 垂体后叶素   B. 鱼精蛋白   C. 酚磺乙胺

    D. 氨甲苯酸   E. 维生素 K

21. 能增强血小板功能,用于手术前后预防出血的药物是

    A. 酚磺乙胺   B. 维生素 K   C. 垂体后叶素

    D. 氨甲苯酸   E. 鱼精蛋白

22. 肺咯血、肝门静脉高压引起的上消化道出血宜选用

    A. 酚磺乙胺   B. 垂体后叶素   C. 氨甲苯酸

    D. 维生素 K   E. 鱼精蛋白

23. 常用于治疗缺铁性贫血的药物是

    A. 铁剂   B. 维生素 C   C. 叶酸

    D. 维生素 B_{12} E. 维生素 K

24. 痔疮引起的贫血可选用

    A. 叶酸   B. 维生素 B_{12} C. 硫酸亚铁

    D. 维生素 K   E. 亚叶酸钙

25. 肝素的抗凝血作用机制是

    A. 增强抗凝血酶Ⅲ的抗凝血作用   B. 抑制凝血因子的合成

    C. 拮抗维生素 K 的作用   D. 抑制血小板聚集

    E. 激活纤溶酶

26. 治疗甲氧苄啶所致的贫血应选用

    A. 硫酸亚铁   B. 叶酸   C. 维生素 B_{12}

    D. 亚叶酸钙   E. 维生素 C

27. 叶酸主要用于治疗

    A. 溶血性贫血   B. 再生障碍性贫血   C. 缺铁性贫血

    D. 巨幼红细胞性贫血   E. 月经量过多引起的贫血

28. 既能治疗巨幼红细胞性贫血又能改善神经症状的药物是

    A. 硫酸亚铁   B. 维生素 B_{12} C. 叶酸

    D. 维生素 B_6 E. 维生素 C

29. 中分子右旋糖酐主要用于
    A. 低血容量性休克　　　　B. 防治脑血栓　　　　　　C. 防止休克后期 DIC
    D. 防治心肌梗死　　　　　E. 防治急性肾衰竭

30. 口服铁剂最常见的不良反应是
    A. 嗜睡　　　　　　　　　B. 高血压　　　　　　　　C. 过敏反应
    D. 出血倾向　　　　　　　E. 胃肠道刺激症状

31. 白女士,26 岁。妊娠 24 周后被诊断为缺铁性贫血,需口服硫酸亚铁治疗,正确的服药时间是
    A. 空腹服　　　　　　　　B. 饭前服　　　　　　　　C. 饭后服
    D. 睡前服　　　　　　　　E. 晨起服

32. 王阿姨　45 岁。患有肺结核,因感冒剧烈咳嗽引起大咯血,此时最好选用何药止血
    A. 氨甲苯酸　　　　　　　B. 垂体后叶素　　　　　　C. 维生素 K
    D. 氨甲环酸　　　　　　　E. 酚磺乙胺

33. 对于甲氨蝶呤所引起的巨幼红细胞性贫血,应选用
    A. 叶酸　　　　　　　　　B. 铁剂　　　　　　　　　C. 维生素 C
    D. 亚叶酸钙　　　　　　　E. 红细胞生成素

34. 李女士,36 岁。患缺铁性贫血 5 个月,遵医嘱给予硫酸亚铁口服,下列方法错误的是
    A. 饭后服用　　　　　　　B. 与维生素 C 同服　　　　C. 不与牛奶同服
    D. 用浓茶送服　　　　　　E. 不与四环素类药物同服

第六章　呼吸系统药物

第一节　镇　咳　药

学习目标

1. 掌握：可待因的药理作用、临床应用及不良反应。
2. 熟悉：喷托维林、右美沙芬主要作用特点、临床应用及不良反应。
3. 了解：其他镇咳药作用特点、临床应用和不良反应。

　　咳嗽是机体的一种保护性反射,有利于痰液和异物从呼吸道排出。轻度的咳嗽一般不用镇咳药。但剧烈而频繁的咳嗽,不但会增加病人的痛苦,甚至会加重病情引起并发症。因此,在进行对因治疗的同时应适当应用镇咳药,有利于疾病的康复。

案例

　　患者,女,50 岁。最近一周左右突然出现右侧胸部刺痛,剧烈性干咳、无痰,盗汗,咳嗽及深呼吸时胸部疼痛加剧,查体:体温 38℃,入院诊断为结核性胸膜炎。

　　请问：1. 该病人选用哪一种镇咳药治疗效果好呢？为什么？
　　　　　2. 中枢性镇咳药还包括哪些药物？

　　镇咳药是作用于咳嗽反射途径的不同环节,抑制咳嗽反射的药物。根据药物作用部位不同,分为中枢性镇咳药和外周性镇咳药两类。

一、中枢性镇咳药

本类药物主要是直接抑制延髓咳嗽中枢而产生镇咳作用的药物。

（一）依赖性中枢性镇咳药

主要是指阿片类,包括吗啡、可待因、双氢可待因等。

可　待　因

又称甲基吗啡,为阿片中的生物碱之一。

【药理作用和临床应用】

能直接抑制延髓咳嗽中枢呈现迅速而强大的镇咳作用,与吗啡作用相似但较弱,强度仅为吗啡

考点链接

可待因的临床应用

的 1/4。口服 20 分钟起效,半衰期约 3~4 小时,镇咳剂量不抑制呼吸。镇痛作用为吗啡的 1/10~1/12。

适用于各种原因引起的剧烈无痰性干咳和刺激性咳嗽,尤其适用于胸膜炎干咳伴有胸痛者,也可用于中度疼痛的患者。

【不良反应】

偶见恶心、呕吐、便秘、眩晕。大剂量可致烦躁不安、中枢兴奋等。过量中毒表现为呼吸抑制、昏睡、瞳孔缩小、脉搏细弱等。久用可产生耐受性和成瘾性,属于麻醉药品,应严格掌握适应证及避免长期使用。

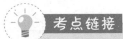

考点链接

可待因的不良反应

痰液过多、黏稠的病人不宜使用,以免痰液滞留造成支气管阻塞,甚至窒息。

(二)非依赖性中枢性镇咳药

喷 托 维 林

又名维静宁、咳必清。为人工合成的非成瘾性中枢镇咳药。

【药理作用和临床应用】

1. 镇咳作用　能选择性抑制延髓咳嗽中枢,镇咳作用强度为可待因的 1/3。

2. 局部麻醉作用及阿托品样作用　能抑制支气管内感受器,可解除支气管平滑肌痉挛,故兼有外周性镇咳作用。一次用药作用可持续 4~6 小时。

适用于上呼吸道炎症引起的无痰性干咳、阵咳及小儿百日咳等。有痰者常与氯化铵等祛痰药合用。

【不良反应】

偶见头痛、头晕、恶心、腹胀、口干、便秘等,无成瘾性。

青光眼、前列腺肥大及心功能不全伴肺瘀血者慎用或禁用。

右 美 沙 芬

又名右甲吗喃、美沙芬。为中枢性镇咳药。

【药理作用和临床应用】

直接抑制延髓咳嗽中枢而产生镇咳作用,镇咳作用与可待因相似。口服吸收好,15~30 分钟起效,持续 3~6 小时。

适用于感冒及急慢性支气管炎、支气管哮喘、咽喉炎、肺结核等各种原因引起的无痰性干咳及频繁剧烈的咳嗽。

【不良反应】

偶有轻度嗜睡、头晕、嗳气、口干、便秘等症状,过量中毒表现为中枢抑制作用。无依懒性和耐受性。

孕妇、哮喘、肝病及痰多病人慎用。

苯 丙 哌 林

又名咳快好、咳哌宁,为非成瘾性镇咳药。

【药理作用和临床应用】

具有中枢性和外周性双重镇咳作用,通过直接抑制咳嗽中枢和阻断肺 - 迷走神经反射双重机制而发挥强大镇咳作用。镇咳作用比可待因强 2~4 倍。

适用于各种原因引起的刺激性干咳,如吸烟、感染或过敏等引起的咳嗽。

【不良反应】

有轻度口干、头晕、胃部烧灼感、食欲不振和皮疹等。服用时必须整片吞服,不可嚼碎,以免引起口腔麻木。

二、外周性镇咳药

外周性镇咳药是通过抑制咳嗽反射弧中的任何一个环节而产生镇咳作用的药物。

苯 佐 那 酯

为丁卡因的衍生物。

【药理作用】

1. 镇咳作用　较可待因弱,但不抑制呼吸。支气管哮喘病人用药后反而能使呼吸加深加快、通气量增加。

2. 局麻作用　较强,能明显抑制牵张感受器及感觉神经末梢,从而减少咳嗽冲动的传导而止咳。

【临床应用】

1. 适用于急性支气管炎、支气管哮喘、肺炎、肺癌等所致的刺激性干咳、阵咳。

2. 用于支气管镜、喉镜检查或气管造影前预防咳嗽。

【不良反应】

有轻度嗜睡、头晕、恶心、鼻塞、胸部紧迫感、皮疹等,偶见过敏性皮炎。

第二节　祛 痰 药

学习目标

1. 掌握:氯化铵、乙酰半胱氨酸、氨溴索的药理作用、临床应用及不良反应。
2. 熟悉:祛痰药的分类及代表药。
3. 了解:其他镇咳药作用特点、临床应用和不良反应。

祛痰药是能使痰液变稀、黏稠度降低而易于咳出的药物。按其作用机制不同可分为痰液稀释药、黏痰溶解药。

案例

患者,女,72 岁。有吸烟史 32 余年,慢性支管炎病史 10 年,近一周因受凉后出现咳嗽、咳痰,大量脓痰不易咳出,查体:双肺闻及痰鸣音,胸片显示双肺纹理增粗紊乱。入院诊断为慢性支气管炎。

请问: 1. 治疗时应选用的祛痰药是什么?

2. 临床常用的祛痰药有哪些? 应用注意事项有哪些? 用何祛痰药治疗效果好?

一、痰液稀释药

氯 化 铵

为酸性无机盐,易溶于水。

【药理作用和临床应用】

1. 祛痰作用 口服可刺激胃黏膜,反射性引起呼吸道腺体分泌增多,使黏痰稀释,而易于咳出。部分从呼吸道黏膜排出,因高渗作用而带出水分,也可

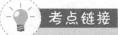

考点链接
氯化铵的临床应用

稀释痰液,使之易于咳出。临床很少单独应用,多与其他药配成复方制剂,用于急、慢性支气管炎痰多黏稠不易咳出者。

2. 酸化血液 吸收后能酸化血液和尿液,促进碱性药物如哌替啶的排泄。用于纠正代谢性碱中毒。

3. 利尿作用。

【不良反应】

大剂量可刺激胃黏膜引起恶心、呕吐、胃部不适或胃痛等症状,宜饭后服用。过量可致高氯性酸中毒、血氨升高和促进 K^+ 排出,用药后要注意血氨水平,观察有无低血钾的症状和体征。

代谢性酸中毒、消化道溃疡及严重肝、肾功能不良者禁用。

二、黏痰溶解药

乙酰半胱氨酸

【药理作用】

黏痰溶解作用较强,能裂解黏痰黏蛋白中的二硫键,降低痰的黏滞度,易于咳出。还能使脓性痰液中 DNA 断裂,因此既能溶解白色黏痰,也能溶解脓性黏痰。气管内滴入作用迅速,便于吸引排痰,非急症者可雾化吸入。

【临床应用】

适用于大量黏痰、脓痰阻塞气道不易咳出者,或手术后咳痰困难的急性病例。

【不良反应】

对呼吸道有刺激性,可致呛咳、支气管痉挛,加用异丙肾上腺素可防止支气管痉挛。支气管哮喘病人禁用。

乙酰半胱氨酸不宜与青霉素、头孢菌素类、四环素等合用,以免降低抗菌疗效。

溴 己 新

【药理作用和临床应用】

黏痰溶解作用较弱,主要作用于气管、支气管黏膜腺体的黏液产生细胞促使其分泌黏稠度较低的小分子黏蛋白,从而使呼吸道分泌物的流变学特性恢复正常;能裂解黏痰中的酸性黏多糖,降低痰液的黏稠度而易咳出。可促进呼吸道黏膜纤毛运动,从而促进痰液的排出。

适用于急、慢性支气管炎、支气管扩张、哮喘等及其他呼吸道疾病出现的痰液黏稠不易

咳出者。

【不良反应】

偶见胃部不适、恶心及血清转氨酶升高等,减量或停药后可消失。宜饭后服用。胃炎、消化性溃疡、肝功不全者慎用。

羧 甲 司 坦

又名羧甲半胱氨酸、化痰片。

【药理作用和临床应用】

作用于呼吸道腺体,使黏稠度低的唾液黏蛋白分泌增加。亦可裂解痰中黏蛋白的二硫键使稠痰变稀。适用于慢性支气管炎、支气管哮喘及呼吸道炎症引起的痰液黏稠、术后咳痰困难和不易咳出者。

【不良反应】

可有轻度头晕、恶心、胃部不适、腹泻及皮疹等。有消化道溃疡病史者慎用。

氨 溴 索

为溴己新的体内活性的代谢产物。

【药理作用】

能促进肺表面活性物质的分泌和气道黏膜腺体分泌,裂解痰中酸性黏多糖纤维,促进黏痰溶解和痰液稀释,黏度降低易于咳出。

【临床应用】

主要适用于急、慢性呼吸道疾病,如支气管扩张、喘息型支气管炎、慢性支气管炎急性加重及支气管哮喘的祛痰治疗。也可作为术后肺部并发症的预防和早产儿及新生儿呼吸窘迫综合征的治疗。

【不良反应】

少数病人有胃部不适、恶心、呕吐、胃痛、腹泻等,偶见皮疹等,应避免同时服用镇咳药。孕妇及哺乳期妇女慎用。

美 司 钠

用于慢性支气管炎、阻塞性肺炎、手术后肺不张等痰液黏稠而不易咳出者。有局部刺激作用,可引起咳嗽及支气管痉挛。

脱氧核糖核酸酶

适用于呼吸系统感染有大量脓痰的病人。用药后可致咽部疼痛,故每次喷雾后应立即漱口。长期应用可出现皮疹、药热等过敏症状。

第三节 平 喘 药

🖊 **学习目标**

1. 掌握:氨茶碱、糖皮质激素类药物的药理作用、临床应用及不良反应。

2. 熟悉：平喘药的分类及代表药。

3. 了解：其他平喘药作用特点、临床应用和不良反应。

　　平喘药是指能够缓解和预防哮喘发作的一类药物。根据药物作用机制不同可分为五类：分别有肾上腺素受体激动药、茶碱类药、M受体阻断药、过敏介质阻释药、糖皮质激素类药。近年来，哮喘治疗的目标由过去的控制哮喘急性发作，转变为防治慢性支气管炎症，最终消除哮喘症状。

 案例

　　患者，女，53岁。因哮喘发作被家人急送到医院就诊，在治疗过程中，护士操作不当，快速静脉推注某种药物后出现头晕、心悸、心律失常及血压下降等。

　　请问：1. 哪一种平喘药能引起上述不良反应呢？

　　　　　2. 护士执行医嘱应用这种药物时应注意哪些事项？

　　　　　3. 其他的平喘药在临床上有何应用？用药注意事项有哪些？

一、肾上腺素受体激动药

　　β肾上腺素受体激动药包括非选择性β受体激动药和选择性β受体激动药。

　　1. 非选择性β受体激动药　异丙肾上腺素、肾上腺素、麻黄碱等，曾是治疗哮喘的重要药物。因对 β_1 受体和 β_2 受体无选择性，并且有明显的心血管系统不良反应，应用受到一定的限制。

　　2. 选择性β受体激动药　选择性β受体激动药对 β_2 受体有强大的兴奋作用，对心脏 β_1 受体的作用弱，如沙丁胺醇、特布他林、克仑特罗、福莫特罗等。治疗量时较少发生心血管系统不良反应，并具有稳定性较好、作用维持时间长、多途径给药等优点，已基本取代非选择性β受体激动药，成为哮喘对症治疗的首选药物之一。

沙 丁 胺 醇

【药理作用和临床应用】

　　能选择性激动支气管平滑肌上的 β_2 受体，使支气管平滑肌松弛，性质稳定，预防发作多采用口服，口服15~30分钟起效，持续6小时以上；控制发作多用气雾吸入，气雾吸入1~5分钟起效，持续4~6小时。

　　临床用于防治支气管哮喘、喘息型支气管炎和肺气肿病人的支气管痉挛。

【不良反应】

　　偶见头晕、不安等。大剂量可见心悸、心动过速、血压波动、肌肉震颤（好发于四肢和面部）等。

特 布 他 林

　　又名博利康尼、间羟舒喘灵。

【药理作用和临床应用】

　　对 β_2 受体选择性高，平喘作用与沙丁胺醇相近，对心脏的作用弱。应用方便，可口服、气雾吸入、皮下注射、干粉吸入或静脉滴注等多途径给药，且作用持久。

适用于防治各型支气管哮喘及喘息性支气管炎。

【不良反应】

偶见头晕、不安等,大剂量可见肌肉震颤、心动过速、血压波动等。

克仑特罗

又名氨哮素,咳喘素。为强效 β₂ 受体激动药。

【药理作用和临床应用】

松弛支气管平滑肌作用强大,平喘作用是沙丁胺醇的 100 倍。还能增加呼吸道纤毛运动和促进痰液排出,有利于平喘。

用于防治支气管哮喘及喘息型支气管炎等引起的支气管痉挛。对心血管系统影响小,很少引起心悸。

福莫特罗

为新型长效选择性 β₂ 受体激动药。

【药理作用】

1. 平喘作用　松弛支气管平滑肌作用较沙丁胺醇持久,作用持续 12 小时。

2. 抗炎作用　可明显抑制抗原诱发的嗜酸性粒细胞聚集浸润、血管通透性增高等炎症反应。

【临床应用】

主要用于慢性阻塞性肺疾病(COPD)和慢性哮喘的维持治疗及预防发作,尤其适用于哮喘夜间发作的病人。

【不良反应】

偶见头晕、头痛、心动过速、胸闷、发热等。心脏病、高血压、甲亢及糖尿病病人慎用。

二、茶碱类药

包括氨茶碱、二羟丙茶碱、胆茶碱、多索茶碱等。

临床常用平喘药茶碱类药是以松弛支气管平滑肌为特点的。其作用机制主要是:①抑制磷酸二酯酶,使细胞内的 cAMP 破坏减少;②阻断腺苷受体,对抗内源性腺苷诱发的支气管平滑肌痉挛;③促进内源性儿茶酚胺释放,从而呈现松弛支气管平滑肌的作用。

氨茶碱

为茶碱和乙二胺的混合物。

【药理作用和临床应用】

1. 平喘作用　松弛支气管平滑肌作用较强,尤其当支气管平滑肌痉挛时作用更为明显。

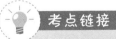

考点链接
氨茶碱的临床应用

用于防治各种急、慢性支气管哮喘、喘息型慢性支气管炎及阻塞性肺气肿等缓解喘息症状。静注可用于严重哮喘发作,口服可用于慢性支气管哮喘的维持治疗,预防急性发作和哮喘持续状态常与糖皮质激素合用。

2. 强心作用　增强心肌收缩力,使心输出量增加。静注可治疗急性心功能不全和心源性哮喘。

3. 利尿作用　扩张肾血管,增加肾血流量和肾小球滤过率,并能抑制肾小管对 Na$^+$ 和 Cl$^-$ 的重吸收,使尿量增加。用于心性和肾性水肿的辅助治疗。

4. 抗炎作用　抑制肥大细胞、巨噬细胞及嗜酸性粒细胞等炎症细胞功能,从而减少各种致炎物质的释放,减少呼吸道 T 细胞,降低毛细血管通透性,抑制炎症。

5. 其他　松弛胆道平滑肌、扩张外周血管和中枢兴奋作用。用于治疗胆绞痛,宜与镇痛药合用。

【不良反应】

1. 局部刺激　碱性较强,口服可致恶心、呕吐、食欲不振等胃肠道反应。饭后服药或用肠溶片可减轻。肌注可致局部肿痛。不宜与酸性药物配伍。

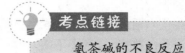

考点链接

氨茶碱的不良反应

2. 中枢兴奋作用　治疗量时可出现失眠、烦躁不安、兴奋等,大量给药还可导致头晕、头痛、谵妄、惊厥,儿童更易发生,应慎用。必要时睡前服用镇静催眠药对抗。

3. 心脏毒性反应　安全范围较小,治疗量即可出现心悸、心率加快、血压下降,过量、静注过快或浓度过高可强烈兴奋心脏,更易引起严重的心脏毒性反应,表现为严重的心律失常、血压骤降、谵妄、惊厥、甚至猝死。必须稀释后缓慢静脉注射,注射时间不得少于 10 分钟。一旦出现上述情况,立即停药,同时给予对症支持疗法,如吸氧、人工呼吸等。

活动性消化溃疡、未经控制的惊厥性疾病及急性心肌梗死伴有显著血压降低的病人禁用。

三、M 受体阻断药

异丙托溴铵

为吸入性 M 受体阻断药,气雾吸入后 5 分钟起效,持续 4~6 小时。

【药理作用和临床应用】

能明显松弛支气管平滑肌,平喘作用优于异丙肾上腺素。对心血管、腺体、瞳孔作用弱。

用于防治支气管哮喘及喘息型支气管炎,尤其适用于不能耐受或禁用 β 受体激动剂的患者和老年性哮喘。与 β$_2$ 受体激动药联合吸入可提高疗效。

【不良反应】

少数病人吸药后有口苦或口干感,干咳、喉部不适等。青光眼病人禁用。

噻托溴铵

噻托溴铵是一种新型、长效、高效选择性气道 M 受体阻断剂,与 M 受体的亲和力是异丙托溴铵的 10 倍,支气管平滑肌松弛作用更强。临床主要用于喘息性慢性支气管炎和支气管哮喘等。用于慢性阻塞性肺疾病的维持治疗,包括慢性支气管炎和肺气肿,伴随性呼吸困难的维持治疗及急性发作的预防。

四、过敏介质阻释药

色甘酸钠

【药理作用和临床应用】

抑制肥大细胞因各种刺激而引起的脱颗粒,稳定肥大细胞膜,从而阻止过敏介质释放。

但对发作中的哮喘无效。

主要用于预防各型哮喘的发作,对外源性哮喘效果好,对内源性哮喘效果差。也可用于治疗过敏性鼻炎,季节性角膜炎、结膜炎及溃疡性结肠炎以及胃肠食物过敏性疾病。

【不良反应】

少数病人吸入后可引起咽痒、呛咳、气急、胸闷甚至诱发哮喘发作,与异丙肾上腺素合用可避免。

酮 替 芬

为口服新型强效过敏介质阻释剂,作用持久。对各型支气管哮喘均有预防作用,疗效优于色甘酸钠,尤其是对外源性哮喘和儿童哮喘疗效更佳。但显效慢,对已发作的急性哮喘无效。也可用于过敏性鼻炎、食物过敏及慢性荨麻疹的治疗。偶见口干、头晕等。

五、糖皮质激素类药

糖皮质激素类药用于治疗哮喘已有 50 年的历史,已成为治疗哮喘的一线药物,是目前治疗哮喘最有效的抗炎平喘药物。吸入性糖皮质激素类药主要包括:倍氯米松、布地奈德、曲安奈德等。

给药方式有两类:

1. 局部气雾吸入给药 通过吸入直接将药物送入气道,在气道内有较高的药物浓度,充分发挥局部抗炎作用,并可避免或减少全身性药物的不良反应。

2. 全身用药 包括口服与注射给药。仅适用于哮喘持续状态或其他药物难以控制的严重哮喘,为重要的抢救药物。作用较缓慢,在治疗危重哮喘发作病例时必须合用其他平喘药或吸氧,以免发生窒息。

倍 氯 米 松

为地塞米松的衍生物,是局部应用的强效糖皮质激素类药。

【药理作用】

气雾吸入后能直接作用于呼吸道而产生强大的平喘作用。有效控制支气管炎症,消除水肿,缓解症状。可代替全身用药,疗效好,1 次吸入作用可维持 4~6 小时。

【临床应用】

主要用于依赖糖皮质激素的慢性支气管哮喘。但起效慢,不宜用于控制哮喘急性发作。

【不良反应】

长期应用可发生声音嘶哑、咽部念珠菌感染(鹅口疮)等。

常用制剂和用法

磷酸可待因片剂:15mg、30mg。1 次 15~30g,一日 3 次。极量,1 次 0.1g,一日 0.25g。注射剂:15mg/1ml、30mg/1ml。1 次 15~30mg,皮下注射。

枸橼酸喷托维林片剂:25mg。1 次 25mg,一日 3~4 次。滴丸剂:25mg。1 次 25mg,一日 3~4 次。

右美沙芬片剂:10mg、15mg。1 次 15~30mg,一日 3~4 次。

磷酸苯丙哌林片剂:20mg。1 次 20~40mg,一日 3 次。

苯佐那酯丸剂:25mg、50mg。1 次 50~100mg。一日 3 次。服时勿嚼碎。

氯化铵片剂:0.3g。1 次 0.3~0.6g,一日 3 次。

乙酰半胱氨酸粉剂:0.5/支、1g/支。喷雾用:用时配成 10% 溶液,1 次 1~3ml,一日 2~3 次。急救时以 5% 的溶液气管滴入,1 次 1~2ml,一日 2~6 次。

盐酸溴己新片剂:8mg。成人口服:8~16mg/次,一日 3 次。儿童口服:4~8mg/次,一日 3 次。肌注,1 次 4~8mg,一日 2 次。可气雾吸入。静脉滴注:成人,每天 2~3 次,每次 4mg;儿童,每天 1~2 次,每次 2~4mg,或遵医嘱。

沙丁胺醇片剂或胶囊剂:2mg。1 次 2~4mg,一日 3 次。气雾剂:28mg。1 次 0.1~0.2mg(即喷吸 1~2 次),每 4 小时 1 次。

特布他林片剂:2.5mg、5mg。1 次 2.5~5mg,一日 3 次。气雾剂:50mg、100mg。1 次 0.25~0.5mg,一日 3~4 次吸入。

克仑特罗片剂:20μg、40μg。1 次 20~40μg,一日 3 次。气雾剂:2mg。1 次 10~20μg,一日 3~4 次吸入。

氨茶碱:1. 成人常用量:口服,1 次 0.1~0.2g,一日 0.3~0.6g。极量:1 次 0.5g,一日 1g。静脉注射,1 次 0.125~0.25g,一日 0.5~1g,每次用 0.25g,以 50% 葡萄糖注射液稀释至 40ml,注射时间不得短于 10 分钟。静脉滴注,1 次 0.25~0.5g,一日 0.5~1g,以 5%~10% 葡萄糖注射液稀释后缓慢滴注。静脉给药极量:1 次 0.5g,一日 1g。2. 小儿常用量:口服。每次按体重 3~5mg/kg,一日 3 次。静脉注射,1 次按体重 2~4mg/kg,以 5%~25% 葡萄糖注射液稀释后缓慢注射。

异丙托溴铵气雾剂:0.025% 溶液。1 次 40~80μg,一日 4~6 次吸入。

色甘酸钠粉雾剂胶囊:20mg。1 次 20mg,一日 4 次,用特制吸入器吸入。

倍氯米松气雾剂:10mg。1 次 100~200μg,一日 2~3 次吸入。

本章小结

1. 镇咳药分为中枢性镇咳药和外周性镇咳药两类。可待因适用于各种原因引起的剧烈干咳和刺激性咳嗽;对胸膜炎干咳伴有胸痛者尤为适用。长期应用可引起耐受性和成瘾性,痰多者禁用。

2. 祛痰药是按其作用机制不同可分为痰液稀释药、黏痰溶解药。用于急、慢性支气管炎痰多黏稠不易咳出者。

3. 平喘药是指能够缓解和预防哮喘发作的一类药物。根据药物作用机制不同可分为:肾上腺素受体激动药、茶碱类药、M 受体阻断药、过敏介质阻释药、糖皮质激素类药物五类,用于防治各种急、慢性支气管哮喘等缓解喘息症状。

(孙艳平)

目标测试

选择题

1. 氯化铵用于祛痰时的给药方法是

    A. 静脉注射   B. 口服   C. 皮下注射

    D. 肌内注射   E. 雾化吸入

2. 能刺激胃黏膜,反射性引起呼吸道腺体分泌增加而发挥祛痰作用的是
    A. 沙丁胺醇　　　　　　B. 溴己新　　　　　　C. 可待因
    D. 氯化铵　　　　　　　E. 色甘酸钠

3. 既能祛痰,又能酸化尿液的是
    A. 羧甲司坦　　　　　　B. 乙酰半胱氨酸　　　C. 复方甘草合剂
    D. 溴己新　　　　　　　E. 氯化铵

4. 用于预防哮喘发作,对已发作的哮喘无效的药是
    A. 克仑特罗　　　　　　B. 异丙肾上腺素　　　C. 色甘酸钠
    D. 氨茶碱　　　　　　　E. 肾上腺素

5. 通过稳定肥大细胞膜,减少过敏介质释放而发挥平喘作用的药是
    A. 异丙肾上腺素　　　　B. 氨茶碱　　　　　　C. 肾上腺素
    D. 沙丁胺醇　　　　　　E. 色甘酸钠

6. 既可平喘,又可强心利尿的药物是
    A. 异丙肾上腺素　　　　B. 氯化铵　　　　　　C. 氨茶碱
    D. 色甘酸钠　　　　　　E. 肾上腺素

7. 既可用于心源性哮喘又可用于支气管哮喘的平喘药是
    A. 肾上腺素　　　　　　B. 吗啡　　　　　　　C. 氨茶碱
    D. 异丙托溴铵　　　　　E. 克仑特罗

8. 为控制哮喘急性发作症状,应首选
    A. β₂受体激动药　　　　B. 氯化铵　　　　　　C. 倍氯米松
    D. 色甘酸钠　　　　　　E. 异丙阿托品

9. 吸入倍氯米松的主要不良反应是
    A. 代谢性酸中毒　　　　B. 血糖升高　　　　　C. 心动过速
    D. 胃食管反流　　　　　E. 咽部念珠菌感染

10. 适用于胸膜炎干咳伴胸痛的药物是
    A. 咳必清　　　　　　　B. 氯化铵　　　　　　C. 可待因
    D. 退咳　　　　　　　　E. 氨茶碱

11. 可待因的镇咳作用机制是
    A. 直接抑制咳嗽中枢　　B. 抑制外周的呼吸感受器　C. 局麻作用
    D. 抗炎　　　　　　　　E. 扩张支气管

12. 长期用药可产生耐受性和成瘾性的镇咳药是
    A. 苯丙哌林　　　　　　B. 苯佐那酯　　　　　C. 右美沙芬
    D. 可待因　　　　　　　E. 喷托维林

13. 治疗哮喘持续状态宜选用
    A. 异丙肾上腺素　　　　B. 麻黄碱　　　　　　C. 氨茶碱
    D. 糖皮质激素　　　　　E. 色甘酸钠

14. 黏痰阻塞气道不易咳出的病人宜用
    A. 可待因　　　　　　　B. 麻黄碱　　　　　　C. 舒喘灵
    D. 乙酰半胱氨酸　　　　E. 氯化铵

15. 可待因适用于

  A. 长期慢性咳嗽   B. 支气管哮喘   C. 胸膜炎剧烈干咳并胸痛

  D. 多痰咳嗽   E. 伴有黏痰的咳嗽

16. 兼有中枢、外周镇咳作用的药物是

  A. 克伦特罗   B. 咳必清   C. 氯化铵

  D. 可待因   E. 色甘酸钠

17. 可待因最适用于

  A. 支气管哮喘伴剧烈干咳者   B. 支气管炎伴胸痛

  C. 外伤气胸引起剧烈胸痛干咳者   D. 痰液黏稠不易咳出者

  E. 急性肺损伤的剧烈胸痛咳嗽

18. 支气管哮喘伴高血压病人应选用

  A. 克仑特罗   B. 肾上腺素   C. 异丙肾上腺素

  D. 哌替啶   E. 麻黄碱

19. 原因不明的哮喘急性发作时,安全有效的平喘药是

  A. 异丙肾上腺素   B. 吗啡   C. 氨茶碱

  D. 肾上腺素   E. 沙丁胺醇

20. 选择性较高的 β_2 受体激动药是

  A. 多巴胺   B. 异丙肾上腺素   C. 肾上腺素

  D. 麻黄碱   E. 沙丁胺醇

21. 不适用于控制支气管哮喘急性发作的药是

  A. 吸入异丙肾上腺素   B. 吸入沙丁氨醇   C. 皮下注射肾上腺素

  D. 吸入色甘酸钠   E. 静注氨茶碱

22. 通过抑制肥大细胞,减少过敏介质释放而平喘的药是

  A. 沙丁胺醇   B. 异丙托溴铵   C. 氨茶碱

  D. 倍氯米松   E. 色甘酸钠

23. 预防支气管哮喘发作的首选药物是

  A. 倍氯米松   B. 异丙肾上腺素   C. 麻黄碱

  D. 异丙基阿托   E. 肾上腺素

24. 用于平喘的 M 胆碱受体阻断药是

  A. 氨茶碱   B. 异丙基阿托品   C. 阿托品

  D. 后阿托品   E. 哌仑西平

25. 哮喘持续状态或危重发作的抢救应选用

  A. 异丙肾上腺素   B. 麻黄碱   C. 肾上腺素

  D. 氢化可的松   E. 色甘酸钠

26. 伴有冠心病的支气管哮喘发作应首选

  A. 氨茶碱   B. 麻黄碱   C. 克伦特罗

  D. 异丙肾上腺素   E. 肾上腺素

27. 具有局部麻醉作用的中枢镇咳药是

  A. 苯佐那酯   B. 右美沙芬   C. 喷托维林

  D. 苯丙哌林   E. 可待因

28. 喷托维林适用于

A. 剧烈的刺激性干咳 B. 肺炎引起的咳嗽
C. 上呼吸道感染引起的咳嗽 D. 支气管哮喘
E. 多痰、黏痰引起的剧咳

29. 乙酰半胱氨酸可用于
    A. 急性咽炎 B. 痰黏稠不易咳出
    C. 支气管哮喘咳嗽 D. 剧烈干咳
    E. 上呼吸道感染引起的咳嗽

30. 不能控制哮喘发作症状的药物是
    A. 沙丁胺醇 B. 色甘酸钠 C. 异丙肾上腺素
    D. 氨茶碱 E. 氢化可的松

31. 支气管哮喘急性发作病人首选给药途径为
    A. 皮下注射 B. 口服给药 C. 肌内注射
    D. 吸入给药 E. 静脉注射

32. 快速推注氨茶碱可导致的最严重的不良反应是
    A. 血压下降 B. 恶心呕吐 C. 心律失常
    D. 心悸 E. 心搏骤停

33. 指导支气管哮喘病人吸入丙酸倍氯米松正确的是
    A. 病人可随意吸入 B. 喷雾与吸气同步 C. 吸入后不要屏气
    D. 吸药后不要漱口 E. 用前不能摇动瓶身

34. 下列何药不属于中枢镇咳药
    A. 吗啡 B. 可待因 C. 喷托维林
    D. 右美沙芬 E. 苯佐那酯

35. 预防哮喘发作宜选用
    A. 肾上腺素 B. 氨茶碱 C. 色甘酸钠
    D. 沙丁胺醇 E. 异丙肾上腺素

36. 气雾吸入的平喘药不包括
    A. 异丙托溴铵 B. 氨茶碱 C. 克仑特罗
    D. 异丙肾上腺素 E. 倍氯米松

37. 李奶奶,70岁。有冠心病史。近日,由于天气突然转冷诱发支气管哮喘发作,下列哪种药物不宜应用
    A. 氨茶碱 B. 肾上腺皮质激素 C. 肾上腺素
    D. 沙丁胺醇 E. 特布他林

38. 刘叔叔,33岁。有哮喘病史。近日,在田间劳动时,突感胸闷,呼吸困难,并伴剧烈咳嗽,诊断为支气管哮喘急性发作,应首选
    A. 口服氨茶碱 B. 吸入异丙托溴铵 C. 吸入沙丁胺醇
    D. 口服麻黄碱 E. 吸入色甘酸钠

39. 明明小朋友,10岁。因上体育课剧烈运动后出现咳嗽、咳痰伴喘息1小时入院。查体:喘息貌,口唇发绀,在肺部可闻及广泛哮鸣音。医生诊断为支气管哮喘。控制上述症状的首选药是
    A. 氯苯那敏 B. 地塞米松 C. 色甘酸钠

D. 氨茶碱   E. 沙丁胺醇

40. 王叔叔,43 岁。既往有支气管哮喘病史 8 年,因自行停用糖皮质激素后出现哮喘重度发作,病人出现端坐呼吸、明显发绀、大汗淋漓、呼吸频率 31 次 / 分,脉搏 112 次 / 分,血压 90/60mmHg。宜选用的药物是

A. 沙丁胺醇   B. 地塞米松   C. 色甘酸钠
D. 氯苯那敏   E. 氨茶碱

41. 孙先生,32 岁。右胸针刺样疼痛,于咳嗽及深呼吸时加剧,诊断为结核性胸膜炎。对该病人的对症治疗宜选用

A. 可待因   B. 右美沙芬   C. 喷托维林
D. 苯丙哌林   E. 氯哌斯汀

42. 张爷爷,77 岁。患慢性阻塞性肺疾病 19 年,体弱,3 天前感冒后出现发热、痰多,对该病人应尽量避免使用

A. 右美沙芬   B. 溴己新   C. 可待因
D. 喷托维林   E. 氯化铵

43. 王爷爷,63 岁。9 分钟前支气管哮喘发作,准备给予糖皮质激素治疗,其给药途径最好选用

A. 吸入法   B. 肌内注射法   C. 静脉注射法
D. 静脉滴注   E. 口服

44. 不能与乙酰半胱氨酸混合使用的药物是

A. 氨茶碱   B. 青霉素   C. 异丙肾上腺素
D. 肾上腺素   E. 异丙肾上腺素氯化铵

45. 糖皮质激素治疗哮喘的机制是

A. 抗炎、抗过敏   B. 阻断 M 胆碱受体
C. 提高中枢神经系统的兴奋性   D. 激动支气管平滑肌上的 β_2 受体
E. 激活腺苷酸环化酶

第七章 消化系统药物

第一节 抗消化性溃疡药

 学习目标

1. 掌握:抗消化性溃疡药物的分类及代表药物。
2. 熟悉:H_2 受体阻断药、奥美拉唑、硫糖铝的作用特点、临床应用及不良反应。
3. 了解:其他抗消化性溃疡药的作用及临床应用。

胃及十二指肠溃疡病是消化系统的常见病。形成溃疡的主要原因是胃酸分泌增多、胃蛋白酶活性增高、黏液 -HCO_3^- 屏障受损、幽门螺旋杆菌感染,长期精神过度紧张、焦虑不安、乙醇及某些药物(如阿司匹林)等因素亦可诱发溃疡。抗消化性溃疡药通过减少胃液酸度和胃蛋白酶活性或增强胃肠黏膜的保护功能而发挥抗溃疡作用。

 案例

患者,男,45 岁。消化性溃疡病史 10 年,近一周上腹部疼痛,经医生检查后住院治疗,给予胶体枸橼酸铋钾＋克林霉素＋呋喃西林三联治疗期间出现黑便,担心病情加重,行粪便隐血实验,结果呈阴性。

请问:1. 病人询问黑便的原因,应该怎样向病人解释呢?

2. 治疗消化性溃疡的药物还有哪些? 用药注意事项是什么?

一、中和胃酸药

中和胃酸药为一类弱碱性无机化合物,能中和或缓冲胃内容物的酸度,降低胃蛋白酶活性,提高胃液 pH 值,从而减轻胃酸的刺激和腐蚀作用,缓解疼痛和胃痉挛,促进溃疡愈合。

碳 酸 钙

抗酸作用强,快而持久。中和胃酸时产生 CO_2 和氯化钙,后者在碱性肠液中形成碳酸钙和磷酸钙沉淀而致便秘,长期大量应用因部分氯化钙可被吸收而引起高血钙、肾结石等不良反应。

氧 化 镁

抗酸作用强,缓慢而持久。中和胃酸时产生的氯化镁在肠道中,部分变为碳酸氢镁吸收水分导致轻泻。肠道不易吸收,过量亦不引起碱血症。

氢 氧 化 铝

抗酸作用较强,起效缓慢,作用持久。口服与胃液混合形成凝胶,覆盖于溃疡表面起保护作用,中和胃酸时产生的氯化铝具有收敛作用,可止血及引起便秘。

三 硅 酸 镁

抗酸作用较弱,缓慢而持久。中和胃酸时产生氧化镁和二氧化硅,前者可致轻度腹泻,后者则呈胶体状态,覆盖于溃疡表面起保护作用,多与氢氧化铝或碳酸钙合用。

二、胃酸分泌抑制药

(一)H$_2$受体阻断药

H$_2$受体阻断药主要有西咪替丁、雷尼替丁、法莫替丁、尼扎替丁等。

【药理作用】

能可逆性地与组胺竞争 H$_2$受体,抑制多种原因引起的胃酸分泌,也可以抑制胃蛋白酶分泌,保护胃黏膜。

【临床应用】

主要用于治疗消化性溃疡、上消化道出血等,对以基础胃酸分泌为主的夜间胃酸分泌有良好的抑制作用。在入睡前服用,可减少夜间胃酸分泌,有利于十二指肠溃疡的愈合,是治疗十二指肠溃疡的常用药物之一。

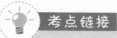

考点链接

H$_2$受体阻断药临床应用

【不良反应】较少,偶见头痛、眩晕、乏力、轻微的腹泻、便秘、肌肉痛、皮疹、皮肤干燥等。中枢神经系统反应亦较少见,偶见嗜睡、焦虑、定向力障碍、幻觉等。长期大量应用西咪替丁,因其与雄性激素受体结合,拮抗其作用,也可导致精子数量减少、性功能减退、男性乳腺发育和女性溢乳等。

(二)M$_1$受体阻断药

哌 仑 西 平

【药理作用和临床应用】

与 M$_1$受体的亲和力较高,低剂量即可抑制胃酸和胃蛋白酶的分泌,治疗效果与西咪替丁相仿,与其合用可增强疗效。主要用于治疗消化性溃疡,可促进胃和十二指肠溃疡的愈合。此外,对反流性食管炎、应激性溃疡、急性胃黏膜出血等也有一定的疗效。

【不良反应】

较轻,治疗量时仅偶见口干、视力模糊、便秘、腹泻、头痛、眩晕及嗜睡等。

(三)胃壁细胞 H$^+$泵抑制药

胃壁细胞的胃黏膜腔侧存在 H$^+$-K$^+$-ATP 酶,又称 H$^+$泵或质子泵,为胃酸分泌过程的最终环节,各种致酸因素可通过一系列细胞内信息转导而最终将其激活,在胃壁细胞与胃腔之

间进行 H^+-K^+ 交换,释放 H^+ 而形成胃酸,故抑制 H^+-K^+-ATP 酶能阻止胃酸的分泌而发挥治疗作用。胃壁细胞 H^+ 泵抑制药是一类抑制胃酸特异性高、作用强的新型抗消化性溃疡药。

奥 美 拉 唑

口服易吸收,蛋白结合率高。主要经肝脏代谢,血浆 $t_{1/2}$ 约 30~60 分钟,宜空腹服用。

【药理作用】

1. 抑制胃酸分泌能抑制 H^+ 泵的功能,对各种神经体液因素引起的胃酸分泌有强大的抑制作用,可使每日胃酸分泌量降低 95% 以上。

2. 促进溃疡的愈合可通过负反馈作用机制刺激胃黏膜中的 G 细胞分泌大量促胃液素(胃泌素),可致胃窦、贲门、胃体处黏膜血流量增加,促进溃疡的愈合。

3. 对幽门螺旋杆菌有较弱的抑制作用。

【临床应用】

主要用于消化性溃疡,对反流性食管炎治疗效果优于 H_2 受体阻断药,也可用于治疗卓 - 艾综合征。

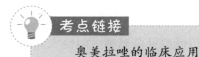

考点链接

奥美拉唑的临床应用

【不良反应】

胃肠道症状可见腹胀、腹痛、腹泻、便秘、恶心、口干等。神经系统反应偶有头痛、眩晕、失眠、嗜睡及外周神经炎等。其他可见皮疹、白细胞减少、血清转氨酶和胆红素升高等。

老年人及肾功能不全者慎用。

三、胃黏膜保护药

米 索 前 列 醇

为人工合成的前列腺素 E_1 的衍生物,口服吸收良好,性质稳定。作用时间长。

【药理作用和临床应用】

能抑制基础胃酸分泌和组胺、胃泌素、食物刺激所引起的胃酸、胃蛋白酶分泌。促进胃黏膜分泌黏液和 HCO_3^-,增加胃黏膜血流量,增强黏膜细胞对损伤因子的抵抗力,保护胃黏膜。

主要用于预防非甾体类抗炎药引起的胃溃疡、十二指肠溃疡。

【不良反应】

可见腹痛、腹泻、恶心、呕吐;偶有头痛、头晕、乏力等。孕妇及前列腺素类过敏者禁用。

硫 糖 铝

为蔗糖硫酸酯的碱性铝盐,宜空腹服用。

【药理作用和临床应用】

当胃 pH 小于 3 时可形成胶冻状,在胃、十二指肠黏膜及溃疡基底部形成黏液保护层,防止胃酸和消化酶的侵蚀。硫糖铝在酸性环境下效果较好,同时可促进胃及十二指肠黏膜合成前列腺素 E_2,从而增强黏膜的细胞屏障和碳酸氢盐屏障作用。

主要用于消化性溃疡和反流性食管炎的治疗。

【不良反应】

腹痛、腹泻、恶心、呕吐、口干、皮疹和头昏等。氢氧化铝与四环素类药物有络合作用,可影响后者的吸收,故不宜同服。

枸橼酸铋钾

【药理作用和临床应用】

在胃内酸性环境下可形成氢氧化铋胶体,黏附于溃疡表面形成保护层,促进溃疡愈合。亦可降低胃蛋白酶活性。对幽门螺旋杆菌也有抑制作用。

主要用于慢性浅表性及萎缩性胃炎等。

【不良反应】

长期应用可使血浆铋浓度升高,可致口腔、舌及粪便变黑。孕妇、肾功能不全者禁用。

四、抗幽门螺旋杆菌药

幽门螺旋杆菌属革兰阴性厌氧菌,在胃及十二指肠的上皮表面生长,产生酶和细胞毒素等有害物质,分解黏液,损伤胃及十二指肠黏膜而引起组织炎症。慢性胃炎、消化性溃疡、胃腺癌等胃部疾病的发生、发展与其有密切关系。根除此菌可显著减少溃疡的复发率,有利于溃疡的愈合。目前临床常用的抗幽门螺旋杆菌药物有阿莫西林、甲硝唑、克拉霉素等。单一用药治疗效果差,且容易产生耐药性,临床上常以 2~3 种药物联合应用,效果较好。

第二节　泻药与止泻药

 学习目标

1. 掌握:硫酸镁的药理作用、临床应用及不良反应。
2. 熟悉:泻药的分类及代表药。
3. 了解:其他泻药与止泻药物的药理作用及临床应用。

一、泻药

泻药是指能增加肠内水分,促进肠蠕动,软化粪便,润滑肠道促进排便的药物。主要用于治疗功能性便秘。

按作用机制的不同分为三类:容积性泻药,如硫酸镁、硫酸钠;刺激性泻药,如酚酞、比沙可啶;润滑性泻药,如液体石蜡、甘油。

 案例

患者,男,40 岁。猪肉绦虫病病人,医生用吡喹酮驱虫治疗后,给予硫酸镁导泻及饮水 1500ml。

请问: 1. 为什么驱虫治疗后要选用硫酸镁导泻?
2. 硫酸镁导泻时为何要大量饮水?其导泻机制是什么?

（一）容积性泻药

硫 酸 镁

【药理作用和临床应用】

1. 导泻 易溶于水，口服后不易吸收，致使肠腔内渗透压升高而保留大量水分，肠容积的增大刺激肠壁，反射性引起肠道蠕动增强而产生导泻作用。宜空腹服用，同时大量饮水，以加强其导泻作用。主要用于急性便秘、外科手术、放射检查和结肠镜检查前排空肠内容物，促进肠内毒物的排出及服用驱肠虫药后加速虫体排出。

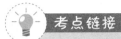

考点链接
硫酸镁的临床应用

2. 利胆 口服高浓度硫酸镁或用导管直接注入十二指肠，因反射性引起胆总管括约肌松弛，胆囊收缩，促进胆囊排空，而产生利胆作用。可用于阻塞性黄疸及慢性胆囊炎等。

3. 抗惊厥 肌内注射或静脉注射硫酸镁能抑制中枢神经系统，松弛骨骼肌，产生抗惊厥的作用。Mg^{2+}抑制运动神经末梢对乙酰胆碱的释放，阻断神经和肌肉传导，使骨骼肌松弛。可用于缓解子痫、破伤风等引起的惊厥。

4. 降低血压 Mg^{2+}可直接松弛血管平滑肌，使外周血管阻力降低，从而降低血压。用于治疗高血压脑病、妊娠高血压综合征和高血压危象。

【不良反应】

1. 可引起盆腔充血和失水。

2. 急性中毒 硫酸镁注射过量或注射速度过快，使血镁过高所致，表现为中枢抑制、肌腱反射消失、血压急剧下降、呼吸抑制等。一旦出现中毒，应立即静注钙盐，并进行人工呼吸。

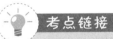

考点链接
硫酸镁急性中毒及解救

口服中枢抑制药中毒时，因Mg^{2+}的少量吸收即可加重中枢抑制作用，故此时不宜用硫酸镁导泻，应选用硫酸钠。

3. 有脱水症状者，肾功能不全、心脏病和电解质紊乱者应慎用。月经期、妊娠妇女禁用。

硫 酸 钠

导泻作用与硫酸镁相似，但较弱，可用于口服中枢抑制药中毒时的导泻。

（二）刺激性泻药

酚 酞

【药理作用和临床应用】

口服后，约15%被吸收，主要由尿排出，在碱性尿液中呈红色。部分随胆汁排入肠道，并有肝肠循环现象，故一次给药其作用可维持3~4天之久。在肠道内与碱性肠液反应而形成可溶性钠盐，刺激结肠而促进其蠕动。作用温和，服药后4~8小时排出软便。适用于慢性便秘和习惯性便秘。

【不良反应】

偶见过敏性肠炎、皮疹及出血倾向。

（三）润滑性泻药

液 体 石 蜡

是一种矿物油,在肠道内不被吸收或消化,同时又妨碍水分的吸收,因此产生润滑肠壁,软化粪便的作用,有助于粪便的排出。适用于老年人、儿童和手术后便秘。也可用于因饮食不当所致的便秘。不宜久用,长期使用可妨碍脂溶性维生素及钙、磷的吸收。

甘 油

将50%的甘油10ml(小儿)、20ml(成人)注入肛门,由于高渗压刺激肠壁引起排便反射,兼有局部润滑作用,几分钟内即引起排便,不影响营养物质吸收。适用于老年人及儿童便秘。

二、止泻药

腹泻是多种疾病的症状,也可以是生理功能紊乱或精神因素所致,应主要针对病因进行治疗,但对于剧烈而持久的非感染性腹泻,可适当给予止泻药。

复方樟脑酊

属阿片类制剂,含阿片和樟脑,能增加胃肠道平滑肌的张力,抑制其蠕动而止泻,作用强,多用于较严重的非细菌感染性腹泻。有成瘾性,腹泻早期及腹胀者不宜用。

地 芬 诺 酯

又名苯乙哌啶,为人工合成的哌替啶的衍生物,对胃肠道运动的影响与阿片类制剂相似,具有收敛、减少肠蠕动作用。主要用于急、慢性功能性腹泻。长期大剂量服用可产生成瘾性。

鞣 酸 蛋 白

口服后在肠道内分解出鞣酸,可与肠黏膜表面的蛋白质形成沉淀后,附着在肠黏膜上形成保护,减轻刺激,减少炎性渗出物,起收敛和止泻的作用。

次 碳 酸 铋

具有保护、收敛及止泻作用。用于胃肠道功能不全、吸收不良引起的腹泻及腹胀等,对细菌性感染所致的肠炎需合用抗菌药。

药 用 炭

不溶性粉末,因其颗粒很小,总面积大,能吸附大量气体及毒物,起到止泻、阻止毒物吸收的作用。作用迅速,但不强。受潮后,吸附能力差,疗效降低,故宜干燥保存。

第三节 止吐药及促胃肠动力药

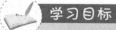 学习目标

1. 掌握:甲氧氯普胺的作用特点及临床应用。

2. 熟悉：多潘立酮的作用特点及临床应用。

3. 了解：其他药物的作用特点及临床应用。

呕吐是临床常见症状，是受呕吐中枢调节的复杂的反射活动，恶心常为呕吐的前驱感觉。止吐药是防止或减轻恶心和呕吐的药物，通过不同环节阻断参与中枢催吐的受体，抑制呕吐反应，发挥作用。

 案例

　　患者，女，50岁。乳腺癌手术后，静点化疗药物，5% 葡萄糖 500ml 加氟脲脱氧核苷（HUDR）500mg 静点，生理盐水 20ml 加甲氨蝶呤（MTX）10mg，缓慢静注，30 分钟后病人出现恶心、呕吐症状，遵医嘱给予 25% 葡萄糖 20ml 加甲氧氯普胺 20mg 缓慢静注，症状缓解。

　　请问：1. 为什么选用甲氧氯普胺进行治疗？

　　　　　2. 执行医嘱时应该注意哪些问题？

一、止吐药

有很多药具有止吐作用，因机制不同，临床应根据呕吐的病因加以选择。例如 H_1 受体阻断药（苯海拉明等）、M 受体阻断药（阿托品、东莨菪碱等）、多巴胺受体阻断药（氯丙嗪），还有一类就是 5-HT_3 受体拮抗剂。

昂 丹 司 琼

【药理作用和临床应用】

是一种高度选择性的 5-HT_3 受体拮抗剂，能选择性地阻断中枢神经系统及迷走神经传入纤维的 5-HT_3 受体，止吐作用强大。用于由化疗和放疗引起的恶心呕吐，但对晕动病性呕吐及多巴胺受体激动药阿朴吗啡引起的呕吐无效。

【不良反应】

可有头痛、腹部不适、便秘、口干、皮疹等副作用，偶见支气管哮喘。过敏反应，短暂性无症状的转氨酶升高。

二、促胃肠动力药

促胃肠动力药是能增加胃肠动力和胃肠物质转运的药物，有些促胃肠动力药也可作为止吐药。

甲氧氯普胺

又名胃复安、灭吐灵。口服吸收迅速，生物利用度约 75%，易通过血脑屏障和胎盘屏障。30% 以原型经肾脏排出。

【药理作用】

甲氧氯普胺是多巴胺 D_2 受体拮抗剂，能阻断延髓催吐化学感受区的多巴胺 D_2 受体，具有强大的中枢性镇吐作用。还可加强从食管至近段小肠平滑肌的运动,加速胃排空,使肠内容物从十二指肠向回盲部推进速度加快,从而减轻呕吐症状。

【临床应用】

1. 主要用于治疗慢性功能性消化不良引起的胃肠运动障碍;手术、放疗、化疗、脑外伤后遗症、急性颅脑损伤以及药物所引起的呕吐。

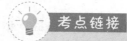

考点链接

甲氧氯普胺的临床应用

2. 也可用于海空作业引起的呕吐及晕车(船)。

【不良反应】

倦怠、嗜睡、头晕等。偶见便秘、腹泻、皮疹、溢乳或男性乳房发育等。长期应用或大剂量静脉注射可发生锥体外系反应如肌震颤、震颤麻痹和坐立不安等,停药后可恢复。甲氧氯普胺注射时每日剂量应控制在 0.5mg/kg 以内,注射后要卧床休息 1~2 小时,以免出现体位性低血压。孕妇慎用本药。

多潘立酮

【药理作用和临床应用】

为外周性多巴胺 D_2 受体阻断剂,可促进胃肠道的蠕动,加速胃排空。能增强食道的蠕动和食道下端括约肌的张力,防止食物反流。主

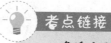

考点链接

多潘立酮的临床应用

要用于治疗各种原因引起的胃轻瘫,反流性胃炎及多种原因引起的恶心、呕吐等。

【不良反应】

偶见腹部痉挛不适,头痛、溢乳、男性乳房发育等。多潘立酮可增加对乙酰氨基酚、氨苄西林、左旋多巴、四环素类等药物的吸收,减少地高辛的吸收;而普鲁苯辛、阿托品、颠茄可削弱多潘立酮的作用。联合用药时应多加注意。

西沙必利

能通过促进肠壁乙酰胆碱释放而增加胃肠动力,促进食管、胃肠的运动。用于治疗反流性食管炎、慢性功能性消化不良、胃轻瘫和假性肠梗阻等胃运动减弱疾病。可有暂时性的肠痉挛、腹泻等不良反应,偶有过敏及心律失常。

常用制剂和用法

氢氧化铝片剂:0.3g。1 次 0.6~0.9g,一日 1.8~2.7g。

三硅酸镁片剂:0.3g。1 次 0.3~0.9g,一日 3 次。

西咪替丁片剂:0.2g、0.8g。1 次 200~400mg,一日 800~1600mg。一般于饭后及睡前各服 1 次,疗程一般为 4~6 周。

雷尼替丁片剂:150mg。1 次 150mg,一日 2 次。饭前顿服。

法莫替丁片剂:10mg、20mg。1 次 20mg,一日 2 次。早餐后,晚餐后或临睡前服用。4~6 周为一疗程,溃疡愈合后维持量减半。

哌仑西平片剂:25mg、50mg。1 次 50mg,一日 2 次。早晚餐前 1.5 小时服用,疗程 4~6 周为宜。

奥美拉唑胶囊剂:20mg。十二指肠溃疡:1 次 20mg,一日 1 次。反流性食管炎:1 次

20~60mg,一日 1 次。注射剂:40mg。1 次 40mg,一日 1 次。

米索前列醇片剂:200μg。1 次 200μg,一日 1 次。

硫糖铝片剂:0.25g、0.5g。1 次 1g,一日 3~4 次。

硫酸镁结晶粉剂:500g/ 袋。溶液剂:3.3g/10ml。1 次 5~20g,服时以 400ml 水稀释。

酚酞片剂:0.1g。1 次 0.05~0.2g,睡前顿服。

液体石蜡 1 次 15~30ml,一日 1 次,睡前服用。

甘油栓剂:1.33g、2.67g。1 次 1 粒塞入肛门。

鞣酸蛋白片剂:0.25g、0.5g。1 次 1.2g,一日 3 次,空腹服用。

次碳酸铋片剂:0.3g。1 次 0.3~1.0g,一日 3 次。

药用炭片剂:0.15g、0.3g、0.5g。1 次 1g,一日 3 次。粉剂:1 次 1~3g,一日 3 次。

甲氧氯普胺片剂:5mg。1 次 5~10mg,一日 3 次。饭前 0.5 小时服。注射剂:1 次 10~20mg,一日不超过 0.5mg/kg,肌注。

多潘立酮片剂:10mg。1 次 10mg,饭前 15~30 分钟服。注射剂:10mg/2ml。1 次 8~10mg,一日 3 次,注射或静脉滴注。

昂丹司琼片剂:4mg、8mg。1 次 8mg,每 8 小时 1 次或一日 1 次。注射剂:4mg/ml。0.15mg/kg 于化疗前 30 分钟静注,后每 4 小时 1 次,共 2 次,再改为口服给药。

 本章小结

1. H₂ 受体阻断药包括西咪替丁、雷尼替丁、法莫替丁、尼扎替丁等,主要用于治疗消化性溃疡、上消化道出血等。

2. 泻药按作用机制可分为容积性泻药、刺激性泻药和润滑性泻药三类。硫酸镁给药途径的不同,作用也不同。主要用于急性便秘、外科手术、放射检查和结肠镜检查前排空肠内容物,促进肠内毒物的排出及服用驱肠虫药后加速虫体排出。也可用于高血压脑病、妊娠高血压综合征和高血压危象的救治。中枢抑制药中毒时,不宜用硫酸镁导泻,应选用硫酸钠。

3. 甲氧氯普胺主要用于治疗慢性功能性消化不良引起的胃肠运动障碍及药物所引起的呕吐。

4. 多潘立酮主要用于治疗各种原因引起的胃轻瘫,反流性胃炎及多种原因引起的恶心、呕吐等。

（孙艳平）

 目标测试

选择题

1. 下列关于氢氧化铝叙述不正确的是
   A. 抗酸作用较强,较缓慢　　　　　　B. 久用可引起便秘
   C. 口服难吸收　　　　　　　　　　　D. 与三硅酸镁合用作用增强
   E. 不影响四环素、铁制剂吸收

2. 西米替丁最适宜于治疗
   A. 慢性胃炎　　　　B. 十二指肠溃疡　　　　C. 胃溃疡

D. 过敏性肠炎　　　　　　E. 胃癌

3. 雷尼替丁是一种
   A. 胃壁细胞 H^+ 泵抑制药　　B. H_2 受体阻断药　　　　C. M_1 受体阻断药
   D. D_2 受体阻断药　　　　　E. H_1 受体阻断药

4. 下列关于中和胃酸药叙述错误的是
   A. 长期大量使用碳酸钙,注意监测血钙变化
   B. 片剂嚼碎服用效果好
   C. 通常应在餐后 1~1.5 小时或临睡前服用
   D. 与四环素类药物有络合作用,不宜同服
   E. 可与酸性药物合用

5. 哌仑西平的抗溃疡病机制为
   A. 抑制碳酸酐酶而减少胃酸分泌
   B. 阻断胃泌素受体而减少胃酸分泌
   C. 抑制 H^+-K^+-ATP 酶而减少胃酸分泌
   D. 阻断 M_1 受体而减少胃酸分泌
   E. 阻断 H_2 受体而减少胃酸分泌

6. 硫糖铝治疗溃疡病的机制为
   A. 直接中和胃酸
   B. 抑制胃壁细胞上 H^+-K^+-ATP 酶而减少胃酸分泌
   C. 阻断胃泌素受体而减少胃酸分泌
   D. 阻断 M 受体而减少胃酸分泌
   E. 为胶体物质,可以覆盖于溃疡面上起保护作用

7. 奥美拉唑的作用
   A. 抑制幽门螺旋杆菌生长　　　　　　B. 阻断胃泌素受体
   C. 阻断组胺受体　　　　　　　　　　D. 保护胃黏膜
   E. 抑制胃壁细胞 H^+ 泵

8. 枸橼酸铋钾是
   A. 中和胃酸药　　　　　　B. H_2 受体阻断药　　　　C. M_1 受体阻断药
   D. H^+-K^+-ATP 酶抑制剂　　E. 胃黏膜保护药

9. 既能保护胃黏膜,又能杀灭幽门螺旋杆菌的药是
   A. 硫糖铝　　　　　　　　B. 哌仑西平　　　　　　　C. 奥美拉唑
   D. 枸橼酸铋钾　　　　　　E. 法莫替丁

10. 临床口服用于治疗消化性溃疡的前列腺素类药物是
    A. 前列环素　　　　　　　B. 双嘧达莫　　　　　　　C. 米索前列醇
    D. 前列腺素 E_2　　　　　E. 奥美拉唑

11. 米索前列醇抗消化性溃疡的作用是
    A. 中和胃酸　　　　　　　　　　　　B. 阻断壁细胞胃泌素受体
    C. 阻断壁细胞 H_2 受体　　　　　　D. 阻断壁细胞 M_1 受体
    E. 保护细胞或黏膜作用

12. 不宜与抗酸药合用的黏膜保护药是

A. 奥美拉唑　　　　　　B. 硫糖铝　　　　　　C. 哌仑西平

D. 米索前列醇　　　　　E. 丙谷胺

13. 枸橼酸铋钾治疗溃疡病的机制为

　　A. 阻断 H_2 受体而减少胃酸分泌

　　B. 阻断胃泌素受体而减少胃酸分泌

　　C. 阻断 H^+-K^+-ATP 酶而减少胃酸分泌

　　D. 在胃内形成不溶性胶状物覆盖于溃疡面上,形成保护膜

　　E. 直接中和胃酸,减轻胃酸对溃疡面的刺激

14. 溃疡病应用某些抗菌药的目的是

　　A. 减轻溃疡病的症状　　B. 抗幽门螺杆菌　　　C. 抑制胃酸分泌

　　D. 清除肠道寄生菌　　　E. 保护胃黏膜

15. 无抗幽门螺杆菌作用的药是

　　A. 甲硝唑　　　　　　　B. 奥美拉唑　　　　　C. 西咪替丁

　　D. 阿莫西林　　　　　　E. 枸橼酸铋钾

16. 关于硫酸镁的药理作用,下列叙述哪项不正确

　　A. 导泻作用　　　　　　B. 降低血压　　　　　C. 中枢兴奋作用

　　D. 松弛骨骼肌　　　　　E. 利胆作用

17. 促进胃蠕动,加速胃排空的药是

　　A. 地芬诺酯　　　　　　B. 碳酸钙　　　　　　C. 西咪替丁

　　D. 多潘立酮　　　　　　E. 奥美拉唑

18. 硫酸镁无下列哪项作用

　　A. 抗惊厥　　　　　　　B. 利胆　　　　　　　C. 降血压

　　D. 导泻　　　　　　　　E. 抗癫痫

19. 口服中枢抑制药中毒宜选用下列何药导泻

　　A. 液体石蜡　　　　　　B. 硫酸镁　　　　　　C. 硫酸钠

　　D. 开塞露　　　　　　　E. 酚酞

20. 硫酸镁导泻的同时应服用

　　A. 维生素 C　　　　　　B. 钙片　　　　　　　C. 铁剂

　　D. 大量水　　　　　　　E. 维生素 D

21. 注射硫酸镁中毒应选用何药解救

　　A. 生理盐水　　　　　　B. 尼可刹米　　　　　C. 阿托品

　　D. 钙剂　　　　　　　　E. 肾上腺素

22. 硫酸镁不宜用于

　　A. 子痫　　　　　　　　B. 胆囊炎　　　　　　C. 高血压危象

　　D. 中枢抑制药中毒　　　E. 急性便秘

23. 直肠给药达到局部润滑和软化粪便的泻药是

　　A. 比沙可啶　　　　　　B. 硫酸钠　　　　　　C. 甘油

　　D. 酚酞　　　　　　　　E. 硫酸镁

24. 酚酞属于

　　A. 刺激性泻药　　　　　B. 止吐药　　　　　　C. 助消化药

D. 抗消化性溃疡药　　　　E. 止泻药

25. 久用可引起维生素 A、维生素 D 缺乏的药是
    A. 稀盐酸　　　　　　　B. 硫酸钠　　　　　　　C. 酚酞
    D. 液体石蜡　　　　　　E. 硫酸镁

26. 大剂量长期服用可产生成瘾性的止泻药是
    A. 地芬诺酯　　　　　　B. 鞣酸蛋白　　　　　　C. 药用炭
    D. 阿托品　　　　　　　E. 次碳酸铋

27. 慢性便秘可选用
    A. 硫酸镁　　　　　　　B. 酚酞　　　　　　　　C. 硫酸钠
    D. 鞣酸蛋白　　　　　　E. 地芬诺酯

28. 能吸附大量气体及毒物,起到止泻、阻止毒物吸收的作用
    A. 次碳酸铋　　　　　　B. 洛哌丁胺　　　　　　C. 复方樟脑酊
    D. 鞣酸蛋白　　　　　　E. 药用炭

29. 昂丹司琼主要用于治疗
    A. 化疗、放疗引起的呕吐　B. 胃溃疡　　　　　　C. 去水吗啡引起的呕吐
    D. 十二指肠溃疡　　　　E. 晕动病引起的呕吐

第八章 利尿药和脱水药

第一节 利 尿 药

利尿药是一类作用于肾脏,增加水和电解质的排出,使尿量增多的药物。临床主要用于治疗各种原因引起的水肿。也可用于急、慢性肾衰竭、高血压病、心功能不全、高钙血症、尿崩症等非水肿性疾病的治疗。

案例

患者,男,65岁。风湿性心脏瓣膜病病史 10 年,心力衰竭病史 5 年。近一周因上呼吸道感染后心衰症状加重,夜间突然出现极度呼吸困难、频繁咳嗽,咳大量粉红色泡沫样痰,被家人急送到医院,经医生检查后确诊为急性左心衰竭。

请问: 1. 根据病人情况,可选用哪些药物进行治疗? 为什么?
2. 在使用药物时可能会出现哪些不良反应?

一、利尿药的分类

利尿药根据其作用部位和效能的不同分为三类。
1. 高效能利尿药　如呋塞米、依他尼酸、布美他尼等。
2. 中效能利尿药　如氢氯噻嗪、氯噻酮等。
3. 低效能利尿药　如螺内酯、氨苯蝶啶、阿米洛利等。

二、常用利尿药

(一)高效能利尿药
主要包括呋塞米(呋喃苯胺酸,速尿)、依他尼酸(利尿酸)、布美他尼(丁苯氧酸)等。

呋 塞 米

【药理作用和临床应用】

1. 利尿作用　强大、迅速　主要作用于髓袢升支粗段的髓质部与皮质部,特异性地与 Cl^- 竞争 Na^+-K^+-$2Cl^-$ 共同转运系统的 Cl^- 结合部位,抑制 NaCl 重吸收,降低肾脏对尿液的稀释与浓缩功能,同时使

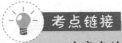

考点链接

呋塞米的临床应用

Na^+、K^+、Cl^-、Ca^{2+}、Mg^{2+} 离子的排出增加。因可促进 K^+ 的排泄,故称为排钾利尿药。口服易吸收,20~30 分钟起效,作用维持 6~8 小时;静脉注射 5 分钟后起效,维持 2~3 小时。

临床上用于严重水肿。因利尿作用强大,一般不作为首选,主要用于其他利尿药无效的严重或顽固性心、肝、肾性水肿。

2. 扩张血管　能扩张肾血管,降低肾血管阻力,增加肾血流量,改善肾皮质内血流分布。此外,呋塞米还可直接扩张小动脉,降低外周阻力,扩张小静脉,降低回心血量,减轻心脏负荷,对心力衰竭的病人可减轻肺水肿。

静脉注射呋塞米是治疗急性肺水肿的首选药。

3. 急性肾衰竭　静脉注射呋塞米,其强大的利尿作用对阻塞的肾小管有冲洗作用,减少肾小管的萎缩和坏死,同时通过扩张肾小管,降低肾血管阻力,增加肾血流量,改善肾缺血,用于防治各种原因如休克、中毒、麻醉意外、失水、循环功能不全所致的急性肾衰竭。

4. 加速毒物排泄　应用呋塞米的同时配合输液,可加速毒物的排出。主要用于某些经肾脏排泄的药物中毒的抢救,如巴比妥类、氟化物、碘化物、水杨酸类等药物中毒的解救。

5. 高钙血症　抑制 Ca^{2+} 的重吸收而降低血钙。高钙危象时,可静脉注射呋塞米。

【不良反应】

1. 耳毒性　大剂量快速注射可引起眩晕、耳鸣、听力减退或暂时性耳聋等,肾功能不全者尤易发生。

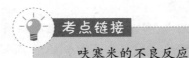

考点链接

呋塞米的不良反应

2. 水与电解质紊乱　最常见,表现为低血容量、低血钾、低血钠、低血镁、低氯性碱血症。其中以低钾血症最为常见,一般在用药后 1~4 周出现,可诱发强心苷中毒,对晚期肝硬化病人可诱发肝昏迷。长期应用可发生低血镁。如低血钾伴有低血镁时,因 Mg^{2+} 有稳定细胞内 K^+ 的作用,纠正低血钾时应同时纠正低血镁。

3. 胃肠道反应　常见有恶心、呕吐、腹痛、腹泻、食欲减退等,大剂量可引起胃肠道出血,久服可诱发溃疡,宜餐后服用。

4. 过敏反应　可见皮疹、剥脱性皮炎、嗜酸粒细胞增多等。与磺胺类药物有交叉过敏反应。

5. 代谢障碍　可抑制尿酸的排泄,长期应用可导致高尿酸血症,痛风病人慎用。长期应用还可引起高血糖、高血脂。

6. 其他　偶见间质性肾炎。少数人可见白细胞、血小板减少及溶血性贫血等。肝硬化、肝昏迷前期、急性无尿性肾衰竭、糖尿病及有痛风史者禁用或慎用呋塞米;糖尿病、高脂血症、冠心病、严重肝、肾功能不全者及孕妇慎用。

布 美 他 尼

为目前作用最强的利尿药。

【药理作用和临床应用】

利尿作用强度是呋塞米的 40~60 倍。其特点是起效快、作用强、持续时间短,口服 0.5~1 分钟显著,持续 4~6 小时。

主要作为呋塞米的代用品,用于各种顽固性水肿和急性肺水肿,对急性肾衰竭尤为适宜。

不良反应与呋塞米相似而较轻,耳毒性小,为呋塞米的 1/6,听力有缺陷者可选用。

(二)中效能利尿药

主要包括氢氯噻嗪、环戊噻嗪、苄氟噻嗪。其中临床常用的是氢氯噻嗪。

氢 氯 噻 嗪

【药理作用和临床应用】

1. 利尿作用 主要作用于髓袢升支粗段皮质部和远曲小管近端,抑制 Na^+-Cl^- 共同转运系统,抑制 NaCl 的重吸收,降低肾对尿液的稀释功能,对浓缩功能没有影响,产生中等程度的利尿效应。促进了 Na^+-K^+ 交换,K^+ 的排出增多,为排钾利尿药。

临床主要治疗各型水肿,对轻、中度心源性水肿疗效较好,是治疗慢性心功能不全的常用药物。低血钾易诱发强心苷中毒,故应及时补充钾盐;对肾性水肿的疗效与钾诱发肝昏迷,可与醛固酮拮抗药合用。

2. 抗利尿作用 能明显改善尿崩症病人口渴症状,减少尿量。临床主要用于肾性尿崩症及加压素无效的垂体性尿崩症。

3. 降压作用 扩张血管,降低血压。降压作用特点温和、持久。是治疗高血压的基础药物之一,常与其他降压药合用治疗高血压病。

【不良反应】

1. 电解质紊乱 长期应用可致低血钾、低血钠、低血镁、低氯性碱血症。其中以低钾血症多见,表现为恶心、呕吐、腹胀、肌无力、心律失常等。

2. 过敏反应 与磺胺类药有交叉过敏反应,可见皮疹、皮炎等。

3. 代谢障碍 长期应用可引起高尿酸血症、高血糖、高血脂,长期用药应监测血尿酸和血糖,肾功能减退病人血尿素氮升高。

4. 其他 可见胃肠反应,偶见溶血性贫血、粒细胞减少、血小板减少、急性胰腺炎、胆汁阻塞性黄疸等。痛风、糖尿病、高脂血症,心肌梗死、心律失常、孕妇和哺乳期妇女慎用。肝硬化、肝昏迷前期、急性无尿性肾衰竭、糖尿病、有痛风史者禁用。

(三)低效能利尿药

主要包括螺内酯、氨苯蝶啶、阿米洛利等。

螺 内 酯

又名安体舒通,是人工合成的甾体化合物,其化学结构与醛固酮相似。口服易吸收,起效缓慢,服药后 1 天显效,2~4 天达高峰,存在肝肠循环,停药后可持续 2~3 天。主要经肝代谢后经肾排泄。

【药理作用】

1. 螺内酯化学结构与醛固酮相似,为人工合成的醛固酮拮抗药,在远曲小管后段和集合管竞争醛固酮受体,拮抗醛固酮而发挥保钾排钠的利尿作用,为保钾利尿药。

2. 利尿作用弱、缓慢而持久。

【临床应用】

1. 治疗伴有醛固酮水平增高的顽固性水肿,如对肝硬化、肾病综合征等水肿病人疗效较好。常与噻嗪类排钾利尿药合用,以提高疗效并防止低血钾。

2. 充血性心力衰竭。

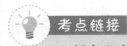

考点链接

螺内酯的临床应用

【不良反应】

1. 高血钾 久用可引起高血钾,常表现为嗜睡、极度疲劳、心律失常等。肝肾功能不全者更易发生。

2. 胃肠道反应 可出现恶心、呕吐、腹痛、便秘、腹泻及胃溃疡出血等。

3. 中枢神经系统反应 可见头痛、嗜睡、步态不稳及精神错乱等中枢神经反应。

4. 性激素样作用 久用可致男性乳房发育、女性多毛、月经周期紊乱等,停药后可消失。严重肝肾功能不全、胃溃疡和血钾偏高者禁用。

氨苯蝶啶、阿米洛利

为保钾利尿药。

【药理作用和临床应用】

1. 利尿作用 作用在远曲小管后端和集合管,抑制 Na^+ 的重吸收和 K^+ 的分泌,从而产生排 Na^+、保 K^+ 利尿作用。

2. 促进尿酸排泄 阿米洛利作用较氨苯蝶啶强,维持时间长。

常与排钾利尿药合用治疗顽固性水肿,如心力衰竭、肝硬化等引起的水肿。

【不良反应】

1. 高血钾 久用所致。

2. 消化道症状 可见恶心、呕吐、腹泻等。

3. 巨幼红细胞性贫血 氨苯蝶啶还可抑制二氢叶酸还原酶,干扰叶酸代谢,可引起叶酸缺乏,肝硬化病人服用此药易致巨幼红细胞性贫血。孕妇和糖尿病病人禁用。

第二节 脱 水 药

 学习目标

1. 掌握:甘露醇的药理作用、临床应用及不良反应。

2. 熟悉:山梨醇、高渗葡萄糖的药理作用特点、临床应用。

3. 了解:其它脱水药的主要作用特点、临床应用。

脱水药又称为渗透性利尿药,是一类能迅速提高血浆渗透压使组织脱水的药物。主要用于脑水肿,降低颅内压。

脱水药具有如下特点:①静脉注射后不易透过血管进入组织;②在体内不被或很少被代谢;③易经肾小球滤过,不易被肾小管重吸收;④是高渗溶液。

 案例

患者,女,76 岁。高血压病史 20 年,家人探视后突然出现剧烈头痛,头晕,呕吐,进而意识障碍,血压 206/110mmHg,CT 显示高密度影,治疗需立刻降颅压和镇静。

请问: 1. 根据病人情况,降低颅内压首选的药物是什么?

2. 用药注意事项有哪些?

常用的药物有 20% 甘露醇、25% 山梨醇、50% 高渗葡萄糖溶液。

<h2 style="text-align:center">甘 露 醇</h2>

口服不吸收,临床主要用 20% 的高渗性溶液静脉注射或静脉滴注。

【药理作用和临床应用】

1. 脱水作用 静脉注射后,不易从毛细血管渗入组织,不被代谢,能迅速提高血浆渗透压,使组织间液水分向血浆转移,细胞内水分向组织间液转移,而产生组织脱水作用。对脑、眼前房等具有屏障功

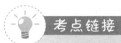 **考点链接**
甘露醇的临床应用

能的组织脱水作用更明显,可降低颅内压和眼内压。静脉注射 10 分钟起效,2~3 小时作用达高峰,维持 6~8 小时。

是目前治疗颅脑损伤、颅内肿瘤、脑膜炎及脑组织缺氧等引起的脑水肿首选药。也可用于急性青光眼的治疗和青光眼术前用药以降低眼内压。

2. 利尿作用 静脉注射后,可稀释血液,增加循环血量和肾小球滤过率,经肾小球滤过时,不被肾小管重吸收,增加肾小管内液体的渗透压,减少肾小管和集合管对水的重吸收,产生渗透性利尿作用。

用于预防急性肾衰竭在肾衰竭早期应用,可通过脱水、利尿作用,维持足够的尿量,稀释肾小管内有害物质,冲洗阻塞的肾小管,防止肾小管萎缩、坏死。

3. 清除自由基 脑细胞在缺氧时,可产生大量自由基,与不饱和脂肪酸反应,生成过氧脂质物而损伤细胞膜。

甘露醇可清除自由基,对细胞性脑水肿有防治作用。

4. 其他 用于大面积烧伤引起的水肿及促进体内毒物的排出等。

【不良反应】

1. 静脉注射速度过快可引起一过性头痛、眩晕、恶心、视力模糊、心悸等,但过缓会影响疗效,250ml 液体应在 20~30 分钟内注完。静脉注射切勿漏出血管外,否则可引起局部组织肿胀或血栓性静脉炎,严重时可导致组织坏死。使用前应检查注射液有否结晶析出,若有则加温溶解,冷却至体温时应用,注射要缓慢。

2. 慢性充血性心力衰竭、急性肺水肿、尿闭或活动性颅内出血等情况禁用。

<h2 style="text-align:center">山 梨 醇</h2>

常用 25% 的高渗溶液。是甘露醇的同分异构体,其作用、临床应用及不良反应与甘露

醇相似。因进入体内后部分在肝内转化为果糖而失去脱水作用,故脱水作用较甘露醇弱。

葡 萄 糖

常用其 50% 的高渗溶液,静脉注射后可产生脱水及渗透性利尿作用,因葡萄糖可从血液进入组织中,且易代谢,故脱水作用弱而短暂。单独用于脑水肿时,由于葡萄糖可进入脑组织内,同时带入水分,可引起颅内压回升,产生"反跳"现象,甚至超过用药前水平。故治疗脑水肿时,常与甘露醇交替使用,以巩固疗效。

常用制剂和用法

呋塞米片剂:20mg。1 次 20mg,一日 3 次。为避免发生电解质紊乱,应从小量开始,间歇用药,即服药 1~3 日,停药 2~4 日。注射剂:20mg/2ml。1 次 20mg,肌注或稀释后缓慢静注,每日或隔日 1 次。

氢氯噻嗪片剂:25mg。1 次 25~50mg,一日 2 次。

螺内酯胶囊剂或片剂:20mg。1 次 20mg,一日 3~4 次。

氨苯蝶啶片剂:50mg。1 次 50~100mg,一日 2~3 次。

甘露醇注射液:10g/50ml、20g/100ml、50g/250ml。1 次 1~2g/kg,静滴,必要时 4~6 小时重复使用 1 次。

山梨醇注射液:25g/100ml、62.5g/250ml。1 次 1~2g/kg,必要时 6~12 小时重复注射 1 次。

葡萄糖注射液:50% 溶液,20ml/ 支。40~60ml/ 次,静脉注射。

 本章小结

1. 利尿药分为高效能利尿药、中效能利尿药、低效能利尿药三类。

2. 呋塞米用于严重水肿,主要用于其他利尿药无效的严重或顽固性的心、肝、肾性水肿。静脉注射呋塞米是治疗急性肺水肿的首选药。

3. 氢氯噻嗪主要治疗各型水肿,对轻、中度心源性水肿疗效较好。两药以低钾血症多见。

4. 螺内酯治疗伴有醛固酮水平增高的顽固性水肿,久用可致高血钾。

5. 脱水药又称为渗透性利尿药,是一类能迅速提高血浆渗透压使组织脱水的药物。常用的脱水药有 20% 甘露醇、25% 山梨醇、50% 高渗葡萄糖溶液,甘露醇是治疗脑水肿首选药。

(孙艳平)

 目标测试

选择题

1. 对急性药物中毒病人,为加速毒物排出宜选用

 A. 氢氯噻嗪   B. 山梨醇   C. 氨苯蝶啶

 D. 呋塞米   E. 螺内酯

2. 下列药物中利尿作用最强的是

 A. 氨苯蝶啶   B. 螺内酯   C. 环戊噻嗪

D. 呋塞米　　　　　　　E. 氢氯噻嗪

3. 呋塞米没有下列哪项不良反应
    A. 耳毒性　　　　　　　B. 胃肠反应　　　　　　C. 水与电解质紊乱
    D. 高尿酸血症　　　　　E. 高血钾

4. 哪一种利尿药不宜与链霉素合用
    A. 呋塞米　　　　　　　B. 阿米洛利　　　　　　C. 螺内酯
    D. 氨苯蝶啶　　　　　　E. 氢氯噻嗪

5. 呋塞米的利尿作用强大迅速,其作用机制是
    A. 抑制集合管对 Na^+ 的重吸收
    B. 抑制近曲小管对 Na^+ 的重吸收
    C. 抑制髓袢升枝粗段的 Na^+-K^+-$2Cl^-$ 共同转运系统
    D. 拮抗醛固酮
    E. 增加肾小球的滤过率

6. 长期应用可升高血钾的利尿药是
    A. 呋塞米　　　　　　　B. 利尿酸　　　　　　　C. 氢氯噻嗪
    D. 布美他尼　　　　　　E. 氨苯蝶啶

7. 心功能不全伴有脑水肿者宜选用
    A. 氢氯噻嗪　　　　　　B. 呋塞米　　　　　　　C. 螺内酯
    D. 阿米洛利　　　　　　E. 甘露醇

8. 急性肺水肿宜选用
    A. 山梨醇　　　　　　　B. 甘露醇　　　　　　　C. 螺内酯
    D. 氢氯噻嗪　　　　　　E. 呋塞米

9. 急性肾衰竭宜选用
    A. 呋塞米　　　　　　　B. 阿米洛利　　　　　　C. 氢氯噻嗪
    D. 螺内酯　　　　　　　E. 氨苯蝶啶

10. 应用高效能利尿药消除水肿时,应及时补充
    A. 钾盐　　　　　　　　B. 葡萄糖　　　　　　　C. 镁盐
    D. 维生素 C　　　　　　E. 钙盐

11. 既有利尿作用,又有抗利尿作用的药物是
    A. 布美他尼　　　　　　B. 螺内酯　　　　　　　C. 氢氯噻嗪
    D. 呋塞米　　　　　　　E. 阿米洛利

12. 临床常用的利尿降压药是
    A. 氢氯噻嗪　　　　　　B. 螺内酯　　　　　　　C. 乙酰唑胺
    D. 氨苯蝶啶　　　　　　E. 呋塞米

13. 治疗尿崩症可选用
    A. 氢氯噻嗪　　　　　　B. 氨苯蝶啶　　　　　　C. 螺内酯
    D. 乙酰唑胺　　　　　　E. 呋塞米

14. 可引起高尿酸血症,痛风病人慎用的药物是
    A. 甘露醇　　　　　　　B. 氢氯噻嗪　　　　　　C. 氨苯蝶啶
    D. 螺内酯　　　　　　　E. 山梨醇

15. 有关噻嗪类利尿药作用描述不恰当的是
    A. 有抗利尿作用
    B. 提高血浆尿酸浓度
    C. 能拮抗醛固酮的利尿作用
    D. 可使血糖升高
    E. 有降压作用

16. 通过拮抗醛固酮而产生利尿作用的是
    A. 氨苯蝶啶
    B. 呋塞米
    C. 布美他尼
    D. 氢氯噻嗪
    E. 螺内酯

17. 下列属于保钾利尿药的是
    A. 环戊噻嗪
    B. 氢氯噻嗪
    C. 呋塞米
    D. 螺内酯
    E. 布美他尼

18. 适用于原发性醛固酮增多引起的顽固性水肿的药物是
    A. 氢氯噻嗪
    B. 螺内酯
    C. 呋塞米
    D. 布美他尼
    E. 氨苯蝶啶

19. 肝硬化腹水宜选用
    A. 甘露醇
    B. 氢氯噻嗪
    C. 呋塞米
    D. 氨苯蝶啶
    E. 螺内酯

20. 直接抑制远曲小管和集合管 Na^+-K^+ 交换的利尿药是
    A. 螺内酯
    B. 氢氯噻嗪
    C. 呋塞米
    D. 氨苯蝶啶
    E. 布美他尼

21. 下列关于脱水药的叙述不正确的是
    A. 静脉注射后不易透过血管壁进入组织
    B. 可通过肾小球滤过
    C. 在体内不被或少被代谢
    D. 可以被肾小管吸收
    E. 为高渗溶液

22. 治疗脑水肿的首选药
    A. 甘露醇
    B. 氢氯噻嗪
    C. 山梨醇
    D. 螺内酯
    E. 呋塞米

23. 临床常用脱水药甘露醇的浓度是
    A. 10%
    B. 20%
    C. 75%
    D. 50%
    E. 25%

24. 葡萄糖作为脱水药使用时的浓度是
    A. 20%
    B. 75%
    C. 25%
    D. 50%
    E. 10%

25. 具有渗透性利尿作用的药物是
    A. 甘露醇
    B. 氨苯蝶啶
    C. 氢氯噻嗪
    D. 螺内酯
    E. 呋塞米

26. 脱水药消除组织水肿的给药途径是
    A. 皮下注射
    B. 静脉注射
    C. 肌内注射
    D. 口服
    E. 直肠给药

27. 下列哪种联合用药不合理
    A. 呋塞米 + 螺内酯　　B. 呋塞米 + 氨苯蝶啶　　C. 螺内酯 + 氨苯蝶啶
    D. 氢氯噻嗪 + 氨苯蝶啶　E. 氢氯噻嗪 + 螺内酯
28. 慢性心功能不全者禁用
    A. 氢氯噻嗪　　　　　B. 甘露醇　　　　　　C. 呋塞米
    D. 氨苯蝶啶　　　　　E. 螺内酯

第九章 内分泌系统药物

第一节 肾上腺皮质激素类药

学习目标

1. 掌握:糖皮质激素药理作用及临床应用。
2. 熟悉:糖皮质激素的用法用量、不良反应。
3. 了解:盐皮质激素的药理作用。

激素是由内分泌腺分泌的一类活性物质,能够调节机体代谢,在维持机体的正常生理功能和内环境稳定方面起到重要作用。激素水平的升高或降低,可引起内环境紊乱,导致内分泌系统疾病。

肾上腺皮质激素是由肾上腺皮质产生的各种甾体类激素的总称,主要包括盐皮质激素、糖皮质激素和性激素。通常所说肾上腺皮质激素,是指盐皮质激素和糖皮质激素,临床上以糖皮质激素应用最为广泛。

案例

患者,男,25岁。近期发现四肢无力,全身水肿,少尿,检查结果显示血浆蛋白减少,尿蛋白增多,辅助其他措施诊断为肾病综合征。

请问: 1. 该患者应采用哪些药物进行治疗? 为什么?

2. 使用糖皮质激素类药物应注意什么问题?

一、糖皮质激素

内源性糖皮质激素是由肾上腺皮质束状带细胞合成和分泌的一类物质,如氢化可的松和可的松等,其分泌和生成受促肾上腺皮质激素(ACTH)调节。临床常用的多为半合成品,该类药物品种繁多,根据其半衰期长短和作用部位可分为短效(可的松、氢化可的松)、中效(泼尼松、泼尼松龙)、长效(倍他米松、地塞米松)和局部应用类(氟氢化可的松)。生理剂量下的糖皮质激素主要影响物质的代谢;超生理剂量的糖皮质激素则还有抗炎、抗免疫等药理作用。

【药理作用】

1. 抗炎作用 糖皮质激素对各种原因引起的炎症及炎症的不同阶段都有强大的抑制

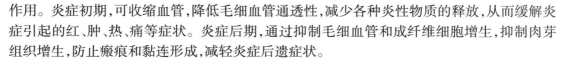

作用。炎症初期,可收缩血管,降低毛细血管通透性,减少各种炎性物质的释放,从而缓解炎症引起的红、肿、热、痛等症状。炎症后期,通过抑制毛细血管和成纤维细胞增生,抑制肉芽组织增生,防止瘢痕和黏连形成,减轻炎症后遗症状。

2. 抗免疫作用 糖皮质激素能抑制巨噬细胞对抗原的吞噬和处理;促进淋巴细胞的破坏和解体,促其移出血管而减少循环中淋巴细胞数量。小剂量时主要抑制细胞免疫;大剂量时抑制浆细胞和抗体生成而抑制体液免疫功能。

3. 抗毒作用 糖皮质激素能提高机体对细菌内毒素的耐受力,减轻其对机体的损害,缓解毒血症状,保护机体度过危险期而赢得抢救时间。但不能中和内毒素,也不能破坏内毒素,对外毒素亦无作用。

4. 抗休克作用 除发挥抗炎、抗免疫、抗毒等作用外,糖皮质激素还可以减少心肌抑制因子的形成,加强心肌收缩力;并能降低血管对缩血管物质的敏感性,扩张血管,改善微循环,从而发挥抗休克作用。

5. 对血液和造血系统的影响 糖皮质激素能刺激骨髓造血功能,使红细胞、血红蛋白、血小板、中性白细胞数量增多,但会使淋巴细胞、嗜酸性和嗜碱性细胞减少。

6. 对物质代谢的作用 糖皮质激素能促进肝糖原异生,同时又抑制外周组织对糖的利用,可升高血糖;可抑制蛋白质合成,促进蛋白质分解,长期使用可致生长减慢、肌肉消瘦、皮肤变薄、淋巴组织萎缩和伤口愈合延缓等;可促进四肢部位的脂肪分解,并重新分布在面部、上胸部、颈背部、腹部和臀部,形成向心性肥胖;长期大量应用有保钠排钾、排钙作用,引起水钠潴留、低血钙,易导致骨质疏松。

【临床应用】

1. 替代疗法 用于急、慢性肾上腺皮质功能减退症、垂体功能减退症及肾上腺次全切除术后等。

2. 严重感染或炎症 ①治疗严重感染,如中毒性菌痢、中毒性肺炎、暴发型流行性脑膜炎、重症伤寒及败血症等。但糖皮质激素抗炎不抗菌,并能降低机体的免疫力,故必须合用足量有效的抗菌药物。停药时应先停激素类药物,后停抗菌药物,以免感染扩散。病毒性感染一般不用,但对严重传染性肝炎、流行性乙型脑炎等严重病毒感染,可酌情使用糖皮质激素迅速控制症状,防止或减轻并发症和后遗。②防止某些炎症后遗症,如结核性脑膜炎、心包炎、风湿性心瓣膜炎、损伤性关节炎、睾丸炎等,早期应用糖皮质激素可防止黏连及瘢痕形成。对虹膜炎、角膜炎、视网膜炎,除上述作用外,还可产生消炎止痛作用。

3. 自身免疫性疾病及过敏性疾病 ①治疗自身免疫性疾病如风湿及类风湿性关节炎、系统性红斑狼疮、风湿性心肌炎、肾病综合征等,可缓解其症状,但不能根治。器官移植手术后应用,可抑制排斥反应。②可用于治疗荨麻疹、支气管哮喘、花粉症、血清病、血管神经性水肿、过敏性鼻炎、过敏性休克等过敏性疾病,一般不单独使用,常与肾上腺素受体激动剂或抗组胺药物合用。

4. 抗休克 糖皮质激素可用于治疗各种休克,帮助病人度过危险期,但前提需对因治疗。对感染性休克,应配合使用有效的抗菌药物,及早、大剂量、短时间突击使用糖皮质激素可迅速改善休克症状;对过敏性休克,应与肾上腺素合用。对低血容量性休克,还需要及时输血、补液和补充电解质。

5. 某些血液病 对急性淋巴细胞性白血病疗效较好。对再生障碍性贫血、粒细胞缺乏症、血小板减少症及过敏性紫癜也有一定缓解作用,但停药后易复发。

6. 局部应用 外用氢化可的松、氟轻松等软膏可治疗如接触性皮炎、湿疹等皮肤疾病。

【用法和用量】

1. 大剂量突击疗法 用于严重感染、休克、哮喘持续状态等急症的抢救。常用氢化可的松静脉滴注,1 天使用量最多可达 1g 以上,最多不超过 3 天,同时还需配合抗感染和抗休克治疗。

2. 一般剂量长期疗法 用于治疗肾病综合征、顽固性支气管哮喘等自身免疫性疾病或过敏性疾病。常采用泼尼松口服给药,针对不同人群不同疾病治疗,泼尼松片的具体用法用量亦不同,口服用量一般一次 5~10mg(1~2 片),一日 10~60mg(2~12 片),病情稳定后逐渐减量。

3. 小剂量替代疗法 一般采用维持量,服用可的松每日 12.5~25mg,或氢化可的松每日 10~20mg。

4. 隔日疗法 在治疗某些慢性疾病需要长期用药时,可将两日的总药量在隔日早晨 7~8 时一次给予,常用的药物有泼尼松、泼尼松龙等。

【不良反应】

糖皮质激素的不良反应较多,尤其在大剂量长期应用时更易出现,临床用药时应慎重选用,注意观察。

考点链接

糖皮质激素的不良反应和防治措施

1. 长期大量用药引起的不良反应

(1)医源性肾上腺皮质功能亢进症:长期大量应用糖皮质激素可引起物质代谢和水盐代谢紊乱,出现满月脸、水牛背、向心性肥胖、皮肤变薄、痤疮、多毛、低血钾、高血压、高血糖等症状。停药后可自行消退,必要时采取对症治疗,如应用降压药、降糖药、低盐、低糖、高蛋白饮食等。

(2)诱发或加重感染:长期应用常可使体内潜在的病灶扩散,特别是对原有疾病已使抵抗力降低的患者更易发生,如肾病综合征、结核病患者,从而诱发或加重感染。故在用药期间要密切观察患者的感染体征,在治疗严重感染时一定要配合应用足量、有效的抗菌药物。

(3)诱发消化系统并发症:糖皮质激素促进胃酸和胃蛋白酶的分泌,可促进消化,但同时又减少胃黏液的分泌,长期使用可诱发或加重溃疡病,甚至造成消化道出血或穿孔。

(4)诱发心血管系统并发症:长期应用可引起高血压或动脉粥样硬化,诱发高血压、充血性心力衰竭的疾病,必要时加用抗高血压药。

(5)精神异常:糖皮质激素能提高中枢神经系统的兴奋性,出现欣快、激动、失眠等反应,可诱发精神失常或癫痫发作。有精神病或癫痫病史者禁用或慎用。

(6)其他:糖皮质激素促进蛋白质分解、抑制其合成及增加钙、磷排泄,可引起骨质疏松,多见于儿童、老人和绝经妇女,严重者可有自发性骨折。应采取相应的防护措施,并加服维生素 D 和钙剂。因其抑制生长素分泌和造成负氮平衡,还可影响生长发育。对孕妇偶可引起畸胎。

2. 停药反应

(1)医源性肾上腺皮质功能减退症:长期应用超生理剂量的糖皮质激素,可负反馈地抑制腺垂体分泌促肾上腺皮质激素,使肾上腺皮质萎缩,糖皮质激素分泌减少。一旦突然停药,患者出现肾上腺皮质功能减退症状,表现为食欲不振、恶心、低血压、低血糖、心跳加快等。

(2)反跳现象:长期用药时,突然停药或减量过快,会使原有病情加重的现象,故应逐渐

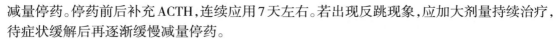

减量停药。停药前后补充ACTH,连续应用7天左右。若出现反跳现象,应加大剂量持续治疗,待症状缓解后再逐渐缓慢减量停药。

【禁忌证】

抗微生物药不能控制的感染、活动性消化性溃疡病、重度高血压、糖尿病、严重精神失常和癫痫、骨折和创伤修复期、孕妇等禁用。

二、盐皮质激素

盐皮质激素是由肾上腺皮质球状带细胞合成与分泌的类固醇激素,主要包括醛固酮和去氧皮质酮,主要生理作用是促进肾小管对 Na^+ 的重吸收和 K^+ 的排泄。它与下丘脑分泌的抗利尿激素相互协调,共同维持体内水、电解质的平衡。临床主要用于治疗慢性肾上腺皮质功能减退。

常用制剂和用法

醋酸可的松片剂:替代疗法,25~37.5mg/d,清晨服 2/3,午后服 1/3;有应激状况时(如发热、感染),应适当加量,可增加到每日 100mg;注射剂:替代疗法 25mg/d,肌内注射。

泼尼松龙口服:成人开始 10~40mg/d,分 2~3 次,维持量 5~10mg/d;肌注:10~30mg/d;静滴:10~25mg/ 次,溶于 5%~10% 葡萄糖溶液中应用。

地塞米松片剂:开始 0.75~1.5mg/ 次,2~3 次 / 日,维持量 0.5~0.75mg/d;注射剂:5~10mg/次,1~2 次 / 日,肌内注射或加入 5% 葡萄糖溶液中静脉滴注。

倍他米松片剂:开始 01.5~2mg/ 次,2 次 / 天,维持量 0.5~1mg/d。

醋酸氟氢可的松片剂:替代疗法,0.1~0.2mg/d,2 次 / 日;软膏:外用,2~4 次 / 日。

第二节　甲状腺激素与抗甲状腺药

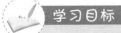 学习目标

1. 掌握:抗甲状腺药的药理作用及临床应用。
2. 熟悉:甲状腺激素类药的药理作用及临床应用。
3. 了解:甲状腺激素的生理作用。

甲状腺激素是甲状腺合成和分泌的活性物质,包括三碘甲状腺原氨酸(T_3)和四碘甲状腺原氨酸(T_4)两种,是维持机体正常代谢和促进生长发育的必需激素。甲状腺激素的合成和释放受下丘脑—腺垂体 - 甲状腺反馈系统的调节。正常情况下,下丘脑释放促甲状激素释放激素(TRH)可促进腺垂体分泌促甲状腺激素(TSH),TSH 则刺激甲状腺细胞分泌 T_4 和 T_3;当血液中 T_4 和 T_3 浓度增高后,可通过负反馈作用,使甲状腺激素分泌不至于过高。

案例

患者,女,46 岁。近半年出现乏力、心悸、多汗、进食增多、体重减少、失眠、焦虑等症状,经甲状腺功能检测后,确诊为甲状腺功能亢进。

133

请问：1. 该患者应选用什么药物进行治疗？
　　　2. 使用本类药物应注意哪些问题？

一、甲状腺激素

【药理作用】

1. 维持正常生长发育　在婴儿出生后的前五个月内影响最大,它主要促进蛋白质合成、骨骼生长、脑和生殖系统的发育。甲状腺功能不足时,躯体与智力发育均受影响,可致呆小病(克汀病),成人则可引起黏液性水肿。

2. 促进代谢和产热　促进糖、蛋白质、脂肪的代谢,增加耗氧量,提高基础代谢率,使产热增多。

3. 维持心血管与神经系统的兴奋性　提高心血管对儿茶酚胺的敏感性,兴奋心脏,兴奋中枢。

【临床应用】

1. 治疗呆小病　新生儿甲状腺功能低下时,应在一岁之内适量补充甲状腺激素,对中枢神经系统的发育和脑功能的恢复还有效。迟于此时期,即使补充大量 T_3 或 T_4,也不能恢复正常功能,治疗往往无效。孕妇可摄入足量的碘化物预防胎儿出生后患呆小病。

2. 治疗黏液性水肿　常从小剂量开始,逐渐增至足量,2~3 周后若基础代谢率恢复正常,可逐渐减至维持量。

3. 防治单纯性甲状腺肿　给予适量的甲状腺激素,可通过负反馈调节系统,缓解甲状腺组织的代偿性增生。若是缺碘所致,还需同时补碘。

【不良反应】

长期过量使用可引起甲亢症状,如多汗、失眠、心悸、基础代谢率提高及体重减轻等症状,严重者导致发热、呕吐、腹泻、心律失常等。对老年人和心脏病患者,还可诱发生心绞痛和心肌梗塞。故需密切观察,一旦出现上述症状,应立即停药,必要时用 β 受体阻断药对抗。

与苯妥英钠、阿司匹林,双香豆素类及口服降血糖药合用时,可竞争性结合血浆蛋白,使这些药物的游离型增多,加重不良反应,应注意调整药物的剂量。

二、抗甲状腺药

甲状腺激素分泌过多可引起代谢紊乱,导致甲状腺功能亢进,简称甲亢。甲亢治疗的主要措施有抗甲状腺药物治疗及手术治疗。抗甲状腺药物治疗适应范围广,常用的药物有硫脲类、碘及碘化物、放射性碘和 β 受体阻断药四类。

(一) 硫脲类

硫脲类药物包括硫氧嘧啶类(甲硫氧嘧啶、丙硫氧嘧啶)和咪唑类(甲巯咪唑、卡比马唑)两大类。

【药理作用】

1. 抑制甲状腺激素的合成　通过抑制甲状腺细胞内过氧化物酶的活性,减少甲状腺激素的生物合成。对已合成的甲状腺激素无效,故显效慢。

2. 抑制外周组织的 T_4 转化为 T_3　丙硫氧嘧啶可抑制外周组织 T_4 转化为生物活性更高的 T_3,故重症甲亢、甲状腺危象时,首选该药。

3. 免疫抑制作用 降低血液中的甲状腺刺激免疫球蛋白。

【临床应用】

1. 甲亢的内科治疗 适用于轻症、不宜手术或放射性碘治疗的患者。用药2~3周甲亢症状可缓解,疗程为1~2年。

2. 甲状腺手术前准备 术前服用硫脲类药物使患者的甲状腺功能恢复正常,可减少甲状腺次全切除手术患者在麻醉和手术后的并发症及甲状腺危象的发生。术前还需加服大剂量的碘,使腺体缩小,以减少出血,有利于手术的进行。

3. 甲状腺危象的治疗 除给予大剂量碘剂以抑制甲状腺激素释放外,并需辅助应用大剂量的硫脲类药物减少甲状腺素合成。

【不良反应】

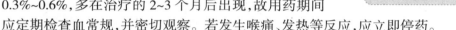

1. 过敏反应 最常见,主要表现为皮肤瘙痒、皮疹、发热等轻度过敏反应,停药后可自行消退。

2. 粒细胞缺乏症 为最严重不良反应,发生率约0.3%~0.6%,多在治疗的2~3个月后出现,故用药期间应定期检查血常规,并密切观察。若发生喉痛、发热等反应,应立即停药。

3. 胃肠道反应 表现为厌食、呕吐、腹痛、腹泻等症状。

4. 甲状腺肿和甲状腺功能减退 长期过量使用可引起甲状腺代偿性增生,及时停药可恢复。

【禁忌证】

此类药物易进入乳汁和胎盘,妊娠期妇女慎用,哺乳期妇女、结节性甲状腺肿、甲状腺癌患者禁用。

（二）碘及碘的氧化物

【药理作用和临床应用】

不同剂量的碘剂对甲状腺功能产生的作用亦不同。

1. 防治单纯性甲状腺肿 碘是合成甲状腺激素的原料,小剂量的碘剂可促进甲状腺激素的合成与分泌。

2. 甲亢术前准备 大剂量碘能减弱TSH刺激腺体增生的作用,甲亢术前两周服用大剂量碘剂,可使腺体缩小、变韧,减少术中出血,有利于手术进行。

3. 治疗甲状腺危象 大剂量碘可直接抑制甲状腺激素释放而产生抗甲状腺作用,常与硫脲类药物配伍使用。

【不良反应】

主要表现为咽喉不适、口内重金属味,可饭后服用或用果汁、牛奶等饮料稀释,以减少刺激性。部分患者对碘过敏,会引起发热、皮疹、血管神经性水肿等过敏反应,严重时出现喉头水肿而窒息。长期使用可导致慢性碘中毒或诱发甲状腺功能紊乱。碘化物能进入乳汁或通过胎盘,故孕妇与哺乳期妇女慎用。

（三）放射性碘

【药理作用和临床应用】

放射性碘^{131}I被甲状腺摄取后,可在组织内释放出β射线(占99%)和γ射线(占1%)。β射线的射程短(<2mm),可破坏增生的甲状腺滤泡上皮细胞,对周围正常组织无明显影响。起效慢,一般用药一个月后见效。适用于不宜手术、术后复发或对硫脲类无效或过敏的甲亢

患者。γ 射线也可被甲状腺摄取,故 ^{131}I 也可用于甲状腺功能的鉴别诊断。

【不良反应】

大剂量使用可导致甲状腺功能减退。服 ^{131}I 前 2~4 周宜避免用碘剂及其他含碘食物或药物。妊娠甲状腺功能亢进的患者和哺乳期妇女禁用。

(四)β 受体阻断药

本类药物可通过阻断 β 受体,减轻甲亢患者的交感 - 肾上腺系统的兴奋性,还可抑制 T_4 在外周组织中脱碘变为 T_3,有助于缓解心悸、心动过速、震颤等甲亢症状。适用于不宜手术以及不宜使用上述抗甲状腺药物治疗的的甲亢患者。常与硫脲类药物配伍使用,可增强疗效。

常用制剂和用法

甲状腺片剂:成人口服,开始为 10~20mg/d,逐渐增加,维持量一般为 40~120mg/d,少数病人需要 160mg/d。

丙硫氧嘧啶片剂:开始剂量一般为 200~600mg/d,分次口服,维持量 50~150mg/d。

甲巯咪唑片剂:开始剂量一般为 20~60mg/d,分 3 次口服,维持量 5~15mg/d,疗程一般为 12~18 个月。

碘化钾溶液剂:预防地方性甲状腺肿,一般 100μg/d;治疗地方性甲状腺肿早期患者口服碘化钾 15mg/d,20 天为一疗程,隔 3 个月再服一疗程;治疗甲状腺危象:首剂用 3.6ml,以后 1.8~2.7ml/6h;手术前准备:术前 2 周服用,每次 3~5 滴 / 次,3 次 / 日。

第三节 降 血 糖 药

学习目标

1. 掌握:胰岛素的药理作用、临床应用和不良反应。
2. 熟悉:口服降糖药的作用特点及临床应用。
3. 了解:糖尿病的分类以及特点。

糖尿病是一种由于多种原因引起的胰岛素分泌缺陷和(或)其生物作用受损而导致糖、蛋白质、脂肪、水及电解质代谢紊乱的内分泌系统疾病。以高血糖为主要特征,可导致心、脑、肾等主要器官慢性损害或功能障碍,严重时可发生酮症酸中毒、高渗昏迷、乳酸性酸中毒而威胁生命。临床表现为"三多一少",即多饮、多食、多尿和体重减轻。根据发病原因,糖尿病可分为 1 型糖尿病(胰岛素依赖型,胰岛素绝对缺乏)和 2 型糖尿病(非胰岛素依赖型,胰岛素相对缺乏或胰岛素抵抗)。目前治疗糖尿病的药物主要有胰岛素和口服降糖药物。

案例

患者,男,46 岁。近半年常感口渴、多饮、多食,一月内体重减轻 10kg,空腹血糖 13mmol/L,尿糖(+++),尿酮(++)。临床诊断:2 型糖尿病。

请问:1. 该患者应选用什么药物进行治疗?
　　　2. 使用本类药物应注意哪些问题?

一、胰岛素

胰岛素是由胰脏内的胰岛 B 细胞受内源性或外源性物质刺激而分泌的一种蛋白质激素。口服易被消化酶所破坏,须注射给药。胰岛素应避光并在 2~8℃下冷藏。药用胰岛素包括动物胰岛素、人胰岛素和胰岛素类似物三大类。常用胰岛素制剂根据作用时间长短可分为速效、中效和长效三大类(表 9-1)。

表 9-1　常用胰岛素制剂和用法

分类	药物	注射方式	用法
速效	正规胰岛素	静脉、皮下	用于急救或餐前 15~30min 注射
中效	低蛋白锌胰岛素	皮下	早餐前 30min 注射 1 次,必要时晚餐前加 1 次,剂量个体化
	珠蛋白锌胰岛素	皮下	
长效	精蛋白锌胰岛素	皮下	早餐或晚餐前 30~60min 给药,1 次 / 日

【药理作用】

1. 降低血糖　胰岛素能加速葡萄糖的氧化和酵解,促进全身组织细胞对葡萄糖的摄取和利用,并抑制糖原的分解和糖原异生,从而降低血糖。

2. 调节脂肪代谢　胰岛素能促进脂肪的合成与贮存,使血中游离脂肪酸减少,同时抑制脂肪的分解氧化。

3. 调节蛋白质代谢　胰岛素能促进细胞对氨基酸的摄取和蛋白质的合成,还能抑制蛋白质的分解,因而有利于生长。

4. 降低血钾　促进钾离子进入细胞内,增高细胞内钾离子浓度。

【临床应用】

1. 治疗糖尿病　尤其适用于:①1 型糖尿病;②经饮食控制和使用口服降糖药无效的 2型糖尿病;③糖尿病伴有并发症,如酮症酸中毒或高渗性昏迷等;④糖尿病伴有严重感染、高热、妊娠、创伤、手术等。

2. 纠正细胞内缺钾　临床上常将葡萄糖、胰岛素和氯化钾组成 GIK 极化液,在心肌梗死早期使用可防治心律失常,降低死亡率。

考点链接

胰岛素的作用和应用

【不良反应】

1. 低血糖反应　是胰岛素最常见的不良反应,由使用剂量过大、未按时进餐或饮食过少所引起,表现为饥饿感、头晕、心悸、出冷汗、浑身无力等,严重时出现昏迷、休克,甚至死亡。症状轻者进食或饮用糖水即可缓解,严重者应立即静脉注射 50% 的葡萄糖溶液。

考点链接

胰岛素引起低血糖反应的预防及处理措施

2. 过敏反应　少数人用药后出现荨麻疹、血管神经性水肿等,偶有过敏性休克,必要时使用抗组胺药和糖皮质激素治疗,也更换高纯度胰岛素制剂来减少过敏反应。

3. 胰岛素抵抗　由于多种原因引起机体对胰岛素敏感性下降,分为急性和慢性两种类型。去除诱因、改用单组分人胰岛素或联合使用口服降糖药可减少抵抗。

4. 局部反应　长期皮下注射可引起注射局部皮肤红肿、发热、硬结或皮下脂肪萎缩,应有计划地更换注射部位。

二、口服降血糖药

临床上常用的口服降血糖药主要包括促胰岛素分泌药、双胍类、胰岛素增敏剂和 α- 葡萄糖苷酶抑制剂,是治疗 2 型糖尿病的主要药物。

(一)促胰岛素分泌药

此类药物直接作用于胰岛 B 细胞,刺激内源性胰岛素的释放从而降低血糖,包括磺酰脲类和非磺酰脲类。

1. 磺酰脲类 第一代药物有甲苯磺丁脲(甲糖宁)、氯磺丙脲等,易出现低血糖反应,现已少用。第二代药物有格列苯脲(优降糖)、格列吡嗪(美吡达)、格列波脲(克糖利)、格列齐特(达美康)等,临床应用较广泛。第三代药物格列美脲(亚莫利),半衰期长,一日口服一次即可。

【临床应用】

主要用于饮食控制无效且胰岛功能尚存的轻、中度 2 型糖尿患者。另外,氯磺丙脲能促进抗利尿激素的分泌,还可治疗尿崩症。

【不良反应】

用量过大可出现低血糖反应,应及时进食或补充葡萄糖;胃肠道反应出现为食欲减退、恶心呕吐等。少数人出现皮肤瘙痒、荨麻疹等过敏反应。血液系统表现为白细胞、血小板减少,应定期检查血常规。

2. 非磺酰脲类 常用药物包括瑞格列奈(诺和龙)、那格列奈(唐力)等。本类药物主要通过刺激胰岛素的早期分泌而降低餐后血糖,具有吸收快、起效快和作用时间短的特点。此类药物需在餐前即刻服用,可单独使用或与其它降糖药物联合应用(磺脲类除外)。临床上尤适用于餐后血糖高的 2 型糖尿病患者。常见不良反应是低血糖和体重增加,但低血糖的发生频率和程度较磺脲类药物轻。

(二)双胍类

临床常用的药物有二甲双胍(甲福明)、苯乙双胍(苯乙福明,降糖灵)等。

【药理作用和临床应用】

主要作用包括:①促进脂肪组织对葡萄糖的摄取和利用;②抑制葡萄糖在肠道内糖的吸收和糖原异生;③增加糖的无氧酵解;④减少三酰甘油和胆固醇的含量。临床上主要用于经饮食控制无效的轻、中度 2 型糖尿病患者,尤其是肥胖患者。

【不良反应】

主要有厌食、恶心、呕吐、腹泻、口苦、金属味等胃肠道反应,饭后服用可减轻,减量或停药后即可消失。少数患者出现严重的乳酸性酸中毒和酮症酸血症,故糖尿病酮症酸中毒者和肝功能不全者禁用。长期大剂量使用可引起体内维生素 B_{12} 缺乏,导致巨幼红细胞性贫血。

(三)胰岛素增敏剂

临床常用的药物有罗格列酮、环格列酮、吡格列酮、恩格列酮等。

【药理作用和临床应用】

本类药物通过提高肌肉和脂肪组织对胰岛素的敏感性,促进外周组织对葡萄糖的利用,有效降低血糖。同时还能改善胰岛 B 细胞功能,纠正胰岛素抵抗状态,纠正糖、脂肪代谢异常。适用于 2 型糖尿病及有胰岛素抵抗的糖尿病患者的治疗。

【不良反应】

低血糖反应发生率低,主要表现为嗜睡、肌肉或骨骼痛、头痛、胃肠道反应等。

（四）α-葡萄糖苷酶抑制剂

临床常用药物有阿卡波糖（拜糖平）、伏格列波糖（倍欣）等,为新型口服降血糖药。

本类药物主要通过竞争性抑制位于小肠的 α-葡萄糖苷酶抑制剂,减慢淀粉分解成葡萄糖的速度,延缓葡萄糖的吸收,降低餐后血糖。可单独使用或与其他降糖药合用,尤适用于伴有餐后高血糖的 2 型糖尿病患者。不良反应主要为胃肠道反应,表现为恶心、呕吐、腹胀、腹痛等。

常用制剂和用法

胰岛素注射剂:剂量和给药次数视病情而定。

甲苯磺丁脲片剂:口服常用量一次 0.5g,一日 1~2g。开始在早餐前或早餐及午餐前各服 0.5g,也可 0.25g,一日三次,于餐前半小时服,根据病情需要逐渐加量,一般用量为每日 1.5g,最大用量每日 3g。

格列本脲片剂:口服开始 2.5mg,早餐前或早餐及午餐前各一次,轻症者 1.25mg,一日三次,三餐前服,7 日后递增每日 2.5mg。一般用量为每日 5~10mg,最大用量每日不超过 15mg。

二甲双胍片剂:推荐开始剂量为 1 日 1 次,1 次 1 片与饭同服;对已服用过其它降糖药的病人,推荐开始剂量为 1 日 2 次,1 次 2 片（2.5mg/500mg）或 1 日 2 次,1 次 4 片（5mg/1000mg）,与饭同服;建议最大日剂量不超过 8 片。

第四节 性激素和计划生育用药

学习目标

1. 掌握:雌激素类、孕激素类药的药理作用及临床应用。
2. 熟悉:雄激素类药和同化激素类的作用及临床应用。
3. 了解:计划生育用药的分类和代表药物。

性激素是由性腺合成、分泌的甾体激素,包括雌激素、孕激素和雄激素。临床常用的多为人工合成品及其衍生物。

案例

患者,女,28 岁。首次妊娠,怀孕 6 周时,出现腹痛、阴道出血症状。送医院就诊,经检查孕酮水平低于正常值,医生建议保胎。

请问: 1. 该患者应选用什么药物进行治疗?

2. 使用本类药物应注意哪些问题?

一、雌激素类

天然的雌激素有雌二醇、雌酮和雌三醇,常用雌二醇,需注射给药。人工合成的雌激素类药主要有炔雌醇、炔雌醚、戊酸雌二醇、己烯雌酚等,具有可口服或长效的特点。

【药理作用】

1. 可促进女性第二性征和性器官发育、成熟;和孕激素协同作用,形成月经周期;促进阴道上皮增生。

2. 大剂量的雌激素可作用于下丘脑垂体系统,抑制促性腺激素分泌,抑制排卵;抑制催乳素对乳腺的刺激作用,减少泌乳。

3. 增加骨骼的钙盐沉积,加速骨骺闭合。

【临床应用】

1. 治疗卵巢发育不全或功能低下、闭经或月经量过少。

2. 绝经期综合征,适量补充雌激素,可抑制促性腺激素分泌,减轻症状。

3. 避孕。

4. 用于绝经后 5 年以上晚期乳腺癌,不宜用于绝经期 5 年以内的患者,否则反而会促肿瘤生长。

5. 可与雄激素合用治疗老年性骨质疏松。

6. 利用其抗雄激素作用治疗痤疮等。

【不良反应】

常见恶心、呕吐、食欲不振,早晨多发;长期用药可因子宫内膜过度增生而引起子宫出血,有子宫出血倾向者慎用;大剂量使用可致水肿、胆汁淤积性黄疸,肝功能不全者慎用。

二、孕激素类

天然孕激素为黄体酮(孕酮),体内含量极少,且口服无效。临床常用的孕激素类药多为人工合成品,主要有甲羟孕酮(安宫黄体酮)、甲地孕酮、羟孕酮己酸酯、炔诺酮、炔诺孕酮等。

【药理作用】

1. 促使子宫内膜增生,由增殖期转为分泌期,维持正常的月经周期,且增厚的子宫内膜还有利于受精卵着床和胚胎发育。

2. 抑制子宫的收缩,并降低子宫对缩宫素的敏感性,有保胎作用。

3. 抑制黄体生成素的分泌,抑制排卵。

4. 与雌激素协同作用,促进乳腺腺泡发育。

【临床应用】

1. 功能性子宫出血。

2. 先兆性及习惯性流产。

3. 子宫内膜异位症:大剂量可使子宫内膜腺体萎缩,以治疗子宫内膜异位及子宫内膜腺癌。

4. 避孕。

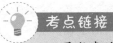

考点链接

孕激素的临床应用

【不良反应】

偶见恶心、头晕、头痛、乳房胀痛等症状。长期应用易引起子宫内膜萎缩、月经减少,并诱发阴道真菌感染。

三、雄激素类和同化激素类

(一)雄激素类

天然雄激素主要指雄性动物的睾丸中分泌的睾酮(睾丸素),口服无效。临床常用的人工合成雄激素类药有甲睾酮、丙酸睾酮和苯乙酸睾酮等,口服给药。

【药理作用】

1. 促进男性第二性征和生殖器官的发育、成熟和维持。

2. 大剂量能反馈性抑制促性腺激素释放,对女性可减少雌激素分泌,并有直接抗雌激素作用。

3. 同化作用,明显促进蛋白质合成,抑制其分解。

4. 大剂量可促进肾脏分泌促红细胞生成素,刺激骨髓造血功能,使红细胞、血红蛋白数量增加。

5. 促进肾脏对钙、磷的重吸收。

【临床应用】

1. 无睾症、类无睾症以及男性性腺功能减退症。

2. 功能性子宫出血,主要通过抗雌激素作用,使子宫肌纤维及血管收缩和内膜萎缩而起止血作用,用于更年期尤为合适。临床应用三合激素(己烯雌酚、黄体酮和丙酸睾酮的混合物)注射,一般可以止血,停药后可出现撤退性出血。

3. 绝经期综合征、子宫肌瘤、迁移性乳腺癌和卵巢癌。

4. 其他,如再生障碍性贫血和老年性骨质疏松症等。

【不良反应】

女性患者长期服用可出现痤疮、多毛、闭经等男性化现象;影响肝脏内胆管的排泄功能,可引起胆汁郁积性黄疸。肝功能障碍者、前列腺癌患者、孕妇及哺乳期妇女禁用。

（二）同化激素类

同化激素是一类以蛋白质同化作用为主的睾丸素的衍生物,本类药物主要有苯丙酸诺龙、癸酸诺龙、美雄酮等。

本类药物可以增加蛋白合成,促进肌肉发育,增加食欲,带来舒适感。主要用于蛋白质吸收和合成不足,或分解亢进、损失过多的慢性衰弱和消耗性疾病患者,如营养不良、再生障碍性贫血、严重烧伤、肿瘤化疗期、手术后恢复期、老年性骨质疏松、慢性胆道阻塞性瘙痒等。服用时应增加食用蛋白质。肾炎、心力衰竭和肝功能不良者慎用,孕妇及前列腺癌患者禁用。运动员禁用。

四、计划生育用药

计划生育药能阻碍受孕和终止妊娠,主要分为抑制排卵药、抗着床药和外用避孕药。

（一）抑制排卵药

是指雌激素和孕激素配伍而成的复方制剂。通过提供外源性的雌激素和孕激素,负反馈作用于下丘脑 - 垂体系统,减少促卵泡激素和黄体生成素的分泌,抑制卵泡的生长成熟以及排卵。

本类药物主要的不良反应:①恶心、呕吐、食欲减退等类早孕反应,继续用药后可减轻或消失,严重者可加服维生素 B_6。②少数病人漏服药物后可引起子宫不规则出血。③哺乳期妇女使用后可引起乳汁分泌减少,偶见闭经,若连续两个月闭经,应停药。④子宫肌瘤、肝炎、充血性心力衰竭或乳腺癌患者禁用。

（二）抗着床的药物

此类药物可改变正常的子宫内膜周期性变化,使内膜正常转化受到干扰,子宫内膜组织学及生物化学发生变化,表现为内膜变薄、分泌不良、很快萎缩退化,破坏了受精卵和子宫内膜的同步现象,不利于孕卵着床。

抗着床药物是大剂量孕激素,如甲地孕酮、炔诺酮、双炔失碳酯等,其优点是不受月经周期影响,可在探亲当日开始服用,所以亦称探亲避孕药。

双炔失碳酯可作为事后避孕药,有抗着床作用,不受月经周期的限制,也无需连续服药,但影响雌激素活性,副作用较大。

(三)外用避孕药

此类药物主要有苯乙酸汞、苯硝酸汞、苯醇醚等,具有较强的杀精子作用,一般制成胶冻、片剂或栓剂等,放入阴道后,发挥杀精子作用。单独应用时避孕效果不够满意,与避孕工具同时应用,可提高效果。

常用制剂和用法

己烯雌酚片剂:0.25~6mg;注射剂:0.5~1mg/次,肌内注射。

黄体酮注射剂:10~20mg/次,肌内注射。

醋酸甲地孕酮片剂:2~4mg/d。

甲睾酮片剂:5~10mg/次,2次/天。

苯丙酸诺龙注射剂:25mg/次,1~2次/周,肌内注射。

复方炔诺酮片片剂:口服,从月经周期第5日开始用药,一日1片,连服22天,不能间断,服完后等月经来后第5天继续服药。

📊 本章小结

1. 糖皮质激素大剂量具有抗炎、抗免疫、抗毒、抗休克作用,对血液系统和物质代谢也有影响。长期使用的不良反应体现在一进(肾上腺皮质功能亢进)、一退(肾上腺皮质功能减退症)、四诱发(诱发加重感染、高血压、溃疡、精神失常)及停药过快要反跳。

2. 甲状腺激素主要用于治疗甲状腺功能减退所引起的呆小病、黏液性水肿及单纯甲状腺肿大。

3. 甲亢患者一般使用硫脲类药物,粒细胞缺乏症为其最严重的不良反应;甲亢术前、甲亢危象治疗一般再配合使用大剂量碘;不宜手术或术后复发,使其他药物无效时可采用放射性碘治疗。

4. 胰岛素主要用于治疗1型糖尿病、糖尿病伴有严重并发症及口服降糖药无效的患者,使用时应注意防止低血糖反应发生。

5. 口服降糖药主要用于2型糖尿病患者。

(高艳丽)

目标测试

选择题

1. 糖皮质激素的抗毒作用是指

    A. 破坏细菌内毒素

    B. 中和细菌外毒素

C. 中和细菌内毒素

D. 提高机体对细菌内毒素的耐受力

E. 杀灭细菌

2. 糖皮质激素对血液成分的影响描述正确的是

A. 减少红细胞数目　　　　　　　　　B. 减少血红蛋白量

C. 减少血小板数目　　　　　　　　　D. 减少血中淋巴细胞数目

E. 减少血中性白细胞数目

3. 糖皮质激素用于严重感染的目的是

A. 发挥抗毒素作用,提高机体对外毒素的耐受力

B. 发挥抗菌和抗毒素作用

C. 消除炎症和过敏反应

D. 利用其强大的抗炎作用,缓解症状,使病人度过危险期

E. 由于加强心肌收缩力,帮助病人度过危险期

4. 采用隔日疗法时,应将两日的总糖皮质激素量在隔日何时一次给予

A. 6~7 点　　　　　　　B. 7~8 点　　　　　　　C. 10~12 点钟

D. 14~16 点　　　　　　E. 16~18 点钟

5. 糖皮质激素诱发和加重感染的主要原因

A. 抑制体内抗体的生成

B. 用量不足

C. 促进病原微生物繁殖

D. 抑制促肾上腺皮质激素的释放

E. 抑制炎症反应和免疫反应,降低机体的防御能力

6. 长期应用糖皮质激素不会引起

A. 高血糖　　　　　　　B. 高血钾　　　　　　　C. 水肿

D. 向心性肥胖　　　　　E. 骨质疏松

7. 关于糖皮质激素不良反应描述错误的是

A. 诱发或加重炎症反应　B. 诱发精神失常　　　　C. 诱发骨折

D. 诱发或加重溃疡　　　E. 诱发加重感染

8. 治疗呆小病的主要药物

A. 大剂量碘剂　　　　　B. 甲状腺素　　　　　　C. 丙硫氧嘧啶

D. 普萘洛尔　　　　　　E. 卡比马唑

9. 硫脲类药物最严重的不良反应是

A. 甲状腺肿大　　　　　B. 药疹　　　　　　　　C. 粒细胞缺乏

D. 发热　　　　　　　　E. 皮肤瘙痒

10. 甲状腺功能亢进的内科治疗宜选用

A. 甲状腺素　　　　　　B. 小剂量碘剂　　　　　C. 大剂量碘剂

D. 丙基硫氧嘧啶　　　　E. 普萘洛尔

11. 甲亢术前使用硫脲类药物后手术前两周再加服大剂量碘剂,原因是

A. 大剂量碘剂可使代偿性增生的甲状腺腺体增大变韧

B. 大剂量碘剂可降低基础代谢率,便于手术

    C. 大剂量碘剂可使代偿性增生的甲状腺腺体缩小变韧

    D. 大剂量碘剂可防止术后发生甲状腺肿大

    E. 硫脲类作用不强,合用后者可增加其抗甲状腺作用

12. 胰岛素最常用的给药途径是

    A. 舌下含服   B. 口服   C. 皮下注射

    D. 肌内注射   E. 皮内注射

13. 兼有降血糖和抗利尿作用的药物是

    A. 二甲双胍   B. 格列齐特   C. 罗格列酮

    D. 胰岛素   E. 氯磺丙脲

14. 饮食控制无效的肥胖型糖尿病患者,可选用

    A. 胰岛素   B. 二甲双胍   C. 阿卡波糖

    D. 氯磺丙脲   E. 格列齐特

15. 孕激素的用途不包括

    A. 功能性子宫出血   B. 先兆流产   C. 子宫内膜异位症

    D. 绝经期综合征   E. 避孕

第十章 抗微生物药

第一节 概　述

抗微生物药是指能抑制或杀灭病原微生物,防治感染性疾病的药物;消毒防腐药用于体表、器械和周围环境抗病原微生物的药物;化学治疗药用于抑制或杀灭体内病原微生物、寄生虫及肿瘤细胞的药物。

案例

有的患者在感冒、腹泻时会自己吃抗生素,觉得这样能预防感染。实际上,临床上的某些外科手术确实会提前使用抗生素预防感染,但使用的前提是符合相应的指征,抗生素能选择性地作用于菌体细胞DNA、RNA和蛋白质合成系统的特定环节,干扰细胞的代谢作用,妨碍生命活动或使其停止生长,甚至死亡。

请问: 1. 抗生素是否等同于消炎药?
　　　 2. 抗生素能否应用于所有感染性疾病?

一、常用概念和术语

抗生素:是指某些微生物(细菌、真菌、放线菌)在代谢过程中产生的具有能抑制或杀灭其他病原微生物的化学物质。

抑菌药:是指仅抑制细菌生长繁殖而无杀灭细菌作用的抗菌药物。

考点链接
抗生素

杀菌药:是指不仅有抑制细菌生长繁殖,还具有杀灭细菌作用的抗菌药物。

抗菌活性:是指抗菌药物抑制或杀灭病原微生物的能力。

抗菌谱:指抗菌药物所能抑制或杀灭病原微生物的作用范围。

考点链接
抗菌谱

抗菌后效应:指停药后,抗生素在机体内的浓度低于最低抑菌浓度或者被机体完全清除,细菌在一段时间内仍处于持续受抑制状态。

二、抗菌药物作用机制

1. 影响细菌胞浆膜的通透性 细菌胞浆膜是一种半透膜,具有运输物质和渗透屏障的功能。多黏菌素类、两性霉素 B 等药物可选择性地与病原体胞浆膜中的磷脂或固醇类物质结合,破坏胞浆膜的通透性,导致病原体内重要成分如氨基酸、核糖酸等外漏而死亡。

2. 抑制细菌核酸的合成 磺胺类药物、甲氧苄啶可分别抑制二氢叶酸合成酶与二氢叶酸还原酶,妨碍细菌叶酸的代谢过程,进而导致核酸合成受阻而产生抗菌作用;喹诺酮类、利福平药物可分别抑制 DNA 回旋酶与依赖 DNA 的 RNA 多聚酶,从而抑制细菌核酸的合成而呈现抗菌作用。

3. 抑制细菌细胞壁合成 细菌的细胞壁具有维持细菌正常形态和功能的作用。对青霉素类和头孢菌素类药物敏感的细菌细胞壁黏肽成分含量高(约 60%),这两类药物通过抑制黏肽形成中交叉联接过程的转肽酶,抑制了细菌细胞壁黏肽的合成,造成细胞壁缺损而导致细菌裂解死亡。

4. 抑制细菌蛋白质的合成 大环内酯、氨基苷类、四环素类等药物可作用于细菌的核糖体,通过作用到细菌蛋白质合成的不同环节而抗菌。

三、病原体的耐药性

耐药性(又称抗药性),是指病原体及肿瘤细胞等长期或反复接触化学治疗药物敏感性降低的现象称为耐药性。当药物不能杀死或抑制病原体时,抗药性一词等于药物剂量失败或药物耐受。抗药性多指由病原体引起的疾病,而耐药性则亦指因长期服药,造成相同剂量却不如当初有效的情况。如病原体对某种抗微生物药产生耐药性,同时对其他抗微生物药物也同样耐药,则称交叉耐药性。

考点链接
耐药性

目前,病原体的耐药性已成为影响抗微生物药物疗效的重要因素,为防止和延缓耐药性的产生,应严格掌握抗微生物药物的适应证和避免滥用。

四、抗菌药的选用原则

1. 根据患者的临床指征选药 确定引起感染的病原微生物,最好能进行细菌学诊断和体外药敏试验,选择疗效较高、毒性较低的抗菌药物治疗。如果尚未确定,常采用使用广谱抗菌药物或者联合用药。另外还应考虑抗菌药物的抗菌谱、适应证、不良反应、耐药性及细菌学检查及经济性等情况选择恰当的抗菌药。

2. 根据患者的自身的特点选药 肝肾功能不全的患者,要考虑药物对肝肾的损害;妊娠、哺乳期妇女应避免使用具有致畸和影响胎儿、新生儿生长发育的药物;有药物过敏史或有过敏性疾病的患者,应慎用或禁用易发生过敏反应的药物;对婴儿和老年人用药,要考虑肝、肾功能尚未发育成熟或已衰退,常造成血药浓度过高,半衰期延长,应避免使用对肝、肾有损害的药物;另外,还要考虑患者的经济情况,尽量减轻患者的经济负担。

3. 根据感染的具体部位选药 选药时应考虑到抗菌药物的药动学特点是否有利于药物作用发挥的。如中枢感染应选用易透过血脑屏障的抗菌药;胆道感染应选用胆汁中浓度高的抗菌药;肠道感染多选用肠道不易吸收的抗菌药,药物在肠道中浓度较高;泌尿系感染应选用以原形经肾排泄多的抗菌药。

五、抗菌药物的联合应用

抗菌药联合用药的指征:病原菌未明的严重感染;单一抗菌药物不能控制的严重混合感染,如肠穿孔后腹膜炎的致病菌常有多种需氧菌和厌氧菌等;单一抗菌药物不能有效控制的感染性心内膜炎或败血症;长期用药细菌有可能产生耐药者,如结核、慢性尿路感染、慢性骨髓炎等;用以减少药物毒性反应,如两性霉素 B 和氟胞嘧啶合用治疗深部真菌,前者用量可减少,从而减少毒性反应;临床感染一般用二药联用即可,常不必要三药联用或四药联用。

联合用药的目的主要是为了扩大抗菌谱、提高药物疗效,减少不良反应、防止或延缓耐药性的产生。如果联合用药不合理,则适得其反。目前临床上许多联合用药是不合理的,大多数感染患者使用一种抗菌药即可。

六、抗菌药的用法和疗程

用药剂量应在各种抗菌药的常用剂量范围内。轻度感染可口服,中度感染可肌内注射,严重感染则应静脉注射,病情缓解后再改为口服。在治疗急性感染时应密切观察治疗效果。如果用药 48~72 小时后病情未见改善,应及时调整用药方案,以免延误治疗的最佳时机。

抗菌药治疗细菌感染的疗程应根据感染的种类、感染的程度及患者的体质而定。过早的停药易引起复发或转为慢性,用药过长则造成浪费,还会出现毒性反应和二重感染。一般的急性感染患者症状消失 3~4 天即可停用;治疗重症感染则症状恢复正常 7~10 天才能停药;治疗骨髓炎、细菌性心内膜炎的疗程为 4~8 周;治疗结核病的疗程则延长达几个月甚至更长。

在感染性疾病的治疗中,要注意改善人体内在因素,尤其是免疫力的提高。因此,在抗感染治疗时,要采取综合措施,如补充血容量、改善循环、纠正电解质紊乱、治疗原发病等。

第二节 抗 生 素

 学习目标

1. 掌握:β- 内酰胺类、大环内酯类和氨基苷类抗生素的抗菌谱、临床应用及不良反应。
2. 熟悉:四环素类和氯霉素类、林可霉素类的作用特点及临床应用。
3. 了解:万古霉素类和多黏菌素类的作用特点及临床应用。

一、β- 内酰胺类

β- 内酰胺类是指化学结构中具有 β- 内酰胺环的一类抗生素,包括临床最常用的青霉素与头孢菌素,以及新发展的头霉素类、硫霉素类、单环 β- 内酰胺类等其他非典型 β- 内酰胺类抗生素。此类抗生素具有杀菌活性强、毒性低、适应证广及临床疗效好的优点。本类药的化学结构,特别是侧链的变化形成了很多不同抗菌谱和抗菌作用以及各种临床药理学特性的抗生素。

案例

患者,男,49 岁。因发热、寒战、咽痛、身体不适入院诊治,医生检查后诊断为急性扁桃体炎。经皮肤过敏试验后,医生给予青霉素治疗,并建议多休息。三天以后,病情逐渐缓解。

请问:1. 青霉素的抗菌谱包括哪些病原体?

2. 青霉素最严重的不良反应是什么?如何进行防治?

(一)青霉素类

青霉素类药物包括天然青霉素和部分合成的青霉素。基本化学结构含有 β- 内酰胺环。β-内酰胺环与其抗菌作用有关,一旦破裂即抗菌活性消失。

青 霉 素

又名盘尼西林,从青霉菌培养液中提取,属于有机酸。其钠盐和钾盐易溶于水,水溶液性质不稳定,在室温中放置 24 小时,大部分降解失效,并产生具有抗原性的物质,不但疗效低,还易发生过敏反应,故常将其制成性质稳定的粉针制剂,其溶液现用现配。青霉素不耐热,也易被酸、碱、醇、重金属、氧化剂、及青霉素酶所破坏。

【体内过程】

口服易被胃酸和消化酶破坏,故不宜口服,一般采用肌内注射或静脉注射。肌内注射吸收快而完全,吸收后广泛分布于各种组织中,但不易透过血脑屏障,但当脑膜有炎症时,透入量增加,脑脊液中可达到有效抗菌浓度。青霉素绝大部分以原形从肾小管分泌排泄,其半衰期为 0.5~1 个小时,但因抗菌后效应等原因,有效抗菌时间可维持 4~6 个小时。

【药理作用】

青霉素抗菌作用强大,属于繁殖期杀菌剂,但抗菌谱较窄。主要作用于大多数革兰阳性敏感菌,如溶血性链球菌、肺炎链球菌、草绿色链球菌、不产酶的金黄色葡萄球菌、白喉棒状杆菌、炭疽芽孢杆菌、产气荚膜芽孢梭菌、破伤风芽孢梭菌等;对革兰阴性球菌亦有强大的抗菌作用如脑膜炎奈瑟菌、淋病奈瑟菌;对螺旋体如梅毒螺旋体、回归热螺旋体、钩端螺旋体和放线菌有效。

金黄色葡萄球菌等耐药菌与青霉素反复接触后可产生青霉素酶(β- 内酰胺酶类),能裂解青霉素的 β- 内酰胺环,使其抗菌活性降低或消失,产生耐药性。

青霉素与敏感菌胞浆膜上的青霉素结合蛋白结合,抑制转肽酶的活性,阻止了细菌细胞壁黏肽的生物合成,造成细胞壁缺损,细胞壁丧失维持菌体高渗状态的功能,水分不断渗入,菌体膨胀变形,裂解死亡。

【临床应用】

1. 革兰阳性球菌感染

(1)肺炎链球菌引起的大叶性肺炎、支气管炎、中耳炎等。

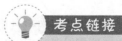

考点链接

青霉素的临床应用

(2)溶血性链球菌感染引起的咽炎、扁桃体炎、中耳炎、组织蜂窝炎、心内膜炎、猩红热等;草绿色链球菌和肠球菌引起的心内膜炎,应与链霉素或庆大霉素合用。

(3)葡萄球菌的敏感菌株引起的疖、痈、骨髓炎、呼吸道感染、败血症等。

2. 革兰阴性球菌感染如脑膜炎奈瑟菌引起的脑膜炎;淋病奈瑟菌引起的淋病。

3. 革兰阳性杆菌感染如破伤风、白喉、气性坏疽等。因青霉素对这些细菌产生的外毒素无作用,必须合用相应的抗毒素。

4. 螺旋体感染如梅毒、钩端螺旋体病、回归热等。

5. 放线菌感染如局部肉芽肿样炎症、脓肿等。需大剂量、长疗程用药。

【不良反应】

1. 过敏反应 青霉素毒性较低,但过敏反应发生率相对较高。皮肤样过敏和血清病样反应多见,临床表现大多为荨麻疹、皮炎、药热、血管神经性水肿等,停药并服用抗组胺药即可缓解。极少数患者可出现过敏性休克,表现为面色苍白、出冷汗、胸闷、呼吸困难、发绀、脉搏细弱、血压下降、昏迷、惊厥等,若抢救不及时,可因呼吸和循环衰竭而危及生命。

青霉素过敏性休克的防治措施:

①用药前详细询问患者用药过敏史,有青霉素过敏史者禁用,有其他药物过敏史或变态反应疾病者需谨慎用药;②凡初次用药或停药 3 日以上、用药过程中更换不同批号者,均需做皮肤过敏试验;皮肤过敏试验阳性者禁用,皮肤过敏试验阴性者也可发生过敏性休克,故注射后观察 30 分钟后方可离去;还需注意少数患者皮肤过敏试验时也可能出现敏性休克;③避免在饥饿状态下注射青霉素、避免局部使用、避免在不具备抢救条件下使用、避免与其他药物混合使用;④青霉素溶液必须现用现配,青霉素 G 最适宜的 pH 值为 5~7.5,过高或过低都会加速青霉素降解,故静滴时最好置于 0.9% 氯化钠注射液(pH 值为 4.5~7.0)中稀释。

考点链接

青霉素过敏性休克的防治措施

2. 赫氏反应 治疗螺旋体感染初期,可出现症状加重的现象,表现为全身不适、发热、寒战、肌痛、咽痛、心跳加快等症状,严重时可危及生命,称之为赫氏反应,原因是大量螺旋体被青霉素杀死后释放的物质所导致的变态反应。

3. 青霉素脑病 鞘内注射或静脉大剂量快速给药时,可引起头痛、肌肉痉挛、抽搐、昏迷等类似癫痫样发作,称为青霉素脑病。

4. 其他 肌注时可出现局部红肿、疼痛、硬结、甚至引起周围神经炎,钾盐尤甚。

部分合成青霉素

部分合成青霉素是在天然青霉素母核 6-APA 的基础上连接不同的侧链 R 而得到的一类青霉素。其抗菌机制和不良反应与天然青霉素相似,但弥补了天然青霉素抗菌谱窄、不耐酸、不耐酶、易引起过敏反应等不足。与天然青霉素有交叉过敏反应,故使用前应用天然青霉素或本品做皮试。部分合成青霉素分类及特点(表 10-1)。

(二)头孢菌素类

头孢菌素类是由冠头孢菌培养液中分离的头孢菌素 C,经改造侧链而得到的一系列半合成抗生素。其优点是:抗菌谱广、杀菌效果强、过敏反应少、对胃酸及 β- 内酰胺酶稳定等优点,临床应用比较广泛。作用机理同青霉素,也是抑制细菌细胞壁的生成而达到杀菌的目的。属繁殖期杀菌药。由于其不良反应和毒副作用较低,是当前开发较快的一类抗生素。

根据头孢菌素类药物抗菌谱、抗菌特点、对 β- 内酰胺酶的稳定性、肾毒性及临床应用的差异将其分为四代,各代作用特点及临床应用(表 10-2)。

表 10-1　部分合成青霉素的分类和作用特点

类别	药名	作用特点及用途
耐酸青霉素	青霉素 V	①耐酸可口服,但不耐酶 ②抗菌谱与青霉素相似但活性不及青霉素 ③用于预防感染或轻度感染
耐酸耐酶青霉素	苯唑西林 氯唑西林 氟氯西林 双氯西林	①耐酸可口服 ②对革兰阳性菌的作用不如青霉素,但对产生 β- 内酰胺酶的金葡菌有效 ③主要用于耐青霉素的金葡菌感染如肺炎、心内膜炎、败血症等
抗铜绿假单胞菌的广谱青霉素	羧苄西林 哌拉西林 替卡西林 呋布西林 磺苄西林	①不耐酸,注射给药;不耐酶,对耐药金葡菌无效 ②抗菌谱广,对革兰阳性菌作用与青霉素近似,对革兰阴性菌作用强,特别是对铜绿假单胞菌作用突出 ③主要用于铜绿假单胞菌感染及某些革兰阴性菌感染
抗革兰阴性杆菌青霉素	美西林 匹美西林 替莫西林	①对革兰阴性菌作用强,对铜绿假单胞菌无效,对革兰阳性菌作用弱 ②主要用于革兰阴性菌所致的泌尿道、皮肤软组织感染
广谱青霉素	氨苄西林 阿莫西林	①耐酸可口服,但不耐酶,对耐药金葡菌无效 ②抗菌谱广,对革兰阳性菌和革兰阴性菌均有杀灭作用,对革兰阴性菌的作用优于青霉素,但对铜绿假单胞菌无效 ③用于各种敏感菌引起的伤寒、副伤寒、呼吸道、泌尿道和胆道等感染

表 10-2　头孢菌素类药物的作用特点及临床应用

四代	常用药物	作用特点及临床应用
第一代	头孢氨苄 头孢羟氨苄 头孢唑啉 头孢拉定 头孢噻吩	①对革兰阳性菌(包括耐青霉素的金葡菌)作用强,对革兰阴性菌作用弱,对铜绿假单胞菌无效 ②对 β- 内酰胺酶稳定,但不及其他三代,对革兰阴性菌产生的 β- 内酰胺酶不稳定 ③肾毒性较其他三代大 ④主要用于耐青霉素的金葡菌及革兰阳性菌引起的呼吸道、泌尿道、皮肤软组织等感染
第二代	头孢呋辛 头孢克洛 头孢孟多	①对革兰阳性菌的作用较第一代稍差,对革兰阴性菌的作用较第一代强,对部分厌氧菌有效,但对铜绿假单胞菌无效 ②对 β- 内酰胺酶较稳定,但不及第三、四代 ③肾毒性较第一代小 ④广泛用于敏感菌所致的呼吸道、皮肤软组织、胆道、泌尿道及其他组织器官等感染
第三代	头孢他啶 头孢曲松 头孢噻肟 头孢哌酮	①对厌氧菌及革兰阴性菌作用强,对铜绿假单胞菌有较强的作用,但对革兰阳性菌作用不及第一、二代 ②组织穿透力强,分布广泛,半衰期长 ③对多种 β- 内酰胺酶高度稳定 ④对肾基本无毒性 ⑤主要用于敏感菌的重症感染及以革兰阴性杆菌为主要致病菌,兼有厌氧菌和革兰阳性菌的混合感染

续表

四代	常用药物	作用特点及临床应用
第四代	头孢吡肟 头孢克定 头孢匹罗	①广谱、高效,对革兰阳性菌的作用增强,对革兰阴性菌的作用比第三代强 ②对 β- 内酰胺酶稳定性最高 ③无肾毒性 ④主要用于对第三代耐药的革兰阴性杆菌引起的重症感染。由于穿透力强,脑脊液浓度高,细菌性脑膜炎效果更佳

【不良反应】

1. 胃肠道反应 口服剂型常引起患者恶心、呕吐、食欲减退等,饭后服用可明显减轻。

2. 过敏反应 多见药热、皮疹等,严重可引起过敏性休克。需要做皮肤过敏试验,阳性禁用并密切观察用药后的表现。

3. 肾损害 第一代头孢大剂量应用可出现肾毒性,易引起蛋白尿、血尿、血中尿素氮升高,严重者可致肾衰竭。

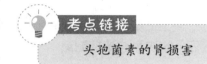

考点链接

头孢菌素的肾损害

4. 二重感染 长期应用可引起菌群失调,导致二重感染。

5. 其他 肌注局部有疼痛、硬结等,宜深部肌注;静滴时可见静脉炎;长期大量使用头孢哌酮、头孢孟多可引起凝血障碍,与抗凝血药、水杨酸制剂等合用时,可致出血倾向,可用维生素 K 防治。

(三)非典型 β- 内酰胺类

包括碳青霉烯类、头霉素类、氧头孢烯类以及单环 β- 内酰胺类。

1. 单环类

氨 曲 南

为人工合成的抗生素,抗菌谱窄,对需氧革兰阴性菌有杀菌作用强,具有耐酶、低毒、与青霉素和头孢菌素无交叉过敏反应等特点,但对需氧革兰阳性菌和厌氧菌无效。

【药理作用】

常用于敏感菌所致尿路感染、下呼吸道感染、胆道感染、皮肤软组织感染(包括手术伤口感染、溃疡和烧伤创面感染)、腹膜炎、盆腔等腹腔感染,生殖道感染常需与甲硝唑等抗厌氧菌药联合应用,还可用于败血症、脑膜炎等。

【不良反应】

少而轻,偶见皮疹、转氨酶升高等。

2. 碳青霉烯类

亚胺培南 美罗培南 帕尼培南

具有抗菌谱广、抗菌活性强,对 β- 内酰胺酶高度稳定,毒性低等优点。主要用于多重耐药菌引起的严重感染以及需氧菌和厌氧菌的混合感染。亚胺培南在体内被肾脱氢肽酶水解灭活,故需与抑制肾脱氢肽酶的西司他丁按 1∶1 联合应用才能发挥作用。而美罗培南和帕尼培南对肾脱氢肽酶稳定,无需与肾脱氢肽酶抑制剂合用。

常见的不良反应有恶心、药疹、静脉炎、转氨酶升高等。大剂量可致肾损害及惊厥、意识障碍等中枢神经系统反应。

3. 头霉素类

头孢西丁　头孢美唑

抗菌活性和抗菌谱与第二代头孢相似,对革兰阴性菌作用强,对β-内酰胺酶稳定,突出的特点是抗厌氧菌作用强。主要用于治疗腹腔、盆腔、妇科的需氧菌和厌氧菌的混合感染。不良反应有皮疹、静脉炎、蛋白尿、嗜酸性粒细胞增多等。

4. 氧头孢烯类

拉氧头孢　氟氧头孢

抗菌谱广,对革兰阳性菌、革兰阴性杆菌、厌氧菌和脆弱类杆菌均有较强的抗菌活性。主要用于敏感菌所致的呼吸道、泌尿道、胆道、妇科感染及脑膜炎败血症等。不良反应以皮疹多见,偶见低凝血酶原血症和出血症状,可用维生素K防治。

(四) β-内酰胺酶抑制药

克拉维酸　舒巴坦　他唑巴坦

常用的复方制剂有氨苄西林-舒巴坦(舒他西林)、阿莫西林-克拉维酸钾等,广泛用于呼吸道、泌尿道以及皮肤和软组织等部位的感染。抗菌活性较弱,抗菌谱较窄,可通过抑制β-内酰胺酶而保护一些不耐酶的抗生素免遭破坏,常与青霉素类或头孢菌素类合用,组成复方制剂,抗菌作用增强,抗菌谱扩大。

二、大环内酯类和氨基苷类

(一) 大环内酯类抗生素

由链霉菌产生的由大环内酯基团和糖衍生物以苷键相连形成的一类大分子弱碱性抗生素。对革兰氏阳性菌及支原体抑制活性较高。通过抑制菌体蛋白质的合成而快速发挥抗菌作用。本类药物之间有不完全交叉耐药性。包括红霉素、麦迪霉素、麦白霉素、螺旋霉素等天然大环内酯类及罗红霉素、克拉霉素、阿奇霉素等部分合成大环内酯类。

天然大环内酯类是一类难溶于水的碱性药物,其特点有:

1. 抗菌谱较青霉素广,主要用于革兰阳性菌、某些厌氧菌、弯曲菌、衣原体和支原体等感染;

2. 对胃酸不稳定,口服生物利用度低,pH<4时,几乎无抗菌活性;

3. 血药浓度低,组织中浓度相对较高,但不易透过血脑屏障;

4. 主要经胆汁排泄,对胆道感染效果好。

部分合成大环内酯类抗生素的特点有:

1. 对胃酸稳定,口服生物利用度高;

2. 血药浓度高,组织渗透性好;

3. 半衰期长,用药次数少;

4. 抗菌谱广,对革兰阴性菌抗菌活性增强;

5. 对需氧革兰阳性菌具有良好的抗菌后效应;

6. 不良反应比天然品少而轻。

红 霉 素

是从链丝菌培养液中提取的碱性抗生素,碱性条件下抗菌作用增强。口服易吸收,但易被胃酸破坏,并受食物影响,常制成肠溶片或酯类制剂。

【体内过程】

能通过胎盘屏障,也可进入乳汁,不能透过血脑屏障。大部分经肝代谢,经胆汁排泄,胆汁中浓度为血浆浓度的 30 倍,可形成肝肠循环。

【药理作用】

红霉素对革兰阳性菌包括金黄色葡萄球菌、肺炎链球菌、白喉棒状杆菌等具有强大的抗菌作用;对革兰阴性菌如脑膜炎奈瑟菌、淋病奈瑟菌、百日咳杆菌、流感嗜血杆菌、弯曲菌、军团菌等有效;对衣原体、支原体、立克次体、厌氧菌等也有抑制作用。易产生耐药性,连用一般不超过一周,停药可逐渐恢复对其敏感性。

【临床应用】

用于对 β- 内酰胺类耐药的革兰阳性菌尤其是金黄色葡萄球菌感染和对青霉素过敏者;可作为支原体肺炎、军团菌肺炎、百日咳、白喉带菌者、弯曲菌所致的肠炎和败血症、沙眼衣原体所致的新生儿结膜炎或婴儿肺炎等的首选药。由于耐药性和胃肠反应严重,逐渐被部分合成的大环内酯类取代。

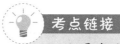

考点链接

红霉素的临床应用

【不良反应】

1. 局部刺激性 胃肠道反应常见;肌内注射疼痛剧烈,不宜使用;静脉注射浓度过高或速度过快易发生血栓性静脉炎。

考点链接

红霉素的不良反应

2. 肝毒性 大剂量或长期应用,尤其是在应用酯化红霉素时,可致转氨酶升高、胆汁淤积、肝肿大等。孕妇及肝脏疾病患者容易发生,不宜应用;婴幼儿慎用。

3. 耳毒性 大剂量给药、肝肾功能不全的患者、老年人使用后可发生,出现眩晕、听力减退等。多数停药后可恢复。

4. 过敏反应 偶见药热皮疹等。

麦迪霉素、麦白霉素

两药抗菌谱与红霉素相似但抗菌活性较弱,对红霉素耐药的部分革兰阳性菌仍敏感。与红霉素有部分交叉耐药性。胃肠道反应但较红霉素轻。

乙酰螺旋霉素

抗菌谱与红霉素相似,但作用较弱。耐酸,口服吸收好,组织中和血中浓度较高。主要用于革兰阳性菌引起的呼吸道和软组织等感染以及衣原体感染,尤其是不能耐受红霉素的。

罗 红 霉 素

抗菌谱与红霉素相似,抗菌活性较红霉素高。用于敏感菌所致的呼吸道、泌尿生殖系统、皮肤软组织、耳鼻喉等部位感染。胃肠道反应较红霉素少,偶见皮疹、皮肤瘙痒、头痛、头晕等。

阿 奇 霉 素

耐酸,口服生物利用度高,分布广,组织中浓度高且下降缓慢,组织半衰期可长达 2~3 天,每日仅需给药一次。抗菌谱较红霉素广,而且作用强,特别是对肺炎支原体作用较强,主要用于治疗呼吸道、泌尿道、皮肤软组织等感染。不良反应与红霉素相似,偶见肝功能异常及白细胞减少,胃肠道反应轻。

克 拉 霉 素

口服吸收迅速完全,组织中浓度高,经肾排泄,血浆半衰期为 3.5~4.9 小时。对革兰阳性菌、军团菌、衣原体、支原体、流感嗜血杆菌、厌氧菌等的作用强。主要用于敏感菌引起的呼吸道、泌尿生殖系统及皮肤软组织等感染。胃肠道反应较红霉素低,偶见头痛、皮疹及皮肤瘙痒等。

(二)氨基苷类抗生素

氨基苷类是一类由氨基糖分子和氨基环醇以苷键相连接而成的碱性抗生素。由于结构基本相似,氨基苷类抗生素具有许多共性。

1. 口服难吸收,仅用于肠道感染。全身感染必须注射给药,90% 以原形由肾排泄,适用于泌尿道感染,同服碳酸氢钠可碱化尿液,增强其抗菌活性。

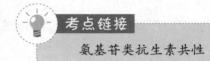

考点链接
氨基苷类抗生素共性

2. 抗菌谱较广,对革兰阴性菌的作用强于革兰阳性菌。庆大霉素、妥布霉素、阿米卡星等对铜绿假单胞菌有效。链霉素、卡那霉素对结核分枝杆菌有效。

3. 抑制菌体蛋白质合成,属于静止期杀菌药。

4. 本类药物之间有部分或完全交叉耐药性。

5. 不良反应

(1)耳毒性:包括前庭神经损害与耳蜗神经损害,其中前庭神经损害出现较早,表现为眩晕、恶心、呕吐、共济失调等。耳蜗神经损害较迟,表现为耳鸣、听力减退、严重者可致耳聋。

(2)肾毒性:表现为蛋白尿、管型尿、血尿等,严重者可致无尿、氮质血症和肾衰竭,庆大霉素和阿米卡星较易发生。

(3)阻断神经肌肉接头:大剂量腹膜内或胸膜内应用或静滴速度过快可出现心脏抑制、血压下降、肢体瘫软无力、呼吸衰竭等。

(4)过敏反应:可引起皮疹、药热等症状,甚至引起过敏性休克。链霉素多见。

链 霉 素

【临床应用】

1. 治疗结核病的一线药物,常与利福平、异烟肼合用以增强疗效,延缓耐药性的产生;

2. 治疗鼠疫和兔热病的首选药;

3. 与青霉素联合用于溶血性链球菌、草绿色链球菌及肠球菌引起的心内膜炎的治疗。

【不良反应】

较多,耳毒性常见,在本类药物中过敏反应发生几率最高,耐药性又多见,临床现已少用。

庆 大 霉 素

【药理作用】

抗菌谱较广,对多数革兰阴性杆菌有杀灭作用,如大肠杆菌、奇异变形杆菌、肺炎克雷伯菌、流感嗜血杆菌、布鲁菌属、沙雷菌属、铜绿假单胞菌等。对革兰阳性菌如耐青霉素的金葡菌及肺炎支原体也有效。

【临床应用】

主要用于革兰阴性杆菌感染,如败血症、骨髓炎、肺炎、腹腔感染、腹膜炎等,也用于铜绿假单胞菌感染,需与羧苄西林等合用;耐青霉素的金葡菌感染;口服用于肠道感染或用于结肠术前、术后预防感染。

【不良反应】

肾毒性多见;也可出现耳毒性,但较链霉素少见;偶见过敏反应,甚至过敏性休克。

部分氨基苷类抗生素特点比较见表 10-3。

表 10-3　部分氨基苷类抗生素特点比较

药名	临床特点及应用
妥布霉素	抗菌作用与庆大霉素相似,抗铜绿假单胞菌活性比庆大霉素强,主要用于铜绿假单胞菌引起的严重感染。不良反应比庆大霉素轻
卡那霉素	毒性大及耐药性多见,临床已少用。可口服做腹部术前肠道消毒
新霉素	毒性最强,禁止注射。仅口服用作肠道感染或腹部术前肠道消毒
大观霉素（淋必治）	仅对淋病奈瑟菌有较强抗菌活性,容易耐药。用于青霉素、四环素耐药或青霉素过敏的淋病患者
奈替米星	抗菌谱与庆大霉素相似,用于各种敏感菌引起的严重感染。在本类药物中毒性发生率最低
阿米卡星	抗菌谱最广的氨基苷类抗生素,耐酶性好。主要用于耐氨基苷类菌株引起的感染。耳毒性发生率高,肾毒性较轻

三、四环素类及氯霉素

(一) 四环素类

四环素类根据来源不同,可分为天然品和部分合成品两类。天然品包括四环素、土霉素等,部分合成品有多西环素、美他环素和米诺环素等。部分合成的四环素类抗菌活性高于天然四环素类。

四环素　土霉素

【体内过程】

口服可吸收但不完全,受食物和金属离子的影响,后者与药物形成络合物使吸收减少。吸收后广泛分布于体内组织和体液,易渗入胸水、腹水、胎儿循环,但不易透过血 - 脑脊液屏障,能沉积于骨、骨髓、牙齿及牙釉质中。以原形由肾排泄,部分经胆汁排泄,可用于治疗泌尿道和胆道感染。

【药理作用】

抗菌谱广,主要通过抑制细菌蛋白质的合成而抗菌作用,属快速抑菌药。对革兰阳性菌的作用较革兰阴性菌强,对立克次体、肺炎支原体、衣原体、螺旋体、某些厌氧菌和放线菌均有抑制作用,对阿米巴原虫也有间接抑制作用。但对铜绿假单胞菌、结核分枝杆菌、伤寒杆菌、副伤寒杆菌、病毒、真菌无效。

【临床应用】

主要作为立克次体、支原体、衣原体、某些螺旋体感染等非细菌性感染的首选药之一。布氏杆菌病及其他敏感菌所致的呼吸道、泌尿道及皮肤软组织感染,多选用多西环素。

【不良反应】

1. 胃肠道反应 如恶心、呕吐、上腹不适、腹胀、腹泻等,偶可引起胰腺炎、食管炎和食管溃疡,多发生于服药后立即卧床的患者。饭后服或与食物同服可减轻。

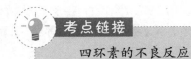

考点链接

四环素的不良反应

2. 二重感染(菌群交替症) 长期应用时抵抗力低下的老年人、幼儿、体质虚弱的患者易发生,合并应用糖皮质激素或抗肿瘤药物的患者更易引起。常见白色念珠菌引起的鹅口疮、难辨梭状芽孢杆菌引起的假膜性肠炎等。严重者可致败血症。

3. 影响骨骼、牙齿生长发育 胎儿和婴幼儿多见。四环素可与牙本质和牙釉质中的磷酸盐结合,因此服用四环素可致牙齿黄染,牙釉质发育不良及龋齿,并可导致骨发育不良。

4. 肝毒性 为脂肪肝变性,妊娠期妇女、原有肾功能损害的患者易发生肝毒性,但肝毒性亦可发生于并无上述情况的患者。四环素所致胰腺炎也可与肝毒性同时发生,患者并不伴有原发肝病。

5. 肾毒性 原有显著肾功能损害的患者可能发生氮质血症加重、高磷酸血症和酸中毒。

多 西 环 素

口服吸收良好,主要由胆汁排泄,存在肝肠循环,少部分经肾排泄,故肾功能不全时仍可使用。半衰期长达 20 个小时。

【药理作用和临床应用】

抗菌谱和四环素相似,体内、外抗菌力均较四环素为强。具有长效、速效、高效的特点。主要用于敏感的革兰阳性菌和革兰阴性杆菌所致的上呼吸道感染、扁桃体炎、胆道感染、淋巴结炎、蜂窝组织炎、老年慢性支气管炎等,也用于治疗斑疹伤寒、恙虫病、支原体肺炎等。尚可用于治疗霍乱,也可用于预防恶性疟疾和钩端螺旋体感染。

【不良反应】

常见有胃肠道反应及皮疹。二重感染少见。静脉注射时,可出现舌麻木及口腔异味感。偶见剥脱性皮炎,易致光敏反应,应嘱患者用药后注意皮肤暴露部位避光。

(二) 氯霉素

脂溶性高,口服易吸收。吸收后分布于全身组织和体液中,可透过血脑屏障,脑脊液中浓度高。主要在肝脏与葡萄糖醛酸结合而失活,少量以原形由肾排泄。

【药理作用】抗菌谱广,对革兰阳性菌和革兰阳性菌均有抑制作用,对革兰阴性菌作用强,尤其对伤寒沙门菌、流感嗜血杆菌、脑膜炎奈瑟菌作用强,对支原体、衣原体、立克次体、螺旋体等也有较好抑制作用。

通过抑制菌体蛋白质合成而呈现广谱抗菌作用,属快速抑菌药,高浓度时也有杀菌作用。

【临床应用】

属广谱抑菌抗生素,是治疗伤寒,副伤寒的首选药,治疗厌氧菌感染的特效药物之一,其次局部应用可治疗各种敏感菌所致的眼、耳等部位感染。由于不良反应严重现用得越来越少。

【不良反应】

1. 抑制骨髓造血功能　为最严重的毒性反应,症状有两种:一种为可逆的各类血细胞减少,其中粒细胞首先下降,这一反应与剂量和疗程有关。一旦发现,应及时停药,可以恢复;另一种为不可逆的再生障碍性贫血,虽然少见,但死亡率高。此反应属于变态反应与剂量疗程无直接关系。为了防止造血系统的毒性反应,应避免滥用,应用时应勤查血象。

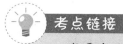

考点链接

氯霉素的不良反应

2. 灰婴综合征　新生儿与早产儿剂量过大可发生恶心、呕吐、发绀、腹胀、皮肤苍白、循环衰竭等,称为灰婴综合征。因新生儿、早产儿肝发育不全,排泄能力差,使氯霉素的代谢、解毒过程受限制,导致药物在体内蓄积而中毒。

3. 其他　有胃肠反应、二重感染、过敏反应、视神经炎等。

四、其他类

(一)林可霉素类和万古霉素类

1. 林可霉素类

林可霉素(洁霉素)、克林霉素(氯洁霉素)

克林霉素因抗菌作用强且毒性小,临床常用。

【体内过程】

口服易吸收,克林霉素比林可霉素吸收迅速而完全,受食物影响小。在体内分布广泛,在大多数组织中可达到有效浓度,骨组织的浓度尤为高,在胆汁和乳汁中浓度也很高,可透过胎盘屏障,但不能透过血脑屏障。

【药理作用和临床应用】

通过抑制细菌蛋白质的合成而呈现快效抑菌作用。对大多数厌氧菌及革兰阳性菌有较好的作用,对耐青霉素的耐药金葡菌有效。主要用于对β-内酰胺类抗生素无效或对其过敏的金葡菌感染,尤其对金葡菌引起的急、慢性骨髓炎和关节感染可为首选药,也可用于厌氧菌或者厌氧菌与需氧菌的混合感染,如盆腔炎、腹膜炎、吸入性肺炎、肺脓肿等。

【不良反应】

可致胃肠道反应,表现为恶心、呕吐、腹痛、腹泻等。也可发生严重的假膜性肠炎,与不敏感的难辨梭状芽孢杆菌大量繁殖并产生外毒素有关,有致死的可能。偶见皮疹、骨髓抑制与肝毒性等。

2. 万古霉素类

万古霉素、去甲万古霉素

口服难吸收,肌内注射可致局部剧痛和组织坏死,故只能静脉给药。广泛分布于各组织,但不易透过血脑屏障。

【药理作用和临床应用】

能抑制细菌细胞壁的合成,对繁殖期革兰阳性菌有强大的杀菌作用,包括耐药金葡菌,厌氧的难辨梭菌等都有较好的抗菌作用。细菌一般对其不易产生耐药性,与其他抗生素之间无交叉耐药性。由于毒性大,主要用于耐药金葡菌引起的严重感染,如败血症、肺炎、心内膜炎、结肠炎等以及某些抗生素引起的假膜性肠炎。

【不良反应】

1. 耳毒性 大剂量长时间应用可出现耳鸣、听力减退、甚至耳聋,监测听力常能较早发现,及时停药,一般可恢复听力。

2. 肾毒性 主要为肾小管损伤,轻者出现蛋白尿和管型尿,重者出现少尿、血尿、甚至肾衰。

3. 其他 尚可发生恶心、寒战、药热、皮疹及血栓性静脉炎等。

(二)多肽类

多黏菌素 E,多黏菌素 B

为慢效、窄谱抗生素,仅对革兰阴性杆菌有杀灭作用,特别是对铜绿假单胞菌作用强大,不易产生耐药性。

【临床应用】

1. 局部外用于敏感菌所致五官、皮肤、黏膜感染及烧伤后铜绿假单胞菌感染。

2. 口服用于肠道术前消毒、其他抗微生物药耐药的细菌性肠炎、痢疾。

3. 其他抗微生物药无效的铜绿假单胞菌和革兰阴性菌引起的严重感染。

【不良反应】

1. 肾毒性表现为蛋白尿、血尿等,肾功能不全应减量或禁用。

2. 神经系统毒性反应表现为眩晕、手足麻木、共济失调等,停药后可消失。

3. 其他可出现瘙痒、皮疹、药热等;偶可诱发粒细胞减少和肝毒性。

常用制剂和用法

青霉素钠盐或钾盐粉针剂:40万 U、80万 U、100万 U。不能口服,必须注射给药,临用前配成溶液。一般 1 次 40万~80万 U,一日 2 次,肌注;小儿一日 2.5万~5万 U/kg,分 2~4 次肌注。严重感染一日 4 次肌注或静脉给药,静滴时,一日 160万~400万 U;小儿一日 5万~20万 U/kg。

阿莫西林胶囊剂:0.25g。口服 1 次 0.5~1g,一日 3~4 次;小儿一日 50~100mg/kg,分 3~4 次服用。片剂的用法剂量同胶囊剂。

头孢氨苄片剂或胶囊剂:0.25g。口服一日 1~2g,分 3~4 次服用;小儿一日 25~50mg/kg,分 3~4 次服用。

头孢拉定胶囊剂:0.25g、0.5g。口服一日 1~2g,分 4 次服用;小儿一日 25~50mg/kg,分 3~4 次服用。注射剂:0.5g、1g。一日 2~4g,分 4 次肌注、静注或静滴。小儿 1 次 50~100mg/kg,分 4 次注射。

头孢克洛胶囊剂:0.25g。一日 2~4g,分 4 次口服;小儿 1 次 20mg/kg,分 3 次口服。

头孢曲松注射剂:0.5g、1g。1次1g,一日1次,溶于1%利多卡因3.5ml中深部肌注,或一日0.5~2g溶于0.9%氯化钠溶液或5%葡萄糖溶液中静滴,30分钟内滴完。

红霉素肠溶片剂:0.125g、0.25g。口服1次0.25~0.5g,一日3~4次,小儿一日30~50mg/kg,分3~4次服用,注射剂:0.25g、0.3g。1次1~2g,小儿一日30~50mg/kg,分3~4次静滴。

阿奇霉素片剂:125mg、250mg。口服1次0.5g,一日1次,小儿1次10mg/kg,一日1次。

硫酸链霉素口服:1次0.25~0.5g,一日3~4次,小儿一日60~80mg/kg,分3~4次服用。注射剂:1次0.5g,一日2次,或1次0.75g,一日1次,肌注,小儿一日15~25mg/kg,分2次肌注。

硫酸庆大霉素口服1次8万~16万U,一日3~4次;注射剂,一日16万~24万单位,小儿一日3000~5000单位/kg,分2~3次肌注,静滴剂量同上。

盐酸四环素片剂或胶囊剂:0.125g、0.25g。口服1次0.25g,一日3~4次。

多西环素片剂或胶囊剂:0.1g。首次0.2g,以后一日0.1~0.2g,分1~2次服。8岁以上小儿首次4mg,一日1~2次。

盐酸克林霉素胶囊剂:0.075g、0.15g。口服1次0.15~0.3g,一日3~4次,小儿一日10~20mg/kg,分3~4次服用,注射剂:0.15g。一日0.6~0.8g,分2~4次肌注或静滴。

万古霉素粉针剂:0.5g。一日1~2g,分3~4次静注或静滴,每日不超过4g。小儿一日40mg/kg,分3~4次静注或静滴,速度应缓慢。用于肠道感染时口服,1次0.25~1.0g,一日2次。

第三节 人工合成抗菌药

学习目标

1. **掌握**:喹诺酮类、磺胺类、硝基咪唑类的作用、临床应用及不良反应。
2. **熟悉**:常用的氟喹诺酮类抗微生物药的作用特点。
3. **了解**:硝基呋喃类、甲氧苄啶的作用特点及临床应用。

一、喹诺酮类

(一)概述

喹诺酮类抗微生物药是近年来发展迅猛,含有4-喹酮母核的一类人工合成抗菌药物。

案例

患者,女,50岁。因尿频、尿急、排尿时尿道有烧灼痛2天来就诊,经血常规、尿常规等检查后,诊断为急性尿路感染。医生给予诺氟沙星,每次0.2g,一日3次口服治疗。

请问:1. 诺氟沙星是哪类抗菌药?治疗方案对吗?

2. 治疗急性尿路感染还可用哪些抗菌药?

根据药物合成先后和化学结构等不同将喹诺酮类抗微生物药分为四代(表10-4)。

表 10-4 喹诺酮类抗微生物药

类别	药名	作用特点及应用
第一代	萘啶酸 吡咯酸	①仅对部分革兰阴性杆菌有效,易产生耐药性 ②口服吸收差,毒性大,目前已被淘汰
第二代	吡哌酸	①抗菌谱比第一代广,对大多数革兰阴性杆菌有效,口服易吸收,不良反应少,血中药物浓度低,尿中药物浓度高 ②用于敏感的革兰阴性杆菌所致的尿道和肠道感染
第三代	诺氟沙星 培氟沙星 依诺沙星 氧氟沙星 左氧氟沙星 环丙沙星 洛美沙星 氟罗沙星 司帕沙星	①分子中均有氟原子,统称为氟喹诺酮类 ②其特点为抗菌谱广、抗菌活性强、口服吸收好、体内分布广、半衰期较长
第四代	莫西沙星 加替沙星 吉米沙星 克林沙星 格帕沙星 妥舒沙星	①新氟喹诺酮类 ②保持了原有氟喹诺酮类药的特点,明显增强了抗革兰阳性菌、抗厌氧菌、抗耐药菌的活性 ③降低了不良反应的发生

【药理作用】

1. 对革兰阴性杆菌如大肠埃希菌、痢疾志贺菌、铜绿假单胞菌、流感嗜血杆菌、肺炎克雷伯杆菌、奇异变形杆菌、百日咳杆菌、伤寒沙门菌、霍乱弧菌及军团菌等,有强大的杀灭作用。

2. 对革兰阴性球菌如淋病奈瑟菌、脑膜炎奈瑟菌等也有效。

3. 对革兰阳性菌如金黄色葡萄球菌、链球菌、肺炎球菌、肠球菌等也有良好的抗菌作用。

4. 某些氟喹诺酮类药对厌氧菌、结核杆菌、支原体、衣原体也有作用。

抗菌机制是抑制细菌 DNA 回旋酶,阻碍 DNA 的复制,产生快速杀菌作用。细菌不易产生耐药性,与其他药物之间无交叉耐药性,但本类药物之间存在交叉耐药性。但随着氟喹诺酮类药物的广泛应用,耐药菌株逐渐增加,应加以警惕。

【临床应用】

1. 呼吸系统感染　主要用于革兰阴性菌、支原体、衣原体、军团菌等感染所致的肺炎、支气管炎等。

2. 消化系统感染　用于革兰阴性杆菌如大肠埃希菌、痢疾志贺菌、伤寒沙门菌等引起的腹泻、胃肠炎、细菌性痢疾、伤寒或副伤寒等疾病的治疗。

3. 泌尿生殖系统感染　用于铜绿假单胞菌、肠球菌、淋病奈瑟菌等引起的单纯性或复杂性尿路感染、前列腺炎、尿道炎或宫颈炎。

4. 骨骼系统感染　可渗入骨组织,用于急、慢性骨髓炎和骨关节炎的治疗。

5. 五官科、皮肤软组织、外科伤口感染。

6. 化脓性脑膜炎、败血症,耐药结核杆菌和麻风杆菌的感染。

【不良反应】

1. 消化道反应　味觉异常、食欲减退、胃部不适、疼痛、恶心、呕吐等。

2. 中枢神经系统反应　表现为头晕、头痛、失眠、烦躁、焦虑及精神症状。

考点链接

喹诺酮类抗微生物药的不良反应

3. 骨、关节损伤　影响软骨发育，引起关节肿胀、疼痛、骨损害等症状。

4. 过敏反应　出现皮疹、红斑、瘙痒、血管神经性水肿等，个别患者出现光敏性皮炎。

5. 其他　大剂量或长期应用易致肝脏损害，引起转氨酶升高；肾脏损害，产生结晶尿、血尿、间质性肾炎等；少数患者有肌肉酸痛、肌无力现象。

（二）常用氟喹诺酮类

诺氟沙星（氟哌酸）

【临床应用】

食物影响其吸收，空腹比饭后服药血药浓度高 2~3 倍，用于敏感菌所致的肠道、泌尿道感染和淋病，也可外用治疗皮肤和眼部的感染。

培氟沙星（甲氟哌酸）

抗菌作用与诺氟沙星相似，对链球菌、衣原体、支原体等敏感性低，对革兰阴性厌氧菌、结核杆菌耐药。

【临床应用】

主要用于敏感菌所致的泌尿生殖系感染、肺或支气管感染、心内膜炎、脑膜炎、胆道感染、败血症、骨或关节感染、皮肤及软组织感染。

依诺沙星（氟啶酸）

【药理作用和临床应用】

体内抗菌作用略强于诺氟沙星，主要用于治疗淋病、泌尿道感染、肺部感染、皮肤及软组织感染。

氧氟沙星（氟嗪酸）

【药理作用和临床应用】

较诺氟沙星抗菌谱广，抗菌活性强，体内分布广泛，在胆汁、尿液中浓度最高，临床主要用于敏感菌所致的感染：①急、慢性支气管炎、肺炎、支气管扩张等呼吸道感染；②与其他抗结核病药合用治疗肺结核，疗效较好；③耐药菌所致伤寒；④前列腺炎、肾盂肾炎、淋病奈瑟菌及衣原体或支原体混合泌尿生殖系统感染；⑤肠道、胆道、腹腔、骨、关节、眼、耳鼻喉、皮肤软组织感染等；⑥厌氧菌引起的感染。

左氧氟沙星

是氧氟沙星的左旋光学异构体，其抗菌谱、药动学特性与氧氟沙星相似，而抗菌活性是氧氟沙星的 2 倍，应用同氧氟沙星。

环丙沙星（环丙氟哌酸）

抗菌谱广，对革兰阳性菌和阴性菌均有强大杀灭作用，是诺氟沙星和依诺沙星的2~4倍，对支原体、衣原体也有作用，但对厌氧菌无效。

【临床应用】

口服吸收不完全，一般选择静脉滴注，用于治疗各种感染性疾病：①细菌所致的泌尿生殖道、肠道、呼吸道、胆道、盆腔、皮肤软组织、骨关节以及眼耳鼻喉的感染；②多重耐药的伤寒杆菌所致伤寒；③支原体、衣原体、军团菌、结核菌的感染。

洛美沙星（罗氟沙星）

抗菌谱广，但对链球菌、肺炎球菌、结核杆菌、衣原体、支原体及厌氧菌不敏感，抗菌活性优于诺氟沙星、氧氟沙星和左氧氟沙星，但不如氟罗沙星。

【临床应用】

主要用于敏感菌所致泌尿道、消化道、呼吸道、皮肤、软组织、骨组织以及耳鼻喉等感染。

氟罗沙星（多氟沙星）

抗菌谱广，对革兰阴性和革兰阳性菌、结核分枝杆菌、厌氧菌、支原体、衣原体均具有强大抗菌活性，远远超过诺氟沙星、氧氟沙星和环丙沙星的抗菌作用。

【临床应用】

用于治疗泌尿生殖系感染、呼吸道感染、皮肤软组织感染、骨髓炎、化脓性关节炎、细菌性腹泻等。

司 帕 沙 星

半衰期为17.6小时，其抗菌谱广，作用时间长，组织穿透力强，能迅速进入脑脊液等多种组织。对革兰阳性菌、厌氧菌、结核分枝杆菌、衣原体和支原体的抗菌活性显著强于环丙沙星；对军团菌和革兰阴性菌的抗菌活性与环丙沙星相同；对上述菌的抗菌活性优于诺氟沙星和氧氟沙星。

【临床应用】

用于敏感细菌所致的呼吸系统、泌尿生殖系统、消化系统、皮肤软组织感染和骨髓炎及关节炎等；也可治疗对异烟肼、利福平产生耐药的结核病。

莫 西 沙 星

第四代喹诺酮类药，对大多数革兰阳性菌和革兰阴性菌、厌氧菌、结核分枝杆菌、衣原体和支原体均有较强的抗菌活性。

【临床应用】

用于敏感细菌所致的急、慢性支气管炎和上呼吸道感染及泌尿生殖系统和皮肤软组织感染等。

加 替 沙 星

第四代喹诺酮类药，抗菌谱广，尤其是增强了对革兰阳性菌和厌氧菌的抗菌活性。

【临床应用】

主要用于敏感菌所致的各种感染性疾病,包括慢性支气管炎急性发作、急性鼻窦炎、社区获得性肺炎、单纯性和复杂性尿路感染、急性肾盂肾炎、男性淋球菌性尿道感染或直肠感染和女性淋球菌性宫颈感染。

吉 米 沙 星

第四代喹诺酮类药,抗菌谱广,尤其能抗革兰阳性菌如肺炎链球菌,抗菌活性比环丙沙星、司帕沙星、莫西沙星强。易穿透肺组织,药物浓度明显高于血浆,故对呼吸道感染,如社区获得性肺炎、慢性支气管炎急性发作、急性鼻窦炎等有良好的疗效。

二、磺胺类及甲氧苄啶

(一)磺胺类

【药理作用】

为广谱抑菌药,对大多数革兰阳性菌和革兰阴性菌有良好的抗菌活性,以溶血性链球菌、肺炎链球菌、脑膜炎奈瑟菌、淋病奈瑟菌、鼠疫耶氏菌、痢疾志贺菌最为敏感;对葡萄球菌、大肠埃希菌、变形杆菌属和沙门菌属有良好抑菌效果;对沙眼衣原体、弓形体、放线菌、疟原虫也有抑制作用;对支原体、立克次体、螺旋体无效,甚至可促进立克次体生长。SML 和 SD-Ag 局部应用对铜绿假单胞菌有效。SMZ 对伤寒杆菌也有一定的抑制作用。

磺胺类药物与细菌竞争并抑制二氢叶酸合成酶,阻碍二氢叶酸的合成,进而影响核酸和蛋白质的合成,从而抑制细菌的生长繁殖。细菌对磺胺类药易产生耐药性,且与磺胺类药之间有交叉耐药性。

【不良反应】

1. 泌尿系统损害　磺胺类药的乙酰化代谢产物溶解度较低,易在肾小管析出结晶,引起腰痛、尿痛、血尿、结晶尿、尿少,甚至尿闭。多喝水,勤查尿,服等量碳酸氢钠来预防。

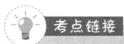

考点链接

磺胺类药物的不良反应

2. 过敏反应　以皮疹、药热多见,严重者可出现剥脱性皮炎、多形性红斑,甚至死亡。

3. 抑制骨髓造血功能　长期用药可引起粒细胞减少、血小板减少及再生障碍性贫血。葡萄糖 -6- 磷酸脱氢酶缺乏者可发生溶血性贫血。

4. 神经系统反应　可有头晕、头痛、乏力、精神不振等。

5. 肝损害　可出现黄疸、肝功能减退,严重者可发生急性肝坏死。

6. 消化系统反应　可引起胃部不适、恶心、呕吐、食欲减退等症状。

【常用磺胺类药】

1. 用于全身性感染的磺胺类药(表 10-5)

2. 用于肠道感染的磺胺类药

柳氮磺吡啶

临床用于治疗急性和慢性溃疡性结肠炎、节段性回肠炎、直肠炎或肠道手术预防感染。

表 10-5 用于全身性感染的磺胺类药

药物	半衰期	药物特点	临床应用
磺胺异噁唑	6~7h	口服易吸收,体内分布广泛,尿中浓度高且不易析出结晶,抗菌效力强于磺胺嘧啶	用于敏感菌引起泌尿系统感染,亦可用于其他部位引起的感染
磺胺嘧啶	10~13h	口服吸收较慢但完全,体内分布广泛,能透过血脑屏障,脑脊液中浓度较高,尿中易析出结晶	用于防治流行性脑膜炎及敏感菌所致感染
磺胺甲噁唑	10~12h	口服吸收完全,体内分布广泛,脑脊液浓度低于磺胺嘧啶,尿中易析出结晶而损害肾脏	用于敏感菌所致的呼吸系统、泌尿系统等感染

3. 外用的磺胺类药

磺胺米隆(甲磺灭脓)

有较强的组织穿透力,迅速到达感染部位,且不受脓液、分泌物、坏死组织的影响,同时能促进创面上皮愈合及提高植皮成活率。适用于烧伤后创面感染及化脓创面的治疗。外用局部刺激性强,可有疼痛、烧灼感等。

磺胺嘧啶银(烧伤宁)

用于治疗Ⅱ度或Ⅲ度烧烫伤创面感染和预防烧伤创面的感染。

磺胺醋酰钠

刺激性小,组织穿透力强,主要用于敏感菌所致的眼部感染,如结膜炎、角膜炎、眼睑炎等;也可用于沙眼及其他衣原体感染的局部辅助治疗。滴眼时有轻度刺痛感。

(二)甲氧苄啶

甲氧苄啶(抗菌增效剂)

【药理作用】

抗菌范围和磺胺药相近,但抗菌作用较强。抑制二氢叶酸还原酶,阻止四氢叶酸的合成,干扰菌体核酸和蛋白质的代谢,抑制细菌的生长繁殖。单用易产生耐药性,与磺胺药联合使用时,可增强其疗效几倍到几十倍。对多种革兰阳性菌及阴性菌有效,对大肠杆菌、变形杆菌、伤寒杆菌、痢疾杆菌、肺炎杆菌等作用强,对脑膜炎球菌、淋球菌作用较弱,单用对铜绿假单孢菌无效。

【临床应用】

用于呼吸道感染、老年性慢性支气管炎、菌痢、泌尿系统感染、肠炎、伤寒、疟疾等症。

【不良反应】

有恶心、呕吐、皮疹、血尿、过敏等反应;因本药抑制二氢叶酸还原酶,可干扰人体细胞的叶酸代谢,出现粒细胞减少,巨幼红细胞贫血,致畸等。

三、硝基咪唑类

甲硝唑（灭滴灵）

【药理作用】

1. 抗厌氧菌作用　对革兰阴性厌氧杆菌、革兰阳性厌氧芽孢梭菌和厌氧球菌均有杀灭作用,尤其对脆弱杆菌更为敏感,至今未发现耐药菌株。

2. 抗滴虫作用　对阴道滴虫有强大的杀灭作用。

3. 抗阿米巴原虫作用　对肠内和肠外阿米巴滋养体均有强大杀灭作用。

4. 抗贾第鞭毛虫作用　对贾第鞭毛虫杀灭作用强大。

【临床应用】

1. 厌氧菌感染的治疗和预防如牙周炎、骨髓炎、口腔黏膜感染、中耳炎、盆腔炎、腹膜炎、阑尾炎、妇产科手术的患者等。目前是临床治疗厌氧菌感染的首选药之一。

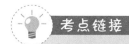

考点链接

甲硝唑的临床应用

2. 治疗阴道滴虫病为首选药。

3. 治疗肠内、肠外阿米巴病为首选药。

4. 治疗贾第鞭毛虫病为最有效的药物。

【不良反应】

1. 消化道反应　最为常见,包括恶心、呕吐、口腔金属味、食欲不振、腹部绞痛,一般不影响治疗。

2. 神经系统反应　有头痛、眩晕,偶有感觉异常、肢体麻木、共济失调、多发性神经炎等,大剂量可致抽搐。

3. 过敏反应　少数人可发生皮疹、白细胞减少、荨麻疹等。

替 硝 唑

【临床应用】

为甲硝唑的衍生物,有效血药浓度可维持72小时,抗菌活性强于甲硝唑,用于厌氧菌、滴虫引起的感染,也可用于鞭毛虫病和阿米巴病的治疗。

【不良反应】

患者对本药的耐受程度比甲硝唑好,不良反应少而轻,偶有恶心、呕吐、食欲下降、皮疹等。

四、硝基呋喃类

呋喃妥因（呋喃坦啶）

【临床应用】

为人工合成的硝基呋喃类抗菌药,可有效地杀灭引起下尿路感染的革兰阳性菌和革兰阴性菌,包括大肠埃希菌、肠球菌、葡萄球菌和肺炎克雷伯菌等。

【临床应用】

主要用于敏感菌引起的急性下尿路感染、慢性菌尿症和反复发作的慢性尿路感染。

【不良反应】

常见恶心、呕吐、腹泻,亦可引起头痛、眼球震颤和伴有脱髓鞘的多种神经病变等,长期应用可引起急性肺炎,部分患者可出现高敏反应。

常用制剂和用法

诺氟沙星胶囊剂:0.1g。口服 0.1~0.2g/ 次,一日 3~4 次。

培氟沙星片剂:0.4g。口服 1 次 0.4g,一日 2 次。注射剂:0.4g。1 次 0.4g,一日 2 次。

依诺沙星片剂:0.1g。口服 1 次 0.1~0.2g,一日 3 次。

氧氟沙星片剂:0.1g。口服 1 次 0.3g,一日 2 次;伤寒感染一日 50mg,连用 3~6 月。

左氧氟沙星片剂:100mg。口服 1 次 200mg,一日 2 次。

环丙沙星片剂:0.25g。口服 1 次 0.25g,一日 2 次。注射剂:0.1g、0.2g。静脉滴注 1 次 0.1~0.2g,一日 2 次。

洛美沙星片剂:0.2g。口服 1 次 0.4g,一日 1 次。

氟罗沙星片剂:0.1g、0.2g。口服 1 次 0.4g,一日 1 次。注射剂:50mg、100mg。静脉滴注 1 次 0.1g,一日 1 次。

司帕沙星片剂:0.1g、0.2g。口服 0.1~0.2g,一日 1 次。

莫西沙星片剂:0.4g。口服 1 次 0.4g,一日 1 次。

加替沙星片剂:0.1g。口服 1 次 0.4g,一日 1 次。

吉米沙星片剂:320mg。口服 1 次 320mg,一日 1 次。

甲硝唑片剂:0.2g。口服 1 次 0.2~0.4g,一日 3 次。注射液:500mg。

第四节　抗结核病药

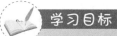

学习目标

1. 掌握:异烟肼、利福平的作用特点、临床应用及不良反应。
2. 熟悉:抗结核病药的应用原则。
3. 了解:吡嗪酰胺、乙胺丁醇、链霉素的作用特点及临床应用。

一、常用抗结核病药

结核病是由结核分枝杆菌感染所致的慢性传染性疾病,可累及全身各组织器官,其中以肺结核最常见,其次为结核性脑膜炎、肠结核、肾结核、骨结核等。抗结核病药是能抑制或杀灭结核分枝杆菌,治疗结核病

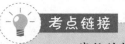

考点链接

一线抗结核病药

的药物。根据药物的疗效、不良反应和患者的耐受情况把抗结核病药分为两大类:①一线抗结核病药:异烟肼、利福平、乙胺丁醇、吡嗪酰胺、链霉素等。②二线抗结核病药:对氨基水杨酸钠、乙硫异烟胺、丙硫异烟胺、阿米卡星、卡那霉素、卷曲霉素等。

案例

患者,女,30 岁。因午后低热、食欲减退,全身疲乏无力、夜间盗汗 3 个月,咳嗽、咯血 1 周入院。经临床多项检查,诊断为肺结核。

请问：1. 用什么药物来治疗肺结核?

2. 用药期间应如何进行用药护理?

（一）一线抗结核病药

异烟肼（雷米封）

【体内过程】

口服吸收快而完全,分布广泛,其穿透力强,易透过血脑屏障和浆膜腔,也可透入巨噬细胞、纤维化或干酪样病灶中,经肝脏乙酰化代谢,分为快乙酰化代谢型和慢乙酰化代谢型。

【药理作用】

对结核杆菌有高度的选择性,能抑制结核杆菌分枝菌酸的合成,低浓度抑菌,高浓度杀菌,对静止期结核杆菌有抑制作用,对繁殖期结核杆菌有杀灭作用,对细胞内、外的结核杆菌均有作用。单用易产生耐药性,与其他抗结核病药之间无交叉耐药性,常选择联合用药,以延缓耐药性的产生。

【临床应用】

具有疗效高、毒性小、口服方便、价格低廉的优点,故为抗结核病的首选药,适用于全身各部位、各类型的结核病。临床上常与其他抗结核病药合用治疗结核病,单用适合于结核病的预防和维持治疗。

 考点链接

异烟肼的临床应用

【不良反应】

1. 神经毒性 对于慢乙酰化代谢型患者,常引起①周围神经炎,表现为手脚麻木,肌肉震颤,步态不稳等;②中枢神经系统兴奋症状,表现为头痛、眩晕、失眠、惊厥、精神错乱。此两者均与长期用药引起维生素 B_6 缺乏有关。偶可见中毒性脑病或中毒性精神病。

 考点链接

异烟肼的不良反应

2. 肝脏毒性 对于快乙酰化代谢型患者,常引起转氨酶升高、黄疸,严重者可发生多发性肝小叶坏死,甚至死亡。

3. 其他 皮疹、药热、粒细胞减少、血小板减少、口干、上消化道不适等。

利 福 平

【体内过程】

口服吸收快而完全,易受食物影响,分布于全身各组织,穿透力强,可进入细胞、结核空洞、痰液及胎儿体内。为肝药酶诱导剂,能加快自身及其他药物的代谢,主要从胆汁排泄,形成肝肠循环。

【药理作用】

抗菌机制为特异性抑制细菌 DNA 依赖性 RNA 多聚酶,阻碍 mRNA 的合成,对动物细胞的 RNA 多聚酶无影响。抗菌谱较广,对结核分枝杆菌、麻风分枝杆菌、革兰阳性球菌特别是耐药的金葡菌、革兰阴性菌如大肠埃希菌、奇异变形杆菌、流感嗜血杆菌及沙眼衣原体等有较强的杀灭作用。对繁殖期和静止期的结核菌均有效,且对繁殖期结核菌的作用更强,对巨噬细胞、纤维空洞、干酪样病灶中的结核杆菌也有杀灭作用。单用易产生耐药性,与异烟肼、乙胺丁醇合用能延缓耐药性的产生,并起协同作用。

【临床应用】

是治疗结核病的有效药物之一,常与其他抗结核病药合用,治疗各种类型的结核病,包括初治和复治。也可用于耐药金葡菌及其他敏感菌引起的感染。还可用于麻风病和沙眼、结膜炎、角膜炎。

【不良反应】

1. 消化道反应　常见恶心、呕吐、腹痛、腹泻,一般不严重。

2. 肝脏损害　为主要不良反应,表现为黄疸、转氨酶升高、肝肿大等。

3. 过敏反应　少数患者可出现药热、皮疹,偶见白细胞和血小板减少等。

4. 神经系统反应　可见头痛、眩晕、嗜睡、视物模糊和运动失调等症状。

乙 胺 丁 醇

【药理作用】

抗结核杆菌作用较异烟肼、利福平弱,对繁殖期结核分枝杆菌有较强的抑制作用,耐药性形成缓慢,与其他抗结核病药无交叉耐药性。

【临床应用】

主要与异烟肼、利福平联用治疗各种类型结核病,可增强疗效,延缓耐药性产生。

【不良反应】

大剂量长期应用可致球后视神经炎,表现为视力下降、视野缩小、辨色力减弱、红绿色盲等;也可出现胃肠道反应如恶心、呕吐,过敏反应和肝脏损害。

吡 嗪 酰 胺

【药理作用】

对结核分枝杆菌有抑制和杀灭作用,在酸性环境中抗菌作用增强,单用易产生耐药性,与其他抗结核病药之间无交叉耐药性。

【临床应用】

与异烟肼、利福平合用治疗各型结核病,产生协同作用,缩短疗程。

【不良反应】

长期、大剂量使用可产生肝损害、关节痛、高尿酸血症。

链 霉 素

【药理作用】

抗结核杆菌作用较异烟肼和利福平弱,穿透力也弱,不易渗入纤维化、干酪化及厚壁空洞病灶,单用易产生耐药性且毒性较大,但与其他药物合用可减少用量,从而使毒性反应发生率降低,并延缓耐药性产生。

【临床应用】

主要与其他抗结核病药合用治疗结核菌感染,如浸润性肺结核、粟粒型肺结核和重要器官的结核菌感染等。

（二）二线抗结核病药

对氨基水杨酸钠

【药理作用】

抗菌谱窄,仅对结核分枝杆菌有较弱的抑制作用,耐药性形成缓慢,常与其他抗结核病药合用,以增强疗效,延缓耐药性产生。

【不良反应】

主要不良反应为胃肠道刺激症状及肾损害;偶见过敏反应,如皮疹、药热、关节痛等。

乙硫异烟胺

对结核杆菌有抑菌作用,抗菌活性仅为异烟肼的十分之一。本品口服易吸收,体内分布广,可渗入全身体液(包括脑脊液),在体内全部代谢为无效物。对渗出性及浸润性干酪病变疗效较好。单独应用少,常与其他抗结核病药联合应用以增强疗效和避免病菌产生耐药性。

丙硫异烟胺

为异烟肼的衍生物,仅对结核分枝杆菌有较弱的作用,但组织穿透能力强,能分布于全身各组织和体液中,易到达结核病灶内,对其他抗结核病药的耐药菌株仍有效,作为治疗结核病的辅助用药。不良反应以胃肠道反应多见。

（三）其他抗结核病药

氟喹诺酮类

氟喹诺酮类药物如氧氟沙星、环丙沙星、莫西沙星等,具有良好的抗结核杆菌作用,杀菌作用强,不易产生耐药性,与其他抗结核病药之间无交叉耐药性,口服生物利用度高,组织分布广,尤其在巨噬细胞内、呼吸道内浓度高,主要与其他抗结核病药合用,用于治疗多种耐药的结核杆菌感染。

二、抗结核病药的应用原则

抗结核病药需要一个合理正规的治疗方案必然有两种或两种以上的杀菌药,合理的剂量、科学的用药方法,足够的疗程,还要规律、早期

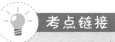

考点链接

抗结核病药的应用原则

用药,才能治愈结核病。缺少哪一个环节都能导致治疗失败。

1. 早期　对任何疾病都强调早诊断、早治疗,特别对结核病一定要早诊断、早治疗、早期治疗以免组织破坏,造成修复困难,肺结核早期、肺泡内有炎症细胞浸润和纤维素渗出,肺泡结构尚保持完整、可逆性大。同时细菌繁殖旺盛,体内吞噬细胞活跃,抗痨药物对代谢活跃生长繁殖,旺盛的细菌最能发挥抑制和杀灭作用。早期治疗可利于病变吸收消散不留痕迹。如不及时治疗小病拖成大病,大病导致不治愈,一害自己,二害周围人。

2. 联合　无论初治还是复治患者均要联合用药、临床上治疗失败的原因往往是单一用

药造成难治病人。联合用药必须要联合两种或两种以上的药物治疗,这样可避免或延缓耐药性的产生,又能提高杀菌效果。

3. 适量 药物对任何疾病治疗都应有一个适当的剂量。这样才能达到治疗的目的,又不给人体带来毒副作用。

4. 规律 一定要在专科医生指导下规律用药,因为结核杆菌是一种分裂周期长,生长繁殖缓慢,杀灭困难大的顽固细菌。在治疗上必须规律用药,否则一旦导致耐药的发生,将造成治疗失败。之后的治疗更加困难,对规律用药必须做到一丝不苟,一次不漏,绝不可自以为是。

5. 全程 所谓全程用药就是医生根据患者的病情判定化疗方案,完成治疗方案所需要的时间,一个疗程三个月。全疗程一年或一年半。短期治疗不少于 6 个月或 10 个月。

要想彻底治疗肺结核必须遵循以上五个原则、早期、联合、适量、规律、全程、才能确保查出必治、治必彻底。

常用制剂和用法

异烟肼片剂:50mg、100mg、300mg。口服一日 300~400mg,分 1~3 次服;结核性脑膜炎,粟粒型结核等重症应增加剂量至每次 200mg,一日 3 次;儿童,一般 10~20mg/(kg·d)。

利福平片剂或胶囊剂:150mg、300mg。口服一日 450~600mg,清晨空腹顿服。儿童,20mg/(kg·d)。

吡嗪酰胺片剂:0.25g、0.5g。口服 1 次 0.25~0.5g,一日 0.75~1.5g。

乙胺丁醇片剂:250mg。口服初治病例 15mg/(kg·d),1 次或分 2~3 次服;复发病例 25mg/(kg·d),2 个月后改为一日 15mg。

链霉素粉针剂:0.75g、1g、2g。抗结核剂量,重症时一日 0.75~1.0g,分 2 次肌内注射;轻症时 1 次 1g,1 周 2~3 次。儿童,20~40mg/(kg·d),一日不超过 0.75g。

第五节 抗真菌药

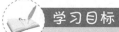

1. 熟悉:两性霉素 B、氟康唑的作用、临床应用及不良反应。
2. 了解:其他抗真菌药的临床应用及不良反应。

真菌感染可分为浅部真菌感染和深部真菌感染两类。浅部真菌感染较多见,危险性小,常由各种癣菌侵犯皮肤、毛发、指(趾)甲,引起各种癣症。深部真菌感染发病率低,危害性大,常见致病菌为白色念珠菌和新型隐球菌,主要侵犯内脏器官和深部组织。

患者,男,65 岁。因糖尿病合并皮肤感染,自行长期服用四环素后咽部出现白色薄膜,不曾在意,近日消化不良,腹泻来就医,诊断为白色念珠菌病。

请问:1. 为什么会发生白色念珠菌病?

2. 应选择何药治疗?怎么对患者进行用药护理?

一、抗生素类

两性霉素 B

广谱抗真菌药,对各种深部真菌均有强大的抑制作用,高浓度杀菌,目前仍是治疗深部真菌感染的首选药。

【临床应用】

常采用缓慢静滴,治疗真菌性肺炎、心包炎、泌尿道感染,脑膜炎时需鞘内注射;口服仅用于胃肠道真菌感染;局部应用治疗眼科、皮肤科及妇科真菌病。

【不良反应】

1. 毒性较大,滴注时可有恶心、呕吐、食欲不振、发热、寒战、头痛,还可导致血压下降、眩晕等,滴注过快可出现心室颤动和心脏骤停。静脉给药可引起血栓性静脉炎。

2. 对肾性毒性较常见,可出现蛋白尿、管型尿。

3. 尚有白细胞下降、贫血、血压下降或升高,周围神经炎、复视和肝损害。毒性较大,滴注时可出现寒战、高热、头痛、恶心和呕吐。有时可出现肾脏损害、肝毒性、低血钾和贫血,偶见过敏反应。

灰 黄 霉 素

窄谱抗浅部真菌药,对各种浅表皮肤癣菌有较强的抑制作用。适用于由表皮癣菌属、小孢子菌属和毛癣菌属引起的皮肤真菌感染。临床上主要用于头癣、严重体股癣、叠瓦癣、手足甲癣等,对头癣的疗效较明显。某些病例可能复发,但再治仍可奏效。对指甲癣常需服药数月方能见效,故以采用其他药物治疗为宜。对带状疱疹也有一定的治疗作用。

制 霉 菌 素

【临床应用】

局部用药治疗皮肤、口腔黏膜及阴道念珠菌感染;对阴道滴虫也有一定疗效。口服给药仅用于胃肠道真菌感染。本品也用于长期服用广谱抗生素所致的真菌性二重感染。

【不良反应】

大剂量口服可有恶心、呕吐、腹泻等胃肠反应,阴道用药可致白带增多。

二、合成类

氟 康 唑

【临床应用】

广谱抗真菌药,对浅部、深部真菌均有作用,口服吸收快且分布广,易通过血脑屏障,主要用于:①白色念珠菌感染、球孢子菌感染和新型隐球菌性脑膜炎;②各种皮肤癣及甲癣的治疗;③预防器官移植、白血病、白细胞减少等患者发生真菌感染。

【不良反应】

在本类药物中最低,可见轻度消化道反应、皮疹及无症状的转氨酶升高。

伊 曲 康 唑

【临床应用】

广谱抗真菌药,主要用于隐球菌病、全身性念珠菌病、急性或复发性阴道念珠菌病及免疫功能低下者预防真菌感染。

【不良反应】

较轻,可出现消化道反应,少见头痛、头晕、红斑、瘙痒、血管神经性水肿等。

酮 康 唑

【临床应用】

广谱抗真菌药,对多种深部真菌和浅部真菌均有强大抗菌活性,主要用于白色念珠菌病,也可治疗皮肤癣菌感染。

【不良反应】

口服不良反应较多,常见有恶心、呕吐等胃肠道反应,以及皮疹、头晕、嗜睡、畏光,肝毒性等。还可引起内分泌紊乱,导致男性乳房增大、女性月经不调等。

氟 胞 嘧 啶

抗真菌药,对念珠菌、隐球菌,以及地丝菌有良好的抑制作用,对部分曲菌,以及引起皮肤真菌病的分枝孢子菌、瓶真菌等也有作用。对其他真菌和细菌都无作用。适用于白色念珠菌属心内膜炎、隐球菌属脑膜炎、念珠菌属或隐球菌属真菌败血症、肺部感染和尿路感染的治疗,但疗效不如两性霉素 B。

特 比 萘 芬

抗菌谱广,杀菌力强,适用于治疗大面积、严重的(体癣、股癣、足癣、头癣)和念珠菌(如白色假丝酵母)引起的皮肤酵母菌感染,根据感染部位、严重性和范围可考虑口服给药的必要性。疗效高且疗程短。

常用制剂和用法

两性霉素 B　粉针剂:10mg、25mg、50mg。静脉滴注:溶于 5% 葡萄糖溶液中,稀释为 0.1mg/ml。从 0.1mg/(kg·d)开始,逐渐增至 1mg/(kg·d)为止,可每日或隔日给药 1 次。

氟康唑片剂:50mg、100mg、150mg。口服 1 次 50~100mg,一日 1 次,必要时一日 150~300mg。注射剂:100mg、200mg。静脉滴注 1 次 100~200mg,一日 1 次。

酮康唑片剂:200mg。口服:成人,200mg/ 次,一日 1 次,必要时剂量可加大至 600mg/ 次,一日 1 次。儿童,15kg 以下 20mg/ 次,一日 3 次;15~30kg 为 100mg/ 次,一日 1 次。

第六节 抗 病 毒 药

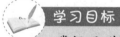 学习目标

1. 掌握:阿昔洛韦、利巴韦林的作用、临床应用及不良反应。

2. 熟悉:其他常用抗病毒药的作用特点及临床应用。

3. 了解:抗艾滋病病毒药的作用、临床应用及不良反应。

病毒包括 DNA 病毒和 RNA 病毒,是病原微生物中最小的一种,其结构简单,由核酸(DNA 或 RNA)组成核心,包以蛋白质外壳。大多数病毒缺乏酶系统,必须寄生在活的细胞内,依靠宿主细胞的代谢系统进行繁殖。

 案例

患者,女,56 岁。一个星期前感觉全身不适,继而出现胸部皮肤灼烧样疼痛,随后在背中偏右至右乳房及前胸正中,出现多数成簇的粟粒状疱疹,疼痛难眠,不思饮食,临床诊断为带状疱疹。

请问: 1. 应该选择何药来治疗?
　　　2. 其他抗病毒药物有哪些? 有何临床应用?

抗病毒药通过干扰病毒吸附、阻止病毒穿入和脱壳、阻碍病毒在细胞内复制、抑制病毒释放或增强宿主抗病毒能力等方式直接抑制或杀灭病毒而呈现作用。

一、常用抗病毒药

利巴韦林(病毒唑)

【药理作用】

广谱抗病毒药,对流感病毒、呼吸道合胞病毒、鼻病毒、单纯疱疹病毒、腺病毒、肠病毒、肝炎病毒和流行性出血热病毒等多种 DNA 和 RNA 病毒均有抑制作用。

【临床应用】

用于甲、乙型流感、流行性出血热、疱疹、麻疹、呼吸道合胞病毒肺炎和支气管炎、腺病毒肺炎及甲型、丙型肝炎等都有一定的防治作用。

【不良反应】

不良反应有头痛、乏力、腹泻和血清胆红素增加,长期大量使用可致贫血、白细胞减少等骨髓抑制作用,有致畸作用。

干 扰 素

是机体细胞在病毒感染或其他诱导剂刺激下产生的一类具有生物活性的糖蛋白。

【药理作用和临床应用】

具有广谱抗病毒作用,对 RNA 和 DNA 病毒均有效,此外,还有免疫调节和抗恶性肿瘤作用。可用于病毒感染性疾病,如流感、病毒性角膜炎、带状疱疹、慢性乙型和丙型肝炎等。

【不良反应】

不良反应少,常见倦怠、头痛、肌痛、全身不适,偶见白细胞和血小板减少,停药后可恢复;大剂量可出现共济失调、精神失常等。

金 刚 烷 胺

【药理作用和临床应用】

能特异性地抑制甲型流行性感冒病毒,主要用于甲型流感的防治,亦可治疗帕金森病。

适用于原发性帕金森病、脑炎后的帕金森综合征、药物诱发的锥体外系反应、一氧化碳中毒后帕金森综合征及老年人合并有脑动脉硬化的帕金森综合征。也可用于预防或治疗亚洲甲-Ⅱ型流感病毒所引起的呼吸道感染。本品与灭活的甲型流感病毒疫苗合用时可促使机体产生预防性抗体。

【不良反应】

恶心、厌食、头晕、失眠等。

阿 昔 洛 韦

【药理作用和临床应用】

人工合成的抗 DNA 病毒药,具有广谱抗疱疹病毒作用,对单纯疱疹病毒、水痘带状疱疹病毒和 EB 病毒等其他疱疹病毒均有效,为治疗单纯疱疹病毒感染的首选药。局部应用可治疗疱疹性角膜炎、单纯疱疹和带状疱疹;口服或静注可治疗单纯疱疹性脑膜炎、生殖器疱疹、免疫缺陷患者单纯疱疹感染等。

【不良反应】

较少,可见皮疹、恶心、厌食等。静脉给药可引起静脉炎。

阿 糖 腺 苷

【临床应用】

广谱抗 DNA 病毒药,主要用于单纯疱疹病毒和水痘病毒引起的感染、免疫缺陷合并带状疱疹感染及慢性乙型病毒性肝炎。

【不良反应】

恶心、呕吐、腹泻、眩晕和体重减轻,也可致白细胞减少、血小板减少等。

碘 苷

【临床应用】

全身应用毒性大,仅限短期局部用药。治疗单纯疱疹病毒性角膜炎;30% 的碘苷溶于二甲亚砜后外用治疗生殖器单纯疱疹病毒的感染。长期应用可致局部疼痛、眼睑过敏、角膜损伤等。

更 昔 洛 韦

【临床应用】

抗 DNA 病毒药,用于预防及治疗免疫功能缺陷患者的巨细胞病毒感染,如艾滋病患者、接受化疗的肿瘤患者、使用免疫抑制剂的器官移植患者及肺炎、胃肠炎、肝脏和中枢神经系统巨细胞病毒感染。

二、抗艾滋病病毒药

齐 多 夫 定

【临床应用】

对多种反转录酶均有抑制作用,对细胞内繁殖期的人类免疫缺陷病毒(HIV)抑制作用强于静止期,对骨髓细胞和淋巴细胞的 HIV 抑制作用较弱,对其他细胞则无明显作用。可减轻或缓解艾滋病和艾滋病相关综合征,为目前治疗艾滋病(AIDS)的首选药。与其他反转录酶抑制药合用疗效好;还可治疗 HIV 诱发的痴呆和血栓性血小板减少症。

【不良反应】

主要为骨髓抑制,也可出现喉痛、无力、恶心、发热、头痛、皮疹、失眠、肝功能异常及味觉改变等,大剂量可致焦虑、震颤、精神错乱等。

拉 米 夫 定

【临床应用】

拉米夫定是核苷类抗病毒药,对体内的乙型肝炎病毒有较强的抑制作用。主要与齐多夫定合用治疗艾滋病;还可用于乙型肝炎治疗。

【不良反应】

毒性低,易致头痛、嗜睡、乏力、恶心、腹泻。

奈 韦 拉 平

减少 HIV-1 水平,可渗入脑脊液,但通常不作为首选药,与核苷类反转录酶抑制药合用治疗 AIDS。最近报道,对 HIV 阳性的母亲在分娩时和婴儿出生 72 小时内各服用奈韦拉平,能使阻断率达 50% 左右。不良反应有皮疹、肝功能损害等。

常用制剂和用法

阿昔洛韦片剂:0.2g。口服:成人,1 次 200mg,一日 5 次,疗程 10 天;或 1 次 400mg,一日 3 次,疗程 5 天。粉针剂:0.25g。静滴:每次 5mg/kg,加入输液中,一日 3 次,疗程 7 天。

利巴韦林片剂:0.1g。口服一日 0.8~1.0g,分 3~4 次服用。注射液:0.1g。肌注或静脉滴注,10~15mg/(kg·d),分 2 次给予。

齐多夫定胶囊剂:0.1g、0.25g。口服 1 次 200mg,每 4 小时 1 次。注射剂:0.1g、0.2g。静滴 1 次 50~200mg。

奥司他韦胶囊剂:75mg。口服 1 次 75mg,一日 2 次,疗程 5 天。

第七节 消毒防腐药

📖 **学习目标**

1. 熟悉:醇类、卤素类、氧化剂、清洁剂的作用及主要用途。
2. 了解:其他消毒防腐药的作用及主要用途。

消毒防腐药对病原微生物和人体组织细胞无明显选择性,在抗病原微生物的浓度时也损害人体细胞,不可内服,只能用于体表、器械、排泄物和周围环境的消毒。

案例

消毒是用物理或化学方法消灭停留在不同的传播媒介物上的病原体,藉以切断传播途径,阻止和控制传染的发生。其目的:防止病原体播散到社会中,引起流行发生。防止病者再被其他病原体感染,出现并发症,发生交叉感染。同时也保护医护人员免疫感染。

请问: 1. 你所知道的消毒药有哪些?
2. 临床的主要用途是什么?

消毒药 是指能杀灭病原微生物的药物。理想的消毒药应能杀灭所有的细菌、芽孢、霉菌、滴虫及其他感染的微生物而不伤害人体组织。但目前的消毒药,抗菌谱都有一定限制,且对人体有较强的损害作用。

防腐药 是指能抑制病原微生物生长繁殖的药物。消毒药低浓度时抑菌,防腐药高浓度时杀菌,两者之间没有严格的界线,故统称为消毒防腐药。

一、常用消毒防腐药

(一)醇类

乙 醇

抑制或杀灭细菌,对芽孢、病毒、真菌无效,乙醇浓度为 75% 时杀菌力最强。95% 的酒精用于擦拭紫外线灯;70%~75% 的酒精用于皮肤、器械等消毒;40%~50% 的酒精可预防褥疮;25%~50% 的酒精可用于物理退热。

(二)卤素类

碘 伏

碘伏具有广谱杀菌作用,可杀灭细菌繁殖体、芽孢、真菌、原虫和部分病毒。在医疗上用作杀菌消毒剂,可用于皮肤、黏膜消毒,也可处理烫伤、治疗滴虫性阴道炎、霉菌性阴道炎、皮肤霉菌感染等。也可用于手术前手和其它皮肤的消毒、各种注射部位皮肤消毒、器械浸泡消毒以及阴道手术前消毒等。

安 尔 碘

全称为安尔碘皮肤消毒剂,其成分包括有效碘、醋酸氯己啶和酒精,属强力、高效、广谱的皮肤、黏膜消毒剂。能杀灭细菌、病毒、真菌、芽孢、病原虫等。常用于口腔炎症消毒杀菌,伤口与疖肿消毒,肌肉注射前皮肤消毒,还适用于伤口换药及瓶盖、体温表消毒。注意:安尔碘对黏膜和伤口有一定的刺激性。

碘 甘 油

同安尔碘,黏膜刺激性小,五官科用于局部感染。

含氯石灰（漂白粉）

杀菌作用迅速且较强。主要用于棉麻纺织品、化学纤维、纸浆、淀粉的漂白，也用于饮用水、游泳池水的消毒和杀菌。军工方面可用作化学毒剂（如芥子气等）和放射性的消毒剂。创面、脓疡冲洗；排泄物的消毒。

（三）氧化剂

过 氧 乙 酸

杀灭细菌、芽孢、真菌、病毒。洗手、器械、体温计、衣服、被单、食具、环境及垃圾消毒。

高 锰 酸 钾

杀菌作用较强，低浓度收敛，高浓度腐蚀。蔬菜、水果消毒；膀胱及创面洗涤；口腔、阴道及外阴冲洗。

过氧化氢溶液（双氧水）

杀菌力弱，能释放氧分子，有除臭作用。用于冲洗创面、溃疡面；五官科局部冲洗控制感染。

（四）清洁剂

苯扎溴铵（新洁尔灭）

本品杀菌和去污作用高效、毒性小、渗透强、无刺激性、可溶于水、不受水硬度影响、使用方便、成本低等优点。广泛用于手术前洗手、食具及器械消毒、黏膜创面冲洗、杀菌、消毒、防腐、乳化、去垢、增溶等方面。

氯己定（洗必泰）

杀菌作用更快、更强，同苯扎溴铵。氯己定可作为洗液或霜剂的成分，用皮肤或伤口的消毒和清洗。或用于制备口腔凝胶、喷剂或漱口液，治疗口腔感染，又用作器械的消毒剂、滴眼药的防腐剂。

二、其他消毒防腐药（表 10-6）

表 10-6　其他消毒防腐药

类别	药物	作用	主要用途
醛类	甲醛溶液	杀灭细菌、真菌、芽孢、病毒	保存标本、疫苗、手术器械消毒，室内消毒等
	戊二醛溶液	同甲醛溶液 毒性和腐蚀性均较低	器械、内窥镜、房屋的消毒
酚类	苯酚	杀灭细菌、真菌	皮肤止痒，器械和房屋消毒
	甲酚皂溶液	杀菌作用比苯酚强，腐蚀性及毒性较小	用于皮肤、橡胶手、医疗器械、环境和排泄物消毒

177

续表

类别	药物	作用	主要用途
染料类	甲紫	杀灭细菌、真菌、铜绿假单胞菌等	用于皮肤、黏膜、创面感染、烧烫伤及真菌感染
	依沙吖啶	杀菌作用强 毒性小、无刺激性	用于创伤、皮肤黏膜感染 也可用于引产
酸类	苯甲酸	抑制细菌和真菌,毒性低	用于食品和药品的防腐;用于体癣,手足癣
	水杨酸	同苯甲酸,有刺激性	治疗鸡眼、疣、表皮癣病
	硼酸	同苯甲酸,刺激性较小	皮肤、黏膜、伤口的冲洗
重金属类	红汞	抗菌作用弱,无刺激性	用于皮肤、黏膜、伤口消毒
	硝酸银	抗菌作用强,有腐蚀性	用于腐蚀黏膜溃疡、及肉芽组织增生等
杂环类	环氧乙烷	广谱、高效的气体杀菌剂,对物品穿透力强	用于服装、器械、仪器、烟草、书籍、皮革等灭菌

 本章小结

1. 青霉素最严重的不良反应是过敏性休克。防治措施:一问、二试、三备、四配、五避、六观察、七解救。

2. 红霉素主要用于对青霉素过敏病人或对青霉素耐药的革兰阳性菌引起的感染;对军团菌肺炎、百日咳、白喉带菌者、支原体肺炎、弯曲菌所致肠炎或败血症、沙眼衣原体所致的新生儿结膜炎或婴儿肺炎等的首选药。

3. 氨基糖苷类不良反应:耳毒性、肾毒性、过敏反应和阻断神经肌肉接头。代表药物链霉素临床应用:①抗结核一线药物;②治疗鼠疫和兔热病的首选药;③与青霉素合用与治疗溶血性链球菌、草绿色链球菌等引起的心内膜炎。庆大霉素主要用于革兰阴性杆菌引起的感染,对铜绿假单胞菌感染有效。

4. 四环素类不良反应:①局部刺激症状;②二重感染;③影响骨、牙生长。故孕妇、哺乳期妇女及8岁以下儿童禁用;④肝肾损害。氯霉素不良反应:①抑制骨髓造血功能;②灰婴综合征;③二重感染。

5. 磺胺类作用机制为抑制二氢叶酸合成酶;不良反应:为肝肾损害、过敏反应、骨髓造血抑制、神经系统反应、消化道反应。用药期间多饮水,同服等量碳酸氢钠。甲氧苄啶作用机制为抑制二氢叶酸还原酶;长期用药引发巨幼红细胞贫血,需同服亚叶酸钙。

6. 甲硝唑临床用于①厌氧菌感染的首选药;②阴道滴虫病;③肠内、肠外阿米巴病;④贾第鞭毛虫病。

7. 一线抗结核药:异烟肼、利福平、链霉素、乙胺丁醇、吡嗪酰胺。

(魏宝钢)

目标测试

选择题

1. 青霉素对下列哪种病原体无效
    A. 淋球菌   B. 破伤风杆菌   C. 伤寒杆菌
    D. 螺旋体   E. 放线菌

2. 金葡菌对青霉素 G 产生耐药性的原因是产生
    A. 钝化酶   B. 转移酶   C. β- 内酰胺酶
    D. 合成酶   E. 磷酰化酶

3. 治疗破伤风首选
    A. 青霉素   B. 红霉素   C. 链霉素
    D. 青霉素 + 破伤风抗毒素   E. 红霉素 + 破伤风抗毒素

4. 青霉素对下列何病无效
    A. 扁桃体炎   B. 中耳炎   C. 支原体肺炎
    D. 流脑   E. 大叶性肺炎

5. 对铜绿假单胞菌感染有效的药物是
    A. 头孢氨苄   B. 青霉素 G   C. 阿莫西林
    D. 羧苄西林   E. 头孢呋辛

6. 对肾有毒性的抗生素是
    A. 青霉素   B. 广谱青霉素类   C. 耐酶青霉素类
    D. 第一代头孢菌素类   E. 第三代头孢菌素类

7. 下列哪项不是头孢菌素的不良反应
    A. 过敏反应   B. 肾损害   C. 肝损害
    D. 胃肠反应   E. 二重感染

8. 克拉维酸与阿莫西林配伍应用的主要药理学基础是
    A. 可使阿莫西林口服吸收更好
    B. 可使阿莫西林自肾小管分泌减少
    C. 克拉维酸可抑制 β- 内酰胺酶
    D. 可使阿莫西林用量减少,毒性降低
    E. 克拉维酸抗菌谱广,抗菌活性强

9. 红霉素的抗菌机制是
    A. 影响细胞膜的通透性   B. 抑制核酸代谢   C. 抑制叶酸代谢
    D. 抑制菌体蛋白质的合成   E. 抑制细胞壁的合成

10. 下列何药不能用生理盐水溶解
    A. 头孢氨苄   B. 青霉素   C. 红霉素
    D. 克林霉素   E. 链霉素

11. 下列哪项不是红霉素的临床应用
    A. 耐药金葡菌   B. 百日咳   C. 军团病
    D. 结核病   E. 支原体肺炎

12. 下列有关红霉素的叙述,哪项是错误的

A. 对革兰阳性菌作用强
B. 易产生耐药性
C. 可用于耐药金葡菌感染
D. 易被胃酸破坏
E. 不能用于对青霉素过敏者

13. 青霉素过敏的革兰阳性菌感染病人可选用
    A. 苯唑西林　　　　　B. 头孢氨苄　　　　　C. 氨苄西林
    D. 羧苄西林　　　　　E. 红霉素

14. 支原体肺炎首选
    A. 链霉素　　　　　　B. 头孢氨苄　　　　　C. 庆大霉素
    D. 羧苄西林　　　　　E. 阿奇霉素

15. 下列不宜与高效能利尿药呋塞米合用的抗生素是
    A. 青霉素　　　　　　B. 链霉素　　　　　　C. 四环素
    D. 红霉素　　　　　　E. 头孢菌素

16. 庆大霉素最常见的不良反应是
    A. 过敏性休克　　　　B. 骨髓抑制　　　　　C. 肾毒性
    D. 视神经炎　　　　　E. 二重感染

17. 鼠疫首选
    A. 链霉素　　　　　　B. 卡那霉素　　　　　C. 庆大霉素
    D. 林可霉素　　　　　E. 红霉素

18. 有关氨基苷类抗生素的叙述,错误的是
    A. 对革兰阴性菌作用强大
    B. 口服仅用于肠道感染和肠道术前准备
    C. 为静止期杀菌剂
    D. 各药物之间无交叉抗药性
    E. 抗菌机制是抑制菌体蛋白质合成

19. 氨基苷类药物中过敏性休克发生率最高的是
    A. 庆大霉素　　　　　B. 妥布霉素　　　　　C. 新霉素
    D. 阿米卡星　　　　　E. 链霉素

20. 对铜绿假单胞菌及抗药金葡菌均有效的抗生素是
    A. 庆大霉素　　　　　B. 青霉素 G　　　　　C. 红霉素
    D. 苯唑西林　　　　　E. 螺旋霉素

21. 影响幼儿骨骼和牙齿发育的是
    A. 庆大霉素　　　　　B. 四环素　　　　　　C. 青霉素
    D. 链霉素　　　　　　E. 新霉素

22. 不宜与牛奶、奶制品及抗酸药同服的是
    A. 氨苄霉素　　　　　B. 四环素　　　　　　C. 氯霉素
    D. 链霉素　　　　　　E. 新霉素

23. 氯霉素最严重的不良反应是
    A. 骨髓抑制　　　　　B. 肝脏损害　　　　　C. 肾脏损害
    D. 二重感染　　　　　E. 过敏反应

24. 立克次体引起的斑疹伤寒可选用

A. 青霉素　　　　　　　　B. 红霉素　　　　　　　　C. 庆大霉素

D. 克林霉素　　　　　　　E. 多西环素

25. 四环素类药物对下列哪一种病原体无效
    A. 立克次体　　　　　　　B. 衣原体　　　　　　　　C. 细菌
    D. 真菌　　　　　　　　　E. 支原体

26. 治疗急、慢性骨髓炎宜选用
    A. 头孢氨苄　　　　　　　B. 青霉素　　　　　　　　C. 红霉素
    D. 克林霉素　　　　　　　E. 螺旋霉素

27. 克林霉素引起的假膜性肠炎应选用何药治疗
    A. 林可霉素　　　　　　　B. 氯霉素　　　　　　　　C. 万古霉素
    D. 氨苄西林　　　　　　　E. 羧苄西林

28. 多黏菌素类主要不良反应
    A. 过敏性休克　　　　　　B. 肝损害　　　　　　　　C. 关节病变
    D. 耳毒性　　　　　　　　E. 肾毒性和神经毒性

29. 假膜性肠炎应该选用何药治疗
    A. 氨苄西林　　　　　　　B. 多黏菌素类　　　　　　C. 万古霉素
    D. 阿米卡星　　　　　　　E. 红霉素

30. 喹诺酮类药物抗菌作用机制是
    A. 抑制二氢叶酸还原酶　　　　　　　　B. 抑制二氢叶酸合成酶
    C. 改变细菌细胞膜通透性　　　　　　　D. 抑制细菌 DNA 回旋酶
    E. 抑制 RNA 多聚酶

31. 磺胺类药物作用机制是
    A. 抑制二氢叶酸合成酶　　　　　　　　B. 抑制二氢叶酸还原酶
    C. 抑制叶酸还原酶　　　　　　　　　　D. 抑制一碳单位转移酶
    E. 抑制四氢叶酸还原酶

32. 甲氧苄啶作用机制是
    A. 抑制二氢叶酸合成酶　　　　　　　　B. 改变细菌细胞膜通透性
    C. 破坏细菌细胞壁　　　　　　　　　　D. 抑制菌体蛋白质合成
    E. 抑制二氢叶酸还原酶

33. 氟喹诺酮类药物中可用于结核病治疗的药是
    A. 氧氟沙星　　　　　　　B. 吡咯酸　　　　　　　　C. 诺氟沙星
    D. 依诺沙星　　　　　　　E. 吡哌酸

34. 通过抑制 DNA 回旋酶发挥作用的药物是
    A. 红霉素　　　　　　　　B. 环丙沙星　　　　　　　C. 四环素
    D. 氯霉素　　　　　　　　E. 磺胺嘧啶

35. 小儿禁用喹诺酮类药物的原因在于该类药物易引起
    A. 关节病变　　　　　　　B. 胃肠道反应　　　　　　C. 过敏反应
    D. 肝功能损害　　　　　　E. 肾功能损害

36. 与抗酸药同时应用可减少其吸收的药物是
    A. 磺胺类　　　　　　　　B. 链霉素　　　　　　　　C. 喹诺酮类

D. 硝基呋喃类　　　　　　E. 红霉素类

37. 预防磺胺嘧啶所致的肾脏损害,应该
    A. 大量喝水　　　　　　B. 服用等量碳酸氢钠　　　　C. A+B
    D. 与维生素 B_6 合用　　E. 采用静脉滴注

38. 流行性脑脊髓膜炎流行时宜选用下列何药预防
    A. 磺胺嘧啶　　　　　　B. 青霉素 G 注射　　　　　C. 青霉素 G 鞘内注射
    D. 氯霉素口服　　　　　E. 四环素静脉滴注

39. 可用于尿道感染的硝基呋喃类药物是
    A. 呋喃西林　　　　　　B. 呋喃妥因　　　　　　C. 呋喃唑酮
    D. 甲氧苄啶　　　　　　E. 红霉素

40. 氧氟沙星的特点是
    A. 抗菌活性弱　　　　　　　　　　　　B. 血中浓度高,维持时间长
    C. 血药浓度低　　　　　　　　　　　　D. 口服不易吸收
    E. 对结核分枝杆菌无效

41. 氟喹诺酮类药物对下列哪一病原体无效
    A. 大肠埃希菌　　　　　B. 真菌　　　　　　　　C. 肺炎链球菌
    D. 铜绿假单胞菌　　　　E. 结核分枝杆菌

42. 对肠内、外阿米巴病均有良效的药物是
    A. 红霉素　　　　　　　B. 四环素　　　　　　　C. 甲硝唑
    D. 青霉素　　　　　　　E. 甲氧苄啶

43. TMP 与磺胺药合用增强抗菌作用的原因是
    A. 磺胺药的吸收增加　　　　　　　　　B. 减少磺胺药的排泄
    C. 减少磺胺药的代谢　　　　　　　　　D. 减少尿中磺胺结晶析出
    E. 双重阻断细菌叶酸代谢

44. SMZ 口服用于全身感染时需加服碳酸氢钠的原因是
    A. 增强抗菌作用　　　　　　　　　　　B. 防止过敏反应
    C. 预防在尿中析出结晶损伤肾　　　　　D. 预防代谢性酸中毒
    E. 减少口服时的刺激

45. 可以作为各部位各类型结核病首选的药物是
    A. 链霉素　　　　　　　B. 乙胺丁醇　　　　　　C. 异烟肼
    D. 利福平　　　　　　　E. 吡嗪酰胺

46. 应用异烟肼时,常合用维生素 B_6 的目的是
    A. 增强疗效　　　　　　B. 预防周围神经炎　　　　C. 延缓耐药性产生
    D. 减轻肝损害　　　　　E. 预防过敏反应

第十一章　其他药物

第一节　局部麻醉药

学习目标

1. 掌握:局麻药的概念、基本作用、常见不良反应和用药注意事项。
2. 熟悉:临床常用的局麻方法及适用范围。
3. 了解:其他局麻药的作用特点及临床应用。

一、概述

局部麻醉药简称局麻药,是一类在用药局部可逆地阻断感觉神经冲动和传导,并在意识清醒的状态下使局部痛觉暂时消失的药物。

案例

患者,女,56岁。牙痛,到口腔医院治疗,医生检查后确定患者左上智牙龋齿,已无保留的意义,用利多卡因局部麻醉,患者疼痛减轻,拔出智牙。

请问: 1. 什么是局部麻醉?

2. 局部麻醉药使用时应注意哪些事项?

【药理作用】

1. 局麻作用　低浓度局麻药可阻断感觉神经冲动的传导,较高浓度时则对自主神经、运动神经和中枢神经的冲动均有阻断作用。细的无髓鞘神经纤维比粗的有髓鞘神经纤维对局麻药更敏感。感觉消失的顺序时间:首先痛觉消失、继而是温觉、触觉、压觉,恢复时间按相反的顺序进行。

局麻药通过阻断神经细胞膜上的 Na^+ 通道,抑制 Na^+ 内流,从而阻止神经冲动的产生和传导,产生局部麻醉作用。

2. 吸收作用　局麻药从给药局部吸收入血时,达到一定浓度就会产生全身作用。实际上就是局麻药的毒性反应。

【临床常用的局麻方法】

1. 表面麻醉　又称黏膜麻醉,是将穿透力较强的局麻药喷洒或涂抹于黏膜表面,麻醉黏膜下的神经末梢。适用于眼、鼻、口、咽喉、气管、食道、尿道等部位的浅表手术。

2. 浸润麻醉　将局麻药注射到手术野的皮内、皮下附近组织,麻醉手术野神经末梢。

适用于浅表小手术。

3. 传导麻醉 将局麻药注射到神经干周围,阻断神经冲动的传导,使该神经分布的区域产生麻醉作用。适用于四肢和口腔科手术。

4. 蛛网膜下腔麻醉 也称腰麻。将局麻药注入低位腰椎的蛛网膜下腔,麻醉该部位的脊神经根。适用于下腹部和下肢手术。

5. 硬膜外麻醉 将局麻药注入硬脊膜外腔。麻醉脊神经根。适用于颈部以下的手术,特别是上腹部的手术(图 11-1)。

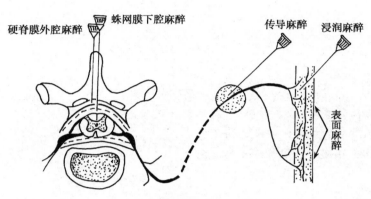

图 11-1 常用局部麻醉药给药方法示意图

【不良反应和注意事项】

1. 毒性反应 主要表现为中枢神经系统和心血管系统反应。

(1)中枢神经系统:先兴奋后抑制,初期病人烦躁不安、多语、震颤,甚至惊厥;继而转入抑制,出现昏迷、呼吸抑制,严重时呼吸衰竭而死。主要抢救呼吸衰竭,抗惊厥首选地西泮。

(2)心血管系统:局麻药可降低心肌兴奋性,减慢传导,降低心肌收缩力;还可扩张血管,导致血压下降。

2. 过敏反应 极少数患者表现为胸闷、呼吸困难,口唇发绀。可皮试。

二、常用局麻药

局麻药按其化学结构不同可分为两类:①酯类局麻药,如普鲁卡因、丁卡因;②酰胺类局麻药,利多卡因、布比卡因、罗哌卡因等。

(一)酯类局麻药

普 鲁 卡 因

【药理作用和临床应用】

1. 局麻作用 本药皮肤黏膜穿透力弱,不适用于表面麻醉,因起效快,毒性小,故主要采用注射方法用于浸润麻醉、传导麻醉、腰麻、硬膜外麻醉。

2. 局部封闭 将局麻药和糖皮质激素的混合液注射于病灶周围,缓解炎症、损伤部位的症状,促进局部病灶痊愈。

【不良反应和用药注意事项】

本药毒性最小,大量吸收可引起中枢神经系统和心血管系统反应;为防止吸收中毒,常加入肾上腺素,并使局麻时间延长一倍。偶见过敏,用药前需做皮肤过敏试验。

丁 卡 因

为长效局麻药,1~3分钟起效,维持2~3小时。其局麻强度和毒性均比普鲁卡因强10倍。对黏膜穿透力强,主要用于表面麻醉,也可用于传导麻醉、腰麻、硬膜外麻醉。因毒性大,不用于浸润麻醉。

(二)酰胺类局麻药

利 多 卡 因

为目前应用最多的中效局麻药。起效快,维持1~2小时。作用强度和毒性介于普鲁卡因和丁卡因之间。可用于表面麻醉、浸润麻醉、传导麻醉、硬膜外麻醉。因弥散快,故一般不宜用于腰麻。也可用于抗心律失常的治疗。

布 比 卡 因

为长效、强效局麻药,3~5分钟起效,维持5~10小时。其局麻强度比普鲁卡因强8~10倍,但穿透力弱,不用于表面麻醉,主要用于浸润麻醉、传导麻醉、硬膜外麻醉。

罗 哌 卡 因

是新型长效局麻药,其局麻强度是普鲁卡因的8倍,与布比卡因相比,心脏毒性较低,有明显缩血管作用,对痛觉阻断作用较强。对子宫胎盘血流量无明显影响,除用于浸润麻醉、传导麻醉、腰麻、硬膜外麻醉外,也适合硬膜外术后和分娩镇痛。

考点链接 各种局麻药的应用特点

表 11-1 常用局麻药特点比较表

药名	作用特点	穿透力	毒性	临床应用	不良反应
普鲁卡因	弱、短效	弱	小	除表麻外的各种局醉	过敏反应
丁卡因	强而持久	强	大	表面麻醉	中枢与心脏毒性
利多卡因	较快较强	强	中	各种局醉(腰麻慎用)	中枢与心脏毒性
布比卡因	强、长效	弱	大	除表麻外的各种局醉	心脏毒性强
罗哌卡因	强、长效	较强	中	各种局醉,分娩术镇痛	心脏毒性少

常用制剂和用法

盐酸普鲁卡因注射剂:40mg/2ml、100mg/10ml。1次50~250mg,0.25%~0.5%溶液用于浸润麻醉。腰麻1次极量不超150mg。1%~2%溶液用于传导麻醉、腰麻、硬膜外麻醉。

盐酸丁卡因注射剂:50mg/5ml。1%~2%用于表面麻醉。0.1%~0.3%溶液用于传导麻醉、腰麻、硬膜外麻醉。

盐酸利多卡因注射剂:100mg/5ml、400mg/20ml。0.25%~0.5%溶液用于浸润麻醉。1%~2%溶液用于表面麻醉、传导麻醉、硬膜外麻醉。

盐酸布比卡因注射剂:12.5mg/5ml、25mg/5ml。0.1%~0.25%溶液用于浸润麻醉;0.5%~

185

0.75%溶液用于传导麻醉、硬膜外麻醉。

罗哌卡因注射剂:20mg/10ml,40mg/10ml。

第二节 抗过敏药

 学习目标

1. 掌握:H_1受体阻断药的药理作用、临床应用。

2. 熟悉:钙盐的药理作用、临床应用、不良反应和用药注意事项。

3. 了解:H_1受体阻断药的不良反应及用药注意事项。

抗过敏药又称抗变态反应药,包括H_1受体阻断药、钙盐、肾上腺素受体激动药、糖皮质激素类药。本节主要介绍H_1受体阻断药和钙盐。

一、H_1受体阻断药

组胺存在人体皮肤、黏膜上含量巨大的肥大细胞内,如受到炎症、损伤、过敏原等因素刺激时会释放出来并与H_1受体结合,产生生物效应。

 案例

患者,男,36岁。因眼睛红、流泪到药店买眼药水,店员推荐SA-Na眼药水给病人,病人用完眼睛肿成核桃大小。医生诊断为磺胺过敏,立即用氯苯那敏抗过敏。

请问: 1. 常用抗过敏药有哪些?

2. 如何正确使用抗过敏药?

H_1受体阻断药分为第一代药:氯苯那敏、苯海拉明、异丙嗪;第二代药:氯雷他定、西替利嗪、阿司咪唑、特非那定。两代药具有相似的药理作用和临床应用。

【药理作用】

1. 阻断H_1受体作用 竞争性阻断组胺H_1受体,而产生对抗组胺效应。

2. 中枢抑制作用 第一代H_1受体阻断药可通过血脑屏障,对中枢有不同程度的抑制作用,表现为镇静,嗜睡,如苯海拉明、异丙嗪抑制作用最强,氯苯那敏作用最弱。第二代药物阿司咪唑、氯雷他定不易透过血脑屏障,故无中枢抑制作用。

3. 防晕、止吐作用 苯海拉明、异丙嗪具有抗胆碱作用。

【临床应用】

1. 变态反应性疾病 首选。用于荨麻疹、花粉症、过敏性鼻炎和血管性神经性水肿等皮肤黏膜的变态反应性疾病;对昆虫咬伤、药疹、接触性皮炎所致的皮肤瘙痒和水肿也有效;对支气管哮喘疗效差,对过敏性休克无效。

2. 晕动症 苯海拉明、异丙嗪可预防晕车、晕船。

【不良反应及用药注意事项】

1. 中枢神经系统反应 表现为镇静、嗜睡、乏力等,第一代药明显。驾驶员、高空作业

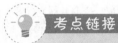 **考点链接**

H_1受体阻断药的临床应用

者工作时禁用。

2. 心脏毒性　第二代药如阿司咪唑、特非那定大剂量或长时间使用可致心律失常、晕厥、心跳停止,故用药时应注意观察心脏的毒性反应。

3. 胃肠道反应　表现为口干、恶心、呕吐、便秘等。

二、钙盐

常用钙盐有葡萄糖酸钙、氯化钙。

【药理作用和临床应用】

1. 抗过敏作用钙盐能增加毛细血管的致密性,降低通透性,从而减少渗出,减轻过敏症状。注射用于过敏性疾病如皮肤瘙痒、荨麻疹、血管性神经性水肿等急症发作。

2. 促进骨骼的生长,维持骨骼的硬度用于防治佝偻病、软骨病,也用于孕妇、儿童、老年人补钙。

3. 维持神经肌肉组织的正常兴奋性用于手足抽搐症。

4. 对抗镁离子的作用是解救镁离子中毒时的特效药。

【不良反应和用药注意事项】

1. 钙盐刺激性强,不能皮下注射或肌肉注射。若注射液漏出血管外可致剧痛甚至组织坏死,应立即用 0.5% 普鲁卡因局部封闭。

2. 钙盐静注时有全身发热,心脏兴奋,因钙盐使肌肉收缩;量过大时,心律失常甚至心脏停搏于收缩状态。故使用时缓慢注射。

3. 钙盐能增加强心苷对心脏的毒性,故应用强心苷期间禁用钙盐。

常用制剂和用法

马来酸氯苯那敏片剂:4mg。1 次 4mg,一日 3 次。胶囊剂:每粒 8mg。注射剂:10mg/ml、20mg/2ml。1 次 25~50mg,肌内注射。

盐酸苯海拉明片剂:25mg、50mg。1 次 25~50mg,一日 3 次。

盐酸异丙嗪片剂:12.5mg、25mg。1 次 12.5~25mg,一日 2~3 次。注射剂:50mg/2ml。1 次 25~50mg,肌内注射。

氯雷他定片剂:10mg。1 次 10mg,一日 1 次。

西替利嗪片剂:10mg。1 次 10~20mg,一日 1 次。

葡萄糖酸钙注射剂:1g/10ml。1 次 1~2g,加等量 5%~25% 葡萄糖注射液稀释后缓慢静脉注射(每分钟不超过 2ml)。

第三节　作用于子宫的药物

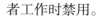
学习目标

1. 掌握:缩宫素、麦角新碱的药理作用特点及临床应用。
2. 熟悉:缩宫素、麦角新碱的不良反应及用药注意事项。
3. 了解:子宫抑制药的作用特点及临床应用。

一、子宫兴奋药

子宫兴奋药是一类能选择性地兴奋子宫平滑肌。促进子宫平滑肌收缩的药物。包括缩宫素、麦角新碱、前列腺素。

案例

患者,33 岁,初产妇,妊娠 39 周。出现无力宫缩 30 小时,宫口只开 3cm,医生给予静脉滴注缩宫素后,顺利分娩。

请问:1. 缩宫素有什么作用?

2. 用药时应控制什么?

缩 宫 素

缩宫素又叫催产素,是垂体后叶素的主要成分之一,临床应用的多为人工合成。口服易被酸、碱、酶破坏,须注射给药。

【药理作用】

1. 兴奋子宫平滑肌 对子宫平滑肌的收缩作用强度取决于给药剂量和子宫的生理状态。小剂量(2~5U)加强子宫的节律性收缩,使子宫体收缩,而子宫颈平滑肌松弛,此时子宫类似正常分娩,利于分娩;大剂量(5~10U)产生强直性收缩,不利于分娩。妊娠早期孕激素水平高,能降低子宫对缩宫素的敏感性,保护胎儿;妊娠晚期雌激素水平高,提高子宫对缩宫素的敏感性,有利于分娩。

2. 其他 缩宫素能收缩乳腺腺泡周围的肌上皮细胞,促进排乳;大剂量时松弛血管平滑肌,引起血压下降,并有抗利尿作用。

【临床应用】

1. 催产和引产 小剂量缩宫素可用于宫缩无力而胎位正常、头盆相称,无产道障碍的产妇催产;过期妊娠、死胎及需提前终止妊娠的孕妇,也可用小剂量缩宫素静滴引产。

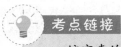

考点链接

缩宫素的临床应用

2. 产后出血 大剂量缩宫素肌注,迅速使子宫产生强直性收缩,压迫子宫肌层内血管而止血,但维持时间较短,需加用作用时间较长的麦角类制剂。

【不良反应和注意事项】

给药浓度过高或给药速度过快,可引起子宫强直性收缩,导致胎儿窒息死亡或子宫破裂,故应严格控制剂量和给药速度。并明确用药适应证和禁忌证,对产道异常、头盆不称、胎位不正、3 次以上妊娠的产妇或有剖宫产史者禁用。

麦 角 新 碱

麦角是寄生在麦秆上的麦角菌的干燥菌核。主要含有麦角毒、麦角胺、麦角新碱。

【药理作用和临床应用】

麦角新碱选择性作用于子宫平滑肌,引起子宫强直性收缩,有作用强大、迅速和持久等特点;对妊娠子宫及新产子宫最敏感,剂量稍大就引起子宫强直性收缩,压迫肌层血管而止血。主要用于产后或其他原因引起的子宫出血。但禁用于催产和引产。

【不良反应】

部分患者可出现恶心、呕吐、眩晕、血压升高等。动脉硬化、冠心病者禁用;妊娠高血压者慎用。

前 列 腺 素

前列腺素是广泛分布在体内的一类自体活性物质,有多种生理活性。如地诺前列酮、前列腺素 E 等。

【药理作用与临床应用】

前列腺素对妊娠各时期的子宫均有兴奋作用,妊娠晚期的子宫对其尤为敏感,在增强子宫收缩的同时,明显松弛子宫颈,产生类似正常分娩的子宫收缩。可用于催产、引产、药物流产及抗早孕。

【不良反应】

主要有恶心、呕吐、腹痛等胃肠反应,少数人有头痛、胸闷、心率加快、血压下降等。

二、子宫抑制药

子宫平滑肌抑制药可松弛子宫平滑肌,使子宫收缩力减弱的药物,临床上主要用于防治早产和痛经。

利 托 君

利托君为选择性 β2 肾上腺素受体激动药,能兴奋子宫平滑肌的 β2 受体,抑制子宫平滑肌收缩而延长妊娠期,主要用于防治早产。不良反应多与 β2 受体有关,可发生心悸、胸闷、水肿、高血糖等。

常用制剂和用法

缩宫素注射剂:2.5U/ml、5U/ml、10U/ml。催产和引产,1 次 2~5U 加入 5% 的葡萄糖 500ml 注射液稀释后缓慢静滴。产后止血,1 次 5~10U,肌内注射。

马来酸麦角新碱片剂:0.2mg、0.5mg。1 次 0.2~0.5mg,一日 2~3 次。注射剂:0.2mg/ml、0.5mg/ml,1 次 0.2~0.5mg,肌内注射。极量:1 次 1mg,一日 1mg,肌内注射。

第四节 维 生 素

 学习目标

1. 掌握:维生素 C、维生素 B_{12} 的药理作用及临床应用。
2. 熟悉:维生素 A 的药理作用及临床应用。
3. 了解:维生素 B6 的药理作用及临床应用。

一、水溶性维生素

水溶性维生素包括 B 族维生素、维生素 C 等。

案例

　　患者,男,64岁。平时身体健康,有一天出现眼干症状,医生认为是缺乏维生素 A 所致,建议他服用维生素 A,每天使用 10 万单位。服用一段时间之后,患者眼干症状消失。由于听说维生素是营养药,可以长期服用,患者就没有停药,一直在使用,以致半年后出现头痛、呕吐等维生素 A 中毒症状。

　　请问: 1. 维生素是不是吃得越多越好?

　　　　　2. 常用的维生素有哪些?

<h2 align="center">维 生 素 B₆</h2>

　　包括吡哆醇、吡哆醛、吡哆胺三种形式有相同的生物功能,可以互相转换。广泛存在动、植物中,在人体肠道中也可合成。

【药理作用】

1. 参与中枢抑制性递质氨酪酸的合成,缺乏时,氨酪酸减少,引起中枢兴奋症状。

2. 参与 5- 羟色胺的形成,维生素 B_6 缺乏或异烟肼过量会引起的失眠、兴奋等现象。

3. 参与脂肪代谢,缺乏时,可有动脉粥样硬化的病变。

【临床应用】

1. 防治异烟肼引起的周围神经炎、失眠、不安等。

2. 防治化疗和放疗引起的恶心、呕吐及妊娠呕吐。

3. 防治婴儿惊厥,也可用于动脉粥样硬化、粒细胞减少及肝炎的辅助治疗。

【不良反应】

少见。偶有过敏反应。

<h2 align="center">维 生 素 B₁₂</h2>

　　为含钴复合物,药用的维生素 B_{12} 为氰钴胺和羟钴胺,性质稳定。富含维生素 B_{12} 的食物:动物肝脏、牛肉、猪肉、蛋、牛奶、奶酪。维生素 B_{12} 很难被人体吸收,需依靠胃所分泌的内因子才能吸收。

【药理作用】

1. 参与机体多种代谢过程,能维持中枢和周围神经组织髓鞘的功能完整,并促进红细胞发育和成熟。

2. 缺乏时可导致叶酸代谢循环受阻,异常脂肪酸合成,出现恶性贫血及产生手、足背皮肤深褐色或褐黑色色素沉着。

【临床应用】

1. 恶性贫血和巨幼红细胞性贫血。

2. 神经系统疾病、肝脏疾病等的辅助治疗。

3. 带状疱疹后遗神经痛、银屑病、扁平苔藓等皮肤病的辅助治疗。

【不良反应】

毒性低,偶可发生过敏反应,甚至过敏性休克。贫血原因不明前不可滥用。

维 生 素 C

又称抗坏血酸,遇光、热、氧等易被氧化而失去活性。食物包括柑橘柠檬、青菜、猕猴桃等越新鲜,维生素 C 的含量越高。

【药理作用】

1. 参与体内氧化还原反应 参与核酸的合成;能使 Fe^{3+} 还原成 Fe^{2+}。促进铁的吸收,有利于红细胞形成;能使体内氧化型的谷胱甘肽还原为还原型的谷胱甘肽,后者巯基可与重金属结合而排出体外,发挥解毒作用。

2. 参与体内羟化反应。

3. 维生素 C 还能促进体液免疫和细胞免疫的功能,增强巨噬细胞和白细胞的吞噬功能,增强机体对感染的抵抗力和对毒物的解毒能力。

【临床应用】

1. 防治坏血病。

2. 防治重金属慢性中毒。

3. 治疗克山病和心源性休克。

4. 用于急慢性肝炎、急慢性传染病、甲亢、癌症、各种贫血症、动脉粥样硬化症等的辅助治疗。

【不良反应】

不良反应少见,大剂量应用时,易出现胃肠道反应和尿路结石。

二、脂溶性维生素

脂溶性维生素包括维生素 A、维生素 D、维生素 K 等。

维 生 素 A

维生素 A 在体内活性形式包括视黄醇、视黄醛和视黄酸。主要富含于动物肝脏、蛋黄、乳汁中,植物中主要含有较多 β—胡萝卜素,属于维生素 A 原,进入体内可转化为维生素 A。

【药理作用】

1. 构成视觉细胞中感光物质 维生素 A 构成视杆细胞中视紫红质的合成,当维生素 A 缺乏时,视紫红质合成减少,在弱光环境中视物不清,成夜盲症。

2. 维持上皮细胞完整性 维生素 A 缺乏时,上皮增生角化,易致感染。导致眼部干燥称干眼病;严重时出现角膜角化、发炎、溃疡、穿孔,称角膜软化症。

3. 其他 促进 T 淋巴细胞产生淋巴因子,增强免疫力和抵抗力;促进铁在血液中转运;提高生殖能力等。

【临床应用】

1. 用于防治夜盲症、干眼病、结膜炎、角膜软化、皮肤干燥症等。

2. 用于补充婴儿、孕妇等维生素 A 的缺乏。

3. 也用于防治佝偻病和软骨病及恶性肿瘤的辅助治疗。

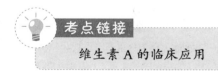
考点链接
维生素 A 的临床应用

【不良反应】

少见。过量可引气急、慢性中毒,以婴幼儿多见。

常用制剂和用法

维生素 B_6 片剂:10mg。1 次 10~20mg,一日 3 次。注射剂:25mg/ml、50mg/ml、100mg/2ml。1 次 50~100mg,一日 1 次,皮下注射、肌内注射或静注。

维生素 B_{12} 片剂:25mg、50mg。1 次 25mg,一日 3 次。注射剂:0.1mg/1ml、0.5mg/1ml、1mg/1ml。一日 0.025~0.1mg 或隔日 0.05~0.2mg,肌内注射。

维生素 C 片剂:20mg、50mg。1 次 50~100mg,一日 3 次。注射剂:0.1g/2ml、0.5g/5ml。1 次 0.1~0.25g,一日 1~2 次,肌内注射或静注。

维生素 A 胶丸剂:5000U、2.5 万 U。一日 1 万 ~2.5 万 U。预防量,一日 5000U。

第五节 解 毒 药

学习目标

1. 掌握:阿托品和氯解磷定的解救机理及临床应用。
2. 熟悉:有机磷农药中毒原理及中毒途径。
3. 了解:金属和类金属中毒、氰化物中毒常用解毒药的作用和临床应用。

解毒药是指能直接对抗毒物或解除毒物对机体毒害作用的一类药物。中毒处理原则:①清除毒物;②使用解毒药;③对症治疗。

一、有机磷酸酯类中毒解毒药

包括 M 胆碱受体阻断药和胆碱酯酶复活药两大类。

案例

患者,男,38 岁。给自家果园喷乐果,由于夏天天气热,把外套脱掉,没一会儿出现恶心、腹痛,大汗淋漓。家人送病人到医院,经检查:患者瞳孔缩小、口吐白沫、大小便失禁,肺部湿性啰音,为农药中毒,给予阿托品和氯解磷定治疗,患者病情好转,2 周后出院。

请问:1. 给予阿托品和氯解磷定治疗的机理是什么?
2. 如何判断阿托品和氯解磷定是否起效?

(一)有机磷酸酯类中毒

有机磷酸酯类属于难逆性胆碱酯酶抑制药,对人畜毒性大,主要用作农业杀虫剂。常用的有内吸磷、马拉硫磷、乐果、敌百虫等;还有化学战争毒气,如沙林、塔崩等。

【中毒途径和中毒机理】

有机磷酸酯类可通过皮肤、呼吸道和消化道等多种途径进入体内,与体内胆碱酯酶结合,生成难以水解的磷酰化胆碱酯酶,使胆碱酯酶失活,不能水解乙酰胆碱,乙酰胆碱在体内大量堆积,过度激动胆碱受体,引起一系列中毒症状。

【中毒症状】

轻度中毒以 M 样症状为主,中度中毒同时出现 M 样和 N 样症状,重度中毒除 M 样和 N 样症状加重外,还出现明显的中枢症状。导致死亡的主要是呼吸麻痹和循环衰竭。

1. M 样症状　表现为恶心、呕吐、腹痛、腹泻、大小便失禁、瞳孔缩小、视物模糊、出汗、口吐白沫、肺部湿性啰音、呼吸困难、心动过缓、血管扩张、血压下降。

2. N 样症状　心率加快、血压升高、肌束震颤、甚至肌无力、呼吸肌麻痹。

3. 中枢症状　先兴奋后抑制,表现为躁动不安、幻觉,甚至抽搐、惊厥,进而出现昏迷、呼吸抑制、循环衰竭等。

考点链接

阿托品化

（二）常用解毒药物

1. M 胆碱受体阻断药

阿　托　品

【药理作用和临床应用】

通过阻断 M 受体迅速缓解呼吸困难等 M 样症状;同时通过血脑屏障消除部分中枢症状。有机磷农药中毒者对阿托品的用量不受药典规定的极量限制,使用量视中毒程度而定。应用原则:尽早、足量、反复给药直至阿托品化后改为维持量。"阿托品化"的指征:瞳孔扩大、颜面潮红、皮肤干燥、口干、心率加快、肺部湿性啰音明显减少或消失、轻度躁动不安。

但阿托品不能阻断 N 受体,对肌束震颤无效,也不能使胆碱酯酶复活,故中度、重度中毒者必须与胆碱酯酶复活药合用。

2. 胆碱酯酶复活药

氯　解　磷　定

【药理作用和临床应用】

氯解磷定与磷酰化胆碱酯酶中的磷酰基结合,胆碱酯酶脱离恢复活性。氯解磷定还能与体内游离的有机磷酸酯类结合称无毒磷酰化氯解磷定随尿排出,避免中毒加深。

用于中度和重度有机磷酸酯类中毒的解救,能迅速缓解肌束震颤等 N 样症状,但对 M 样症状作用差,必须与阿托品合用。

本品对中毒数小时,胆碱酯酶已"老化"的患者疗效差甚至无效,应尽早用药。本品解毒效果因有机磷酸酯类不同而异,对内吸磷、对硫磷和马拉硫磷中毒的疗效较好,敌敌畏、敌百虫中毒效果差,对乐果无效。

【不良反应和注意事项】

肌内注射有局部轻微疼痛,静注过快可引起头痛、恶心、眩晕、心律过速。碱性条件下易水解成氰化物,禁与碱性药物配伍。

二、金属和类金属中毒、氰化物中毒解救药

（一）金属和类金属中毒解救药

金属和类金属主要包括铜、铅、锑、汞、砷等,其中毒是金属结合机体内含巯基酶,抑制酶活性所致。本类药两种:含巯基解毒药,金属络合剂。氰化物中毒解救药主要有:高铁血红蛋白形成剂,供硫剂。

1. 含巯基解毒药

二 巯 丙 醇

【药理作用和临床应用】

其分子中含有两个活性巯基,可夺取与酶结合的及游离的金属和类金属,形成不易解离的环形化合物,从尿中排出,从而使酶复活。

主要用于砷、汞、铋、锑、金、铬中毒,对砷、汞解救好。本药是一种竞争解毒剂,必须尽早、足量应用。

青 霉 胺

青霉胺是青霉素的水解产物,可与铜、汞、铅等重金属离子结合。主要用于慢性铜、汞、铅等中毒的解救,还用于原发性肝硬化及肝豆状核变性病。对青霉素过敏者禁用。

2. 金属络合物

依地酸钙钠

【药理作用和临床应用】

依地酸钙钠(EDTA Ca-Na)分子中的钙能与铅及其他多种二价或三价金属结合,生成稳定、可靠的络合物经尿排出。特别对铅中毒有特效。

主要用于急、慢性铅中毒,也可用于铜、镉、锰等中毒。肾病、肾功能不全者慎用。

(二)氰化物中毒解救药

亚 硝 酸 钠

【药理作用和临床应用】

为氧化剂,能将血红蛋白氧化成高铁血红蛋白,高铁血红蛋白既可与血中游离的氰离子结合,又夺取与细胞色素氧化酶结合的氰离子,使酶恢复活性。同时应用硫代硫酸钠,结合氰离子变成基本无毒的硫氰酸盐随尿排出。主要用于治疗氰化物中毒。

常用制剂和用法

阿托品注射剂:0.5mg/1ml、1mg/1ml、5mg/1ml。首次,轻度中毒,2~4mg;中度中毒,4~10mg;重度中毒,10~20mg。重复用药剂量为其半数,大量阿托品化后改为维持量,1次0.5~1mg,每2~4小时一次。肌内注射。

氯解磷定注射剂:0.4g/10ml。轻度中毒,1次0.4~0.8g;中度中毒,首次0.8~1.6g;重度中毒,1.6~2.4g。用生理盐水或5%葡萄糖注射液稀释后静滴或缓慢静注,必要时2~4小时重复一次。

二巯丙醇注射剂:0.1mg/1ml、0.2mg/2ml。成人,按体重2~3mg/kg,最初2天,每注射一次4小时;第3天,每6小时注射1次;以后,每6小时注射1次,肌内注射,一疗程为10天。

青霉胺片剂:0.1g。成人:①治疗肝豆状核变性病:一日1.0~1.5,长期给药,症状改善后可间歇给药。②铅、汞中毒:用量为每日1g,分4次服,5~7天为一疗程,停药2日开始下一疗程。可用1~3个疗程。

依地酸钙钠注射剂:0.2mg/2ml、1g/5ml。1g/d,加入5%葡萄糖注射液250~500ml,静滴4~8小时,连续用药3天,停药4天为一疗程。注射一般连续3~5个疗程。

亚硝酸钠注射剂:0.3mg/10ml。3%溶液10~15ml缓慢静注。

第六节 抗恶性肿瘤药

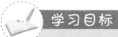
学习目标

1. 掌握：抗恶性肿瘤药的临床应用及常见不良反应。
2. 熟悉：常用抗肿瘤药物的作用特点。
3. 了解：抗恶性肿瘤药的分类。

一、概述

恶性肿瘤是严重威胁人类健康的常见病、多发病。其病因、发病机制、临床表现的尚未阐明。当今肿瘤治疗多采取综合治疗手段,以手术切除与放射治疗、化学治疗、免疫治疗、生物基因等方法相结合。

案例

患者,女,60 岁。绝经后十年又有黏稠样经血流出,到医院检查,子宫原位癌,5cm×5.6cm,菜花样。医生采用氟尿嘧啶、阿糖胞苷、柔红霉素联合化疗,化疗后手术切除子宫及附件;接着放射治疗。患者病愈十年没见复发。

请问: 1. 化疗药物有哪些?

2. 用药时会出现哪些不良反应?

(一)细胞增殖周期

细胞从一次分裂结束,到下一次分裂完成,称为细胞增殖周期。肿瘤细胞按其增殖能力可分为增殖期细胞(G_1 期(DNA 合成前期)、S 期(DNA 合成期)、G_2 期(DNA 合成后期)、M 期(有丝分裂期))、静止期细胞(G_0 期)和无增殖能力细胞三类。

(二)抗肿瘤药物的分类

按细胞增殖周期分类

1. 周期非特异性药物是指对处于细胞增殖周期中的各期(G_1、S、G_2、M)或是静止期的细胞(G_0 期)均具有杀灭作用的药物,如丝裂霉素、博来霉素、环磷酰胺、塞替派、白消安等。

2. 周期特异性药物指那些仅对恶性肿瘤细胞增殖周期中某一期细胞有灭杀作用的药物,如甲氨蝶呤、巯嘌呤、氟尿嘧啶、羟基脲等。

(三)抗恶性肿瘤药物的主要不良反应

考点链接

抗恶性肿瘤药物的不良反应

抗恶性肿瘤药选择性低,在抑制和杀灭肿瘤细胞的同时,对正常组织细胞,特别是增殖旺盛的组织细胞也同样引起损害,产生不同程度的不良反应,主要表现为:

1. **骨髓抑制** 是最严重的不良反应,重者产生再生障碍性贫血;其中以白细胞及血小板的改变对药物过量的反应最为迅速,常作为用药剂量的指标;用药期间应定期检查血象,当白细胞计数低于 $2.5×10^9/L$ 时应暂缓用药。

2. **胃肠道反应** 不同程度地出现恶心、呕吐、黏膜炎、腹泻及便秘等,予以心理护理、饮食护理及按医嘱应用止吐剂、黏膜保护剂等。

3. 肝脏损害 可有肝大、黄疸、肝区疼痛、肝功能减退,严重者引起肝硬化、凝血机制障碍等;用药前和用药过程中,要检查肝功能。

4. 肾脏损害 表现为急性或慢性血尿素氮升高、管型尿、蛋白质、血尿甚至肾功能不全;化疗期间应嘱患者大量饮水,必要时碱化尿液加速药物的排出,定期检查肾功能。

5. 脱发 常在用药后 1~2 周出现,1~2 个月后脱发最明显,影响患者形象和心理状态。用药过程中应重视心理护理,说明化疗结束后头发可再生,化疗时头颅置冰帽或扎紧的充气止血带可减轻脱发,注意头部防晒,避免用刺激性洗发液。

6. 其他 可抑制免疫功能、皮肤损伤、肺纤维化、心脏毒性及听力损害,亦可引起畸胎,致癌等。

二、常用抗恶性肿瘤药

(一)影响核酸生物合成的药物

又称抗代谢药,本类药物化学结构与核酸代谢所必需的物质如叶酸、嘌呤、嘧啶相似,可通过干扰核酸的代谢,阻止肿瘤细胞的分裂和增殖。属细胞周期特异性药物。

甲 氨 蝶 呤

【药理作用和临床应用】

为抗叶酸药,能抑制二氢叶酸还原酶,使二氢叶酸不能转变为四氢叶酸,干扰了 DNA 的合成,也可干扰 RNA 和蛋白质的合成。主要用于治疗儿童急性白血病,也用于绒毛膜上皮癌、恶性葡萄胎、骨肉瘤、卵巢癌、乳腺癌、肺癌、头颈部肿瘤及消化道癌等。

【不良反应】

较多,常见消化道反应。骨髓毒性较大,为减轻这一毒性,大剂量应用时需配合亚叶酸钙。长期大量应用可致肝肾损害,妊娠早期用药可致畸胎,孕妇禁用。

氟尿嘧啶(5-FU)

为抗嘧啶药。干扰嘧啶代谢,抑制 DNA 合成。对食管癌、胃癌、肠癌、胰腺癌、肝癌等消化系统癌症和乳腺癌疗效较好,对宫颈癌、卵巢癌、绒毛膜上皮癌等也有效。对骨髓和消化道毒性较大,出现血性腹泻时应立即停药。还可引起脱发、共济失调。偶见肝、肾损害。

巯嘌呤(6-MP)

为抗嘌呤药。干扰体内嘌呤代谢,阻碍 DNA 合成,主要用于儿童急性淋巴细胞性白血病的维持治疗。大剂量也可治疗绒毛膜上皮癌和恶性葡萄胎。

常见骨髓抑制和胃肠道反应,偶见肝肾损害,孕妇可致畸胎。

阿 糖 胞 苷

主要用于治疗成人急性粒细胞性白血病或单核细胞性白血病。不良反应主要为骨髓抑制及胃肠道反应。

羟基脲(HU)

主要用于慢性粒细胞白血病和黑色素瘤。不良反应主要为骨髓抑制、胃肠反应等。

（二）直接影响 DNA 结构和功能的药物

环磷酰胺（CTX）

【药理作用和临床应用】

在体外无活性,进入体内后转化为有活性的磷酰胺氮芥,与 DNA 发生烷化作用,从而抑制肿瘤细胞的生长繁殖。对恶性淋巴瘤疗效显著,对多发性骨髓瘤、急性淋巴细胞性白血病、肺癌、乳腺癌、卵巢癌也有效。另外,还可作为免疫抑制剂用于某些自身免疫性疾病及器官移植排斥反应等。

【不良反应】

常见骨髓抑制、脱发、胃肠反应,其代谢产物丙烯醛刺激膀胱黏膜,引起出血性膀胱炎、血尿等,多饮水可减轻刺激。

白 消 胺

又名马利兰。对慢性粒细胞性白血病疗效显著,对急性白血病无效。主要不良反应为骨髓抑制,长期大量应用可引起再生障碍性贫血,肺纤维化、高尿酸血症、脱发、闭经或睾丸萎缩等。

塞 替 派

对各期肿瘤细胞均有杀灭作用,选择性高、抗瘤谱广。主要用于治疗乳腺癌、卵巢癌、肝癌、恶性黑色素瘤和膀胱癌等。不良反应主要为骨髓抑制和消化道反应。

顺铂（DDP）

作用类似烷化剂,破坏 DNA 的结构和功能,抗瘤谱广。主要用于睾丸癌、卵巢癌、乳腺癌、头颈部肿瘤、肺癌、膀胱癌、子宫颈癌等。为目前联合化疗的常用药物之一。不良反应主要为胃肠道反应,肾毒性、骨髓抑制、听力减退。

丝裂霉素（MMC）

又名自力霉素。主要用于消化道癌（胃癌、肠癌、肝癌、胰腺癌）、肺癌、乳腺癌、慢性粒细胞性白血病、恶性淋巴瘤等。不良反应主要为骨髓抑制、胃肠道反应,也可见心、肝、肾毒性及间质性肺炎。

博来霉素（BLM）

又名争光霉素。主要用于磷状上皮癌（头、颈、口腔、食管、阴茎、外阴、宫颈等）、睾丸癌和淋巴瘤等。对骨髓抑制轻,肺毒性为最严重的不良反应,可引起间质性肺炎或肺纤维化。其他有发热、脱发等。

（三）干扰转录过程和阻止 RNA 合成的药物

放线菌素 D

又名更生霉素。抗瘤谱较窄,常用于绒毛膜上皮癌、恶性葡萄胎、霍奇金病和恶性淋巴瘤、肾母细胞瘤、骨骼肌肉瘤及神经母细胞瘤的治疗。不良反应有骨髓抑制、消化道反应。

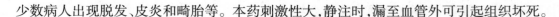

少数病人出现脱发、皮炎和畸胎等。本药刺激性大，静注时，漏至血管外可引起组织坏死。

多 柔 比 星

又名阿霉素。抗瘤谱广，疗效高。主要用于急性白血病、淋巴瘤、乳腺癌、肺癌及多种实体瘤。不良反应主要为骨髓抑制、胃肠反应、脱发等。心脏毒性是其特有的毒性反应，严重者可引起心肌炎而导致心衰。

柔红霉素（DNR）

又名正定霉素。主要用于治疗急性淋巴细胞白血病和急性粒细胞白血病。骨髓抑制和心脏毒性较大。

（四）影响蛋白质合成的药物

长 春 碱 类

长春碱（VLB）和长春新碱（VCR）均为夹竹桃科植物长春花中提取的生物碱。主要作用于 M 期，抑制细胞有丝分裂，妨碍细胞增殖。

长春碱主要用于恶性淋巴瘤、绒毛膜上皮癌、急性白血病。长春新碱对小儿急性淋巴细胞白血病效果较好。两药均可引起骨髓抑制、神经毒性、消化道反应、脱发及注射局部刺激等。长春新碱对外周神经系统毒性较大。

紫 杉 醇

对卵巢癌和乳腺癌有独特疗效，也可用于肺癌、食管癌、头颈部癌、脑瘤等。不良反应有骨髓抑制、神经毒性、肌肉痛、心脏毒性。

高三尖杉酯碱

主要用于急性粒细胞白血病，疗效显著。对急性单核细胞白血病也有效。不良反应有骨髓抑制、胃肠道反应及心脏毒性。

L- 门冬酰胺酶

主要用于急性淋巴细胞白血病。不良反应有胃肠反应、精神症状、出血等。偶见过敏反应，用药前应作皮试。

（五）影响激素平衡的药物

肾上腺皮质激素

能抑制淋巴组织，使淋巴细胞溶解。对急性淋巴细胞白血病和恶性淋巴瘤有较好的短期疗效。对其他恶性肿瘤无效。但与其他抗肿瘤药少量短期合用，可减少血液系统并发症以及癌肿引起的发热等毒血症表现。需注意的是因其抑制免疫功能可能会促进肿瘤的扩展。常用泼尼松、泼尼松龙和地塞米松等。

雄 激 素

可抑制腺垂体分泌促卵泡激素。使卵巢分泌雌激素减少，并可对抗雌激素作用。主要用于晚期乳腺癌，尤其是骨转移者疗效较佳。常用的有甲睾酮和丙酸睾酮。

雌 激 素

可通过抑制下丘脑和垂体释放促间质细胞激素，从而减少雄激素的分泌。也可直接对抗雄激素促进前列腺癌组织生长发育的作用。主要用于前列腺癌和绝经期乳腺癌的治疗。常用药物有己烯雌酚。

他莫昔芬（TAM）

为合成的抗雌激素药物，能阻断雌激素对乳腺癌的促进作用，抑制乳腺癌生长。主要用于治疗乳腺癌，疗效与雄激素相似，但无雄激素的男性化副作用。

常用制剂和用法

甲氨蝶呤片剂：2.5mg、5mg、10mg。1次5~10mg，一日1次或隔日1次。注射剂：5mg、10mg、25mg、50mg。1次5~20mg，一日1次或隔日1次，肌内注射或静注。

氟尿嘧啶注射剂：125mg/5ml、250mg/10ml。一次0.25~0.5g，一日1次或隔日1次，一疗程总量5~10g。

巯嘌呤片剂：25mg、50mg、100mg。每日1.5~6.5mg/kg，一日2~3次。10天一疗程。

阿糖胞苷注射剂：50mg、100mg。1次1~2mg/kg，一日1次，静注。10~14日为一疗程。

硫酸长春碱注射剂：10mg、15mg。1次10mg，用生理盐水或5%葡萄糖注射液20~40ml稀释后静注，一周1次。一疗程总量60~80mg。

硫酸长春新碱注射剂：1mg。1次1~2mg，一周1次，静注。一疗程总量6~10mg。

紫杉醇注射剂：30mg/5ml、150mg/25ml。1次135~200mg/m^2，溶于0.9%氯化钠注射液或5%葡萄糖注射液500~1000ml，静滴，时间为3小时；每3~4周1次。

高三尖杉脂碱注射剂：1mg/1ml、2mg/2ml。1日1~4mg，用10%葡萄糖溶液250~500ml稀释后缓慢静注，4~6日为一疗程，间歇1~2周重复使用。

放线菌素D 注射剂：0.2mg、0.5mg。1次0.2~0.4mg，溶于0.9%氯化钠注射液250ml后静滴，或溶于生理盐水20~40ml中静注，一日1次或隔日1次。一疗程总量4~6mg。

柔红比星注射剂：10mg、20mg。1次30~60mg/m^2，溶于0.9%氯化钠注射液250ml后静滴，1小时内滴完。一周1次；也可一日1次，连用3日。

多柔比星注射剂：10mg、20mg、50mg。1次40~50mg/m^2，每3周1次。也可1次20~30mg/m^2，一周1次，连用2次静注。总量不超450mg/m^2。

环磷酰胺片剂：50mg。1次50~100mg，一日2~3次，一疗程总量10~15g。注射剂：100mg、200mg。1次500mg/m^2，每周一次，3-4周为一疗程。

塞替派注射剂：10mg/1ml。1次10mg，一日1次，连用5天后，改为每周3次。也可1次20~30mg，每1~2周注射一次。一疗程总量200~300mg，最多可给400mg。

白消安片剂：0.5mg、2mg。1日2~8mg，一日3次。维持量，1次0.5~2mg，一日1次。小儿一日0.05mg/kg。

顺铂注射剂：10mg、20mg、30mg。1次20mg，溶于0.9%氯化钠注射液200ml，连用5日，静滴，一疗程总量100mg。适当配合水化利尿。

博来霉素注射剂：15mg。1次15mg，一日1次或一周2~3次，总量不超400mg。

第七节 抗寄生虫药

学习目标

1. 掌握：青蒿素、甲苯达唑、阿苯达唑的作用、临床应用、不良反应及用药注意事项。
2. 熟悉：氯喹、伯氨喹、乙胺嘧啶、甲硝唑、吡喹酮、乙胺嗪的作用和临床应用。
3. 了解：抗寄生虫药的分类。

一、抗疟药

疟疾由疟原虫通过疟蚊叮咬所引起的一种转染病，病人表现为周期性的发热发冷、头痛出汗、贫血乏力等特征。共有四种：间日疟、三日疟、卵形疟、恶性疟。

案例

患者，男，38岁。最近从非洲旅游回来后，骤冷骤热，出大汗，到医院检查，患上疟疾。

请问：1. 患者患病的途径？
　　　2. 如何防治疟疾？

抗疟药就是用来预防或治疗疟疾的药物，分为三类（图11-2）。

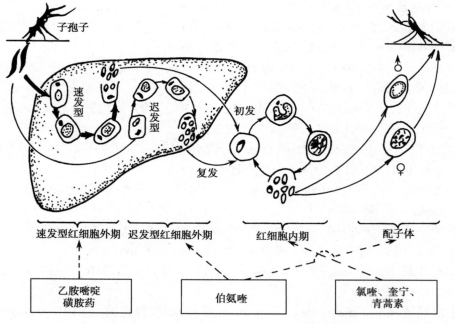

图 11-2　疟原虫生活史及抗疟药的作用环节

（一）主要用于控制疟疾症状的抗疟药

氯 喹

氯喹主要杀灭红细胞内期的各种疟原虫的裂殖体,是控制疟疾的首选药物。对间日疟、三日疟、卵形疟的配子体和未成熟的恶性疟配子体亦有杀灭作用。但对红外期的疟原虫和肝细胞内的休眠子无效。此外,氯喹还可用于治疗肠道外阿米巴,可缓解红斑狼疮、类风湿关节炎等疾病症状。大剂量治疗可导致视网膜病,严重时甚至心跳停止。

青 蒿 素

青蒿素是我国发现并首先使用的抗疟药,本药脂溶性高,易吸收,易透过血脑屏障进入脑组织,主要用于治疗耐氯喹的恶性疟和脑型疟,已成为治疗脑型恶性疟的首选药。具有高效、速效、低毒,但复发率高。

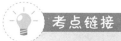

考点链接
青蒿素的临床应用

（二）主要用于控制复发和转播的抗疟药

伯 氨 喹

伯氨喹对间日疟、卵形疟肝内的休眠体,对配子体也有杀灭作用,阻止各型疟疾转播。对红细胞内期无效,不能控制疟疾临床症状的发作。较少产生耐药性,与氯喹合用根治间日疟和控制疟疾传播,但毒性大,因易引起 G-6-PD 者溶血,故禁用于此类患者。

（三）主要用于病因预防的抗疟药

乙 胺 嘧 啶

乙胺嘧啶能杀灭各种疟原虫红细胞外期的裂殖体,用于病因性预防。含药血液进入蚊体内能阻止疟原虫在蚊体内的有性增殖,起到阻断转播的作用。不良反应少见。

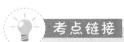

考点链接
乙胺嘧啶的应用

二、抗阿米巴病药和抗滴虫病药

甲 硝 唑

甲硝唑对肠内、肠外阿米巴滋养体有强大杀灭作用。治疗重症急性阿米巴痢疾及肠外阿米巴感染效果显著。但对无症状排包囊者疗效差。本药对阴道滴虫有良好的疗效,是治疗阴道滴虫的首选药。

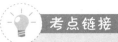

考点链接
甲硝唑的应用

本药还有强大的抗厌氧菌作用,是治疗妇产科和外科手术时厌氧菌感染的首选药。还可抗贾第鞭毛虫,是治疗贾第鞭毛虫的有效药物。口服者出现胃肠反应,有致畸作用,禁用妊娠早期。

三、抗血吸虫病药

吡 喹 酮

本品是治疗各型血吸虫病的首选药物。具有高效、低毒、疗程短,口服有效等优点。对华支睾吸虫、姜片虫、肺吸虫有显著杀灭作用。对各种绦虫感染和囊虫病均有良好的疗效。是广谱抗蠕虫药。口服常见胃肠反应。

四、抗丝虫病药

乙 胺 嗪

乙胺嗪在体内能使微丝蚴几乎全部集中到肝脏,并在肝脏内被吞噬和溃溶。但对成虫作用弱,必须数年内反复用药才有效。本药应用于微丝蚴时,应重点观察因微丝蚴死亡释放出大量异种蛋白引起的过敏反应。

五、抗肠蠕虫药

甲苯达唑与阿苯达唑

甲苯达唑及阿苯达唑是高效、广谱驱肠虫药,口服吸收少,对蛔虫、蛲虫、钩虫、鞭虫、绦虫和粪类圆线虫等肠道蠕虫均干扰虫体代谢而致死。甲苯达唑还对蛔虫卵、钩虫卵及幼虫有杀灭和抑制发育作用。甲苯达唑及阿苯达唑主要用于治疗上述蠕虫单独或混合感染。偶见腹痛腹泻;孕妇和 2 岁以下儿童及肝肾不良者禁用。

常用制剂和用法

磷酸氯喹片剂:0.075g、0.25g。治疗疟疾(3 日疗法),首剂 1g,6 小时后再复 0.5g,第 2、3 日各服 0.5g。

青蒿素片剂:50mg、100mg。首剂 1g,6~8 小时后再复 0.5g,第 2、3 日各服 0.5g。疗程 3 日,总量 2.5g。油注射剂:50mg/2ml、100mg/2ml、200mg/2ml、300mg/2ml。首剂 200mg,6~8 小时后再复 100mg,第 2、3 日各服 100mg。肌内注射。

磷酸伯氨喹片剂:13.2mg、26.4mg。成人常用量:间日疟,采用 1 次 13.2mg。一日 3 次。连服 7 日。消灭恶性疟原虫配子体,一日 26.4mg。连服 3 日。

乙胺嘧啶片剂:每片 6.25mg。膜剂:每格 6.25mg。预防疟疾:成人每次服 25mg,每周 1 次。抗复发:成人每次服 25~50mg,连用 2 日。

甲硝唑片剂:200mg。阴道泡腾片:200mg。栓剂:0.5g、1g。治滴虫病:口服,1 次 0.2g,1 日 3 次,另每晚以 0.2g 栓剂放入阴道内,连用 7~10 日。治阿米巴病:1 次 400~800mg。一日 3 次,5~7 日为一疗程。治厌氧菌:1 次 200~400mg,1 日 600~1200mg。

吡喹酮片剂:0.2g。缓释片:0.2g。治疗血吸虫病:1 次 10mg/kg,1 日 3 次,急性血吸虫病,连服 4 日,慢性血吸虫病,连服 2 日。

乙胺嗪片剂:50mg、100mg。1 次 0.1~0.2g,一日 2~3 次。连用 7~14 日为一疗程。

甲苯达唑片剂:50mg、100mg。1 次 200mg 顿服。

阿苯达唑片剂:100mg、200mg。1 次 0.4g 顿服。

 本章小结

1. 普鲁卡因、布比卡因不用于表面麻醉,丁卡因不用于浸润麻醉,利多卡因慎用于腰麻。局麻药加入肾上腺素是为了使血管收缩而减少吸收中毒和延长作用时间。皮试的只有普鲁卡因,而腰麻及硬膜外麻醉必须预先肌注麻黄碱预防低血压。

2. H_1 受体阻断药可阻断组胺兴奋 H_1 受体,对抗过敏现象,主要治疗过敏性疾病。钙盐主要用于抢救急性发作的过敏性疾病,及低血钙、镁盐中毒。

3. 子宫兴奋药有缩宫素、麦角新碱、前列腺素等,缩宫素用催产、引产和产后止血;麦角新碱用于子宫出血,禁用于催产和引产;前列腺素用于引产和药物流产。子宫抑制药主要用于防治早产。

4. 水溶性维生素有维生素 B 族、维生素 C;脂溶性维生素有维生素 A。维生素 C 用于防治坏血病;维生素 A 用于夜盲症、干眼病、角膜软化、皮肤干燥症等。

5. 有机磷酸酯类中毒主要用阿托品和氯解磷定联合治疗,要尽早足量、反复给药才见效。金属和类金属中毒主要用二巯丙醇、青霉胺和依地酸钙钠。氰化物中毒主要用亚硝酸钠和硫代硫酸钠。

6. 抗恶性肿瘤药分为周期非特异性药物,包括丝裂霉素、博来霉素、环磷酰胺、塞替派、白消安等;周期特异性药物,包括甲氨蝶呤、巯嘌呤、氟尿嘧啶、羟基脲等。不良反应较多见,有肠胃道反应、骨髓抑制、脱发、肝肾损害、免疫抑制等。

7. 氯喹、青蒿素是控制疟疾症状首选药,伯氨喹是控制疟疾复发和传播首选药,乙胺嘧啶是病因性预防的首选药。甲硝唑是治疗肠内外阿米巴、厌氧菌、阴道滴虫的首选药。吡喹酮是治疗血吸虫的首选药。乙胺嗪是治疗丝虫的首选药。甲苯达唑、阿苯达唑是肠线虫的常用药。

(莫志红)

 目标测试

选择题

1. 丁卡因宜用于
   A. 表面麻醉   B. 浸润麻醉   C. 传导麻醉
   D. 腰麻   E. 硬膜外麻醉

2. 普鲁卡因不宜用于
   A. 表面麻醉   B. 浸润麻醉   C. 传导麻醉
   D. 腰麻   E. 硬膜外麻醉

3. 丁卡因不宜用于
   A. 表面麻醉   B. 浸润麻醉   C. 传导麻醉
   D. 腰麻   E. 硬膜外麻醉

4. 全能局麻药是
   A. 普鲁卡因   B. 丁卡因   C. 利多卡因
   D. 硫喷妥钠   E. 可待因

5. 为了延长局麻药作用时间,减少其吸收中毒,常在局麻药中加入
   A. 肾上腺素　　　　　　B. 麻黄碱　　　　　　　C. 多巴胺
   D. 异丙肾上腺素　　　　E. 去甲肾上腺素

6. 能与组胺结合产生作用的是
   A. α 受体　　　　　　　B. M 受体　　　　　　　C. H_1、H_2 受体
   D. N_1、N_2 受体　　　E. β_1、β_2 受体

7. 防晕动症呕吐药最有效是
   A. 氯苯那敏　　　　　　B. 苯海拉明　　　　　　C. 氯雷他定
   D. 西替利嗪　　　　　　E. 氯化钙

8. H1 受体阻断药对下列哪一变态反应疗效最差
   A. 过敏性鼻炎　　　　　B. 血管神经性水肿　　　C. 支气管哮喘
   D. 荨麻疹　　　　　　　E. 蚊虫叮咬的皮肤瘙痒

9. 异丙嗪不用于下列哪项病症的治疗处理
   A. 荨麻疹　　　　　　　B. 过敏性鼻炎　　　　　C. 输血输液反应
   D. 失眠　　　　　　　　E. 发热

10. 司机过敏时可选用的是
   A. 扑尔敏　　　　　　　B. 赛庚啶　　　　　　　C. 异丙嗪
   D. 苯海拉明　　　　　　E. 氯雷他定

11. 小剂量缩宫素可用于
   A. 催产　　　　　　　　B. 产后止血　　　　　　C. 催产,引产
   D. 催产,泌乳　　　　　E. 催产,止血

12. 过量缩宫素可致子宫平滑肌
   A. 收缩　　　　　　　　B. 强直性收缩　　　　　C. 舒张
   D. 持续性收缩　　　　　E. 持续性强直收缩

13. 药物流产可选用
   A. 缩宫素　　　　　　　B. 地诺前列酮　　　　　C. 利托君
   D. 麦角新碱　　　　　　E. 麦角胺

14. 产后大出血最好选用
   A. 缩宫素　　　　　　　B. 地诺前列酮　　　　　C. 利托君
   D. 麦角新碱　　　　　　E. 麦角胺

15. 利托君主要用于
   A. 催产　　　　　　　　B. 产后止血　　　　　　C. 引产
   D. 泌乳　　　　　　　　E. 防早产

16. 干眼症可选用
   A. 维生素 A　　　　　　B. 维生素 B_6　　　　　C. 维生素 D
   D. 维生素 C　　　　　　E. 维生素 E

17. 防治坏血症可选用
   A. 维生素 A　　　　　　B. 维生素 B_6　　　　　C. 维生素 D
   D. 维生素 C　　　　　　E. 维生素 E

18. 具有解毒功能的维生素是

A. 维生素 A   B. 维生素 B_6 C. 维生素 D

D. 维生素 C   E. 维生素 E

19. 可和异烟肼合用防治外周神经炎的是

A. 维生素 A   B. 维生素 B_6 C. 维生素 D

D. 维生素 C   E. 维生素 E

20. 可治疗恶性贫血的维生素是

A. 维生素 B_1 B. 维生素 B_2 C. 维生素 B_6

D. 维生素 B_{12} E. 维生素 C

21. 氰化物中毒的特效解毒药是

A. 二巯丙醇   B. 依地酸钙钠   C. 亚硝酸钠

D. 硫代硫酸钠   E. 青霉胺

22. 急性砷、汞、铋、锑、金、铬中毒的解救药是

A. 二巯丙醇   B. 依地酸钙钠   C. 亚硝酸钠

D. 硫代硫酸钠   E. 青霉胺

23. 有机磷酸酯类中毒中,不属于 M 样症状的是

A. 恶心、呕吐   B. 肌束震颤   C. 大小便失禁

D. 口吐白沫   E. 瞳孔缩小

24. 铅中毒的特效解毒药是

A. 二巯丙醇   B. 依地酸钙钠   C. 亚硝酸钠

D. 硫代硫酸钠   E. 青霉胺

25. 慢性铜、汞、铅等中毒的解救药最好用

A. 二巯丙醇   B. 依地酸钙钠   C. 亚硝酸钠

D. 硫代硫酸钠   E. 青霉胺

26. 在体内才能发挥作用的抗恶性肿瘤药

A. 环磷酰胺   B. 长春新碱   C. 泼尼松龙

D. 氟尿嘧啶   E. 柔红霉素

27. 主要作用于 S 期的抗恶性肿瘤药

A. 烷化剂   B. 抗癌抗生素   C. 抗代谢药

D. 长春碱类   E. 激素类

28. 白消安的临床最佳适应证是

A. 急性淋巴细胞性白血病   B. 急性粒细胞性白血病

C. 慢性淋巴细胞性白血病   D. 慢性粒细胞性白血病

E. 多发性骨髓瘤

29. 晚期乳腺癌和乳腺癌转移者多用的抗恶性肿瘤药是

A. 激素类   B. 烷化剂   C. 长春新碱

D. 抗代谢药   E. 抗癌抗生素

30. 易产生肺毒性,引起肺纤维化的药是

A. 6- 巯基嘌呤   B. 博来霉素   C. 白消安

D. 氮芥   E. 阿霉素

31. 对儿童急性淋巴细胞性白血病,疗效好、见效快的是

A. 6-巯基嘌呤   B. 阿糖胞苷   C. 长春新碱

D. 阿霉素   E. 丝裂霉素

32. 主要用于病因性预防疟疾的药物是

A. 乙胺嘧啶   B. 氯喹   C. 青蒿素

D. 伯氨喹   E. 磺胺嘧啶

33. 主要用于控制良性疟复发和传播的药物是

A. 磺胺嘧啶   B. 氯喹   C. 伯氨喹

D. 乙胺丁醇   E. 青蒿素

34. 控制疟疾症状发作的最佳药物是

A. 伯氨喹   B. 氯喹   C. 奎宁

D. 乙胺嘧啶   E. 青蒿素

35. 可透过血脑屏障,对凶险的脑型疟疾有良好抢救效果的是

A. 乙胺嘧啶   B. 氯喹   C. 青蒿素

D. 伯氨喹   E. 磺胺嘧啶

36. 对肠内外阿米巴病均有效的药物是

A. 氯喹   B. 甲硝唑   C. 二氯尼特

D. 喹碘方   E. 乙酰胂胺

37. 抗肠道线虫病的首选药是

A. 甲苯达唑   B. 左旋咪唑   C. 阿苯达唑

D. 哌嗪   E. 噻嘧啶

实 验 指 导

实验一　药物剂型、说明书及处方知识

【实验目的】

1. 掌握:处方的结构和书写规则。
2. 熟悉:特殊药品的管理办法。
3. 了解:药物的常用剂型及新型制剂的特点。

【实验准备】

实验药品及器材:临床处方、药品制剂及药物的说明书(如碘伏、75% 乙醇、0.9% 氯化钠注射液、5% 葡萄糖注射液、阿奇霉素注射液、氧氟沙星注射液、氯霉素滴眼液,阿司匹林片剂、胶囊剂、栓剂、红霉素软膏、止咳糖浆、复方醋酸地塞米松乳膏、抗病毒口服液、沙丁胺醇气雾剂)等。

【实验学时】1 学时

【实验内容】

一、药物的剂型

(一)概念

药物剂型是用于患者为了预防或治疗疾病的需要而将药物制成适合病人应用的最佳给药形式。良好的剂型可使药物发挥良好的疗效,剂型不同能够改变药物的作用性质及作用速度,影响药物的疗效,也可以降低药物的不良反应。

(二)常用剂型

1. 液体制剂

(1)注射剂:是指注射用的药物灭菌溶液、混悬液或乳剂以及供临用时溶解或稀释的无菌粉末或浓缩液。常封装在玻璃安瓿中称注射剂。大容积的注射剂封装在玻璃瓶或塑料瓶内称输液剂,如葡萄糖注射液。

(2)糖浆剂:是指含有药物或芳香物质的近饱和浓度的蔗糖水溶液,供口服,如百部止咳糖浆。

(3)溶液剂:是指一种或多种可溶性药物,溶解成溶液供口服或外用的制剂。口服溶液

剂一般装在标记有刻度的瓶中,瓶签上注明用药的数量和次数等,外用溶液剂应注明"不能内服"字样或采用"外用"瓶签。

(4)酊剂:是指药物用规定浓度的乙醇浸出或溶解而制得的溶液。如碘酊。

(5)乳剂:是油脂或树脂质与水的乳状混浊液。包括油包水乳剂和水包油乳剂两种。如鱼肝油乳剂。

其它:如合剂、洗剂、混悬剂、流浸膏、搽剂、凝胶剂、醑剂、气雾剂、滴耳剂、滴眼剂、浸剂等。

2. 固体制剂

(1)片剂:是指药物与适宜的辅料通过制剂技术制成片状或异形片状的制剂。可用于口服,也可供外用或植入。对胃部有刺激性或遇胃酸易被破坏或需在肠内释放的药物,可在片剂外包肠溶衣;味道欠佳或具有刺激性的药物,制成片剂后可包糖衣或薄膜衣。其他片剂,如缓释片、微囊片、泡腾片、包衣片、植入片、咀嚼片、舌下含片、口含片等。

(2)胶囊剂:包括硬胶囊剂、软胶囊剂和肠溶胶囊剂 3 种,用于口服。硬胶囊剂是指将一定量的药物加适宜的辅料制成均匀的粉末或颗粒,充填于空心胶囊中制成,如头孢氨苄胶囊;软胶囊剂是指将一定量的液体密封在球形或椭圆形的软质囊材中制成,又称胶丸,如维生素 E 软胶丸。

(3)散剂:又称粉剂,是指一种或多种药物均匀混合而成的干燥粉末,可供内服或外用,如冰硼散等。

(4)其它:如颗粒剂(冲剂)、膜剂(薄片剂)、海绵剂等。

3. 半固体制剂

(1)软膏剂:是指药物与适宜的基质均匀混合制成的膏状外用制剂。多用于皮肤、黏膜,如氟轻松软膏。而专供眼科使用的细腻灭菌软膏称眼膏剂,如红霉素软膏。

(2)栓剂:是指药物与适宜基质混合制成的专供腔道给药的制剂,具有适宜的硬度和韧性,熔点接近体温,入腔道后可迅速软化或融化,逐渐释出使药物产生局部作用或被吸收产生全身作用,如对乙酰氨基酚栓直肠给药后具有解热镇痛作用。

4. 新型制剂

如微囊剂、缓释制剂与控释制剂、靶向制剂等。

5. 其它

如硬膏剂(如风湿止痛膏)、气雾剂(如丙酸倍氯米松气雾剂)。

二、药品说明书

药品说明书是经国家食品药品监督管理总局审核批准的法定文件,也是医、药、护工作者和病人治疗用药时的科学依据,还是药品生产、供应部门向医药卫生人员和人民群众宣传药品特性、指导合理、安全用药和普及医药知识的主要媒介。药品说明书应包括:药品名称、结构式及分子式(制剂应当附主要成分)、性状、作用与用途、用法与用量(毒剧药品应有极量)、不良反应、禁忌证、注意事项、贮藏、包装(规格、含量)、有效期、生产企业、注册商标、批准文号等内容。在药品说明书中需注明:"请仔细阅读说明书并按说明书使用或在药师指导下购买和使用"以及警示语等。

1. 药物的批号:是药厂按照各批药品生产的日期而编排的号码。通常采用 6 位数字表示,前两位表示年份、中间两位表示月份、末两位表示日期,如某药的生产日期为 2015 年 9

月 18 日,则该药的批号为 150918。

2. 有效期:是指在一定贮存条件下能够保持药品质量的期限。如某药品标明有效期为 2015 年 06 月,即表示该药可以使用至 2015 年 6 月 30 日。有的药物只标有效期为两年,则可根据该药品的批号推算其有效期限,如某药品的批号为 130618,则说明该药品可使用至 2015 年 6 月 17 日。

3. 失效期:是指药品在规定的贮存条件下其质量开始下降,达不到原质量标准要求的时间期限。如某药品已标明失效期为 2015 年 6 月,即表示该药只能用到 2015 年 5 月 31 日,6 月 1 日起开始失效。

三、特殊药品管理

特殊药品包括精神药品、麻醉药品、医疗用毒性药品和放射性药品。《中华人民共和国药品管理法》明确规定,对上述药品实行严格的特殊管理,既要保证医疗需要,又要防止产生危害。

1. 精神药品是指作用于中枢神经系统,使之兴奋或抑制,连续使用后可产生精神依赖性的药物。将此类药物分为两类:第一类包括布桂嗪、苯丙胺、复方樟脑酊等 39 种药物;第二类包括巴比妥类(司可巴比妥除外)、苯二氮䓬类、氨酚待因等。

2. 麻醉药品是指连续应用后,易产生身体依赖性的药物。包括阿片类、大麻类、合成麻醉药品类等。

3. 医疗用毒性药品是指作用强烈、毒性极大、极量与致死量比较接近,超过极量即可危及生命的药物。分为毒性西药(洋地黄毒苷、水杨酸、阿托品、毒扁豆碱等)与毒性中药(砒霜、雄黄、水银等)两类。

4. 放射性药品是指在药物的分子内或制剂中含有放射性核素的药品。可用于临床疾病的诊断或治疗。其生产、检验、使用须严格按《中华人民共和国药品管理法》等有关规定办理。

四、处方知识

处方是由注册的执业医师或执业助理医师(以下简称医师)根据病人的病情需要为某一特定病人医疗、预防或其他需要而开写的药方,是医疗与配药之间的重要书面文件,也是医师与药师之间的一种信息传递方式。处方是重要的医疗文件之一,直接关系到病人的健康和生命,所以必须严肃认真地开写处方和调配处方,力求准确无误。如发现问题,应及时与医生联系,确保病人用药安全有效。处方具有法律上的意义,一旦出现用药差错事故,处方可作为法律凭证。《处方管理办法》已于 2006 年 11 月 27 日经卫生部部务会议讨论通过,自 2007 年 5 月 1 日起施行。

(一)处方结构

1. 前记包括医疗机构名称、病人姓名、性别、年龄、门诊或住院病历号、科别或病区和床位号、临床诊断、开具日期、费别等。麻醉药品和第一类精神药品处方须包括病人身份证明编号,代办人姓名,身份证明编号。

2. 正文包括 Rp(请取)或 R 标示、药品名称(使用通用名)、剂型、规格、数量、用药方法及用量等。

3. 后记包括医师、药师签名或者加盖专用签章,药品金额以及审核、调配、核对等。

（二）处方种类

1. 普通处方的印刷用纸为白色。

2. 急诊处方的印刷用纸为淡黄色，右上角标注"急诊"。

3. 儿科处方的印刷用纸为淡绿色，右上角标注"儿科"。

4. 麻醉药品和第一类精神药品处方的印刷用纸为淡红色，右上角标注"麻、精一"。

5. 第二类精神药品的处方印刷用纸为白色，右上角标注"精二"。

（三）处方的书写规则及注意事项

1. 处方必须在专用的处方笺上用黑色钢笔或圆珠笔书写，要求字迹清楚、内容完整、剂量准确，处方一律不能涂改，如有涂改，医生必须在涂改处签字或盖章，以示负责。

2. 每张处方限于一名病人的用药。

3. 处方中每一药物占一行，制剂规格及数量写在药名后面，用药方法写在药名下面。如需开写两种及两种以上药物制剂时，应按药物所起作用的主次顺序进行书写。

4. 西药和中成药可以分别开具处方，亦可以开具在同一张处方中，但中药饮片必须单独开具处方。

5. 处方中药物的剂量通常采用药典规定的常用量，一般不应超过极量，如因病情需要超过极量时，医生应在剂量旁签字或加"!"并盖章，以示负责。

6. 处方中的药物剂量与数量一律用阿拉伯数字表示，并采用法定计量单位。重量以克（g）、毫克（mg）、微克（μg）、纳克（ng）为单位；容量以升（L）、毫升（ml）为单位；国际单位（IU）、单位（U）；中药饮片以克（g）为单位。在开写处方时可省略"g"或"ml"字样。除此以外，其他计量单位如毫克（mg）、微克（μg）、国际单位（IU）等均不能省略，必须标出。

7. 处方中的药物总量一般以 3 日量为宜，7 日量为限。慢性病或特殊情况可适当增加。

8. 急需用药时，应使用急诊处方笺，或在普通处方笺左上角写上"急"或"cito"字样，以便药剂人员优先发药。

9. 处方只限当日有效，过期需经医师更改日期并签字方能生效。

10. 处方中任何差错和疏漏都必须经医师修改，如缺药建议代用品，医师必须重新开方或修改后签字方可调配。

```
处方示例
                ××××××××××× 医院处方笺
科别    住院号
日期    门诊号
姓名    性别    年龄
Rp：
    ①头孢氨苄片                 0.25×16
      用法：一次 0.5 一日 4 次饭后服
    ②喷托维林片                 25mg×6
      用法：一次 25mg 一日 3 次口服
医师
      药费划价者调剂
      发药核对其他
```

实践表 1　处方常用外文缩写词与中文对照表

缩写	中文意义	缩写	中文意义	缩写	中文意义
Amp	安瓿剂	a.c.	饭前	i.d.	皮内注射
Caps	胶囊剂	a.m.	上午	i.m.	肌内注射
Emui	乳剂	h.s.	睡前	i.p.	腹腔注射
Inj	注射剂	p.c.	饭后	i.v.	静脉注射
Ocul	眼膏剂	p.m.	下午	i.v.gtt	静脉滴注
Ol	油剂	q.d.	每日 1 次	i.h.	皮下注射
Sol	溶液剂	b.i.d.	每日 2 次	p.o.	口服
Syr	糖浆剂	t.i.d.	每日 3 次	pr.dos	顿服
Tab	片剂	q.i.d.	每日 4 次	aa	各
Tr	酊剂	q.m.	每晨	us.ext	外用
Ung	软膏剂	q.n.	每晚	p.r.	直肠给药
gtt	滴	s.o.s.	需要时	test/ast	皮试后
g	克	p.r.n.	必要时	Co.	复方的
U	单位	Sig.	用法	No.	数量
μg	微克	Stat！	立即	NS	生理盐水
mg	毫克	Lent！	慢慢的	GS	葡萄糖水
ml	毫升	Cito！	急速的	GNS	糖盐水

【实验评价】

1. 让学生学会判断药物的有效期或失效期,熟练说出各种剂型药物的特点。
2. 学会正确解读药品说明书相关内容,并按照药品说明书指导病人合理用药。
3. 熟练准确地识读处方,正确执行医嘱,认真履行用药监护义务。

（孙艳平）

实验二　地西泮的抗惊厥作用

【实验目的】

1. 观察地西泮的抗惊厥作用。
2. 熟悉动物惊厥模型的制备方法。
3. 培养学生的观察和判断能力。

【实验准备】

1. 实验药品:2.5% 尼可刹米溶液、0.5% 地西泮溶液,生理盐水。
2. 实验器材:天平 1 台、1ml 注射器 3 只、大烧杯 2 个。
3. 实验对象:小白鼠。

【实验学时】1 学时

【实验方法与结果】

（一）实验方法

1. 取小鼠 2 只，称重编号。观察正常活动、肌张力情况。

2. 两组老鼠均于背部皮下注射 2.5% 尼可刹米溶液 0.3ml/10g，随即将它们置于大烧杯内，观察有无惊厥发生（以后肢强直为惊厥指标），程度以及速度。

3. 惊厥出现后，甲鼠立即腹腔注射 0.5% 地西泮溶液 0.1ml/10g，乙鼠立即腹腔注射生理盐水 0.1ml/10g，观察两只老鼠的惊厥状况有何不同。

（二）实验结果

将观察结果记录到表格中。

组别	体重（g）	尼可刹米剂量（ml）	惊厥情况	给药剂量（ml）	惊厥情况
甲					
乙					

注意事项

1. 剂量要准确，时间掌握好。

2. 给药后应保持室内安静，避免刺激实验动物。

3. 注射尼可刹米的速度宜稍快，惊厥效果明显。

【实验评价】

1. 让学生学会观察地西泮的抗惊厥作用。

2. 熟练掌握小鼠捉持法、腹腔注射和皮下注射法。

3. 培养学生动手能力，激发学生的学习兴趣。

（高艳丽）

实验三　毛果芸香碱和阿托品对家兔瞳孔的影响

【实验目的】

1. 观察毛果芸香碱与阿托品对家兔瞳孔的影响。

2. 练习家兔的捉拿、滴眼及量瞳方法。

3. 培养学生的仔细观察、判断的能力，提高发现问题、解决问题的能力。

【实验准备】

1. 实验药品：1% 硝酸毛果芸香碱溶液、1% 硫酸阿托品溶液。

2. 实验器材：兔固定器 1 个、量瞳尺 1 把、剪刀 1 把、手电筒 1 只、吸管 2 支。

3. 实验对象：家兔。

【实验学时】1 学时

【实验方法与结果】

（一）实验方法

1. 取家兔 1 只,用兔固定器固定,剪去两眼睫毛,在自然光线下用量瞳尺测量两眼瞳孔大小,并记录正常瞳孔直径(以 mm 表示)。

2. 用手电筒照射家兔的眼睛,观察瞳孔对光反射是否存在。

3. 将家兔左眼下眼睑拉成杯状,并按压鼻泪管(防止药液流入鼻腔),滴入 1% 硝酸毛果芸香碱溶液 3 滴,坚持 1 分钟后将手放开,任药液自溢。同样方法在家兔右眼滴入 1% 硫酸阿托品溶液 3 滴。

4. 滴药 15 分钟后,在光照强度与用药前一致的条件下,再测两眼瞳孔直径及观察对光反射是否存在。比较用药前后有何不同。

（二）实验结果

将观察结果记录到表格中。

	用药前		药物	用药后	
	瞳孔直径	对光反射		瞳孔直径	对光反射
左眼			毛果芸香碱		
右眼			阿托品		

【实验评价】

1. 让学生学会观察毛果芸香碱与阿托品对家兔瞳孔的影响。
2. 熟练掌握家兔捉持法、滴眼及量瞳方法。
3. 培养学生动手能力,激发了学生的学习兴趣。

（杨孟欢）

实验四　硫酸镁急性中毒及钙盐的解救

【实验目的】

1. 掌握硫酸镁急性中毒表现。
2. 熟悉硫酸镁急性中毒的解救措施。
3. 了解家兔捉拿法、耳缘静脉注射法。

【实验准备】

1. 实验药品:10% 硫酸镁溶液,5% 氯化钙溶液。
2. 实验器材:婴儿秤、5ml 注射器、10ml 注射器、6 号针头、干棉球、乙醇棉球。
3. 实验对象:家兔。

【实验学时】1 学时

【实验方法与结果】

（一）实验方法

1. 取健康家兔 1 只,称体重,观察其正常活动、肌张力及呼吸等情况。

2. 由耳缘静脉缓慢注射 10% 硫酸镁溶液 2ml/kg,注意观察家兔情况变化。

3. 当家兔出现不能站立、肌肉松弛、低头卧倒、呼吸减弱时,立即耳缘静脉注射 5% 氯化钙溶液 1~2ml/kg,观察肌张力、呼吸变化,抢救后可能再次出现肌肉松弛,应再次给予钙盐,直至完全抢救。

（二）实验结果

将观察结果记录到表格中。

兔号	体重（g）	正常活动情况及肌张力	用硫酸镁后症状及肌张力	用氯化钙后活动情况及肌张力
兔				

注意事项

1. 家兔耳缘静脉注射硫酸镁时,必须缓慢注射（于 1~2 分钟内）,并密切观察变化,否则中毒严重难以解救。

2. 氯化钙应事先抽好备用,推注时速度不宜过快,否则可因钙中毒使心搏骤停。

【实验评价】

1. 让学生学会观察硫酸镁急性中毒表现及钙盐的解救效果。

2. 熟练掌握家兔捉持法、耳缘静脉注射法或肌内注射法。

3. 培养学生动手能力,激发了学生的学习兴趣。

（孙艳平）

实验五　糖皮质激素的抗炎作用

【实验目的】

1. 观察蛋清的致炎作用和糖皮质激素的抗炎作用。

2. 学习用蛋清致炎剂制作动物急性炎症模型的方法。

3. 培养学生仔细观察、分析判断的能力。

【实验准备】

1. 实验药品:地塞米松磷酸钠注射液,生理盐水,新鲜蛋清。

2. 实验器材:大鼠足趾容积测量器,注射器,小烧杯。

3. 实验对象:大鼠（体重 150~180g,雄性）。

【实验学时】1 学时

【实验方法与结果】

（一）实验方法

1. 取大鼠 2 只，称重，标记，随机分为两组。甲组腹腔注射地塞米松磷酸钠 2.5mg/kg，乙组腹腔注射等容积的生理盐水。

2. 取带有测管的大鼠足趾容积测量器，将注射器与测管相连。盛入水，使液面与 20ml 的刻度平齐。

3. 在甲、乙两组老鼠右踝关节以下的突起点处用圆珠笔划一圈作标志，依次将各鼠右后足放入容积测量器内，使右后肢暴露在筒外，浸入的深度以划圈处与 20ml 刻度重合为准。右后足进入液体以后，液面升高，液体自侧管溢出，流入注射器中，记录溢出液体的体积（致炎前体积）。

4. 腹腔注射药物 5 分钟后，在甲、乙老鼠右后足掌心向掌跖关节方向皮下注射新鲜蛋清 0.1ml。

5. 注射蛋清 25 分钟后，分别将两鼠右后足再次放入容积测量器内，记录溢出液体的体积（致炎后体积）。致炎后体积减去致炎前体积，即为老鼠右后足的肿胀度。

（二）实验结果

将观察结果记录到表格中。

组别	体重（g）	给药剂量（ml）	致炎前体积	致炎后体积	肿胀度
甲					
乙					

注意事项

1. 测定后足体积时，注意大鼠的捉拿和固定。

2. 腹腔注射时针头刺入不宜太深，避免刺伤内脏。

【实验评价】

1. 让学生学会观察糖皮质激素的抗炎作用。

2. 熟练掌握大鼠捉持法、腹腔注射和皮下注射法。

3. 培养学生动手能力，激发学生的学习兴趣。

（高艳丽）

实验六　观察溶酶对乳糖酸红霉素溶解度的影响

【实验目的】

1. 掌握乳糖酸红霉素溶解度的特点。

2. 通过该实验充分认识选择溶媒的重要性，并联系临床实际，了解配伍禁忌的临床意义。

3. 培养学生的仔细观察、判断的能力,提高发现问题、解决问题的能力。

【实验准备】

1. 实验药品:乳糖酸红霉素粉针 3 瓶(每瓶 0.3g)、5% 葡萄糖注射液、0.9% 氯化钠注射液、注射用水 2 支。

2. 实验器材:5ml 注射器 3 支,烧杯 3 个。

【实验学时】1 学时

【实验方法与结果】

(一)实验方法

1. 将乳糖酸红霉素粉针编为甲、乙、丙号。

2. 然后甲烧杯加入 5% 葡萄糖注射液,乙烧杯加入 0.9% 氯化钠注射液,丙烧杯加入注射用水,均为 6ml。

3. 振摇 3~5 分钟后,观察是否溶解。

(二)实验结果

将观察结果记录到表格中。

烧杯号	溶剂	现象
甲	5% 葡萄糖注射液	
乙	0.9% 氯化钠注射液	
丙	注射用水	

【实验评价】

1. 让学生学会观察不同的溶酶对乳糖酸红霉素溶解度的影响。

2. 熟练掌握乳糖酸红霉素的溶媒选择、配制方法。

3. 培养学生动手能力,激发了学生的学习兴趣。

(魏宝钢)

目标测试参考答案

| 21. D | 22. D | 23. C | 24. A | 25. D | 26. A | 27. B | 28. E | 29. A |

第八章

1. D	2. D	3. E	4. A	5. C	6. E	7. B	8. E	9. A	10. A
11. C	12. A	13. A	14. B	15. C	16. E	17. D	18. B	19. E	20. D
21. D	22. A	23. B	24. D	25. A	26. B	27. C	28. B

第九章

| 1. D | 2. E | 3. D | 4. B | 5. E | 6. B | 7. A | 8. B | 9. C | 10. D |
| 11. C | 12. C | 13. E | 14. B | 15. D |

第十章

1. C	2. C	3. D	4. C	5. D	6. D	7. C	8. C	9. D	10. C
11. D	12. E	13. E	14. E	15. B	16. C	17. A	18. D	19. E	20. A
21. B	22. B	23. A	24. E	25. D	26. D	27. C	28. E	29. C	30. D
31. A	32. E	33. A	34. B	35. A	36. C	37. C	38. A	39. B	40. B
41. B	42. C	43. E	44. C	45. C	46. B

第十一章

1. A	2. A	3. B	4. C	5. A	6. C	7. B	8. C	9. E	10. E
11. C	12. B	13. B	14. D	15. E	16. A	17. D	18. D	19. B	20. D
21. C	22. A	23. B	24. B	25. E	26. D	27. C	28. C	29. A	30. B
31. B	32. A	33. C	34. B	35. C	36. B	37. C

参 考 文 献

1. 国家药典委员会 . 中华人民共和国药典 . 北京 : 中国医药科技出版社 ,2010.

2. 王开贞 , 于肯明 . 药理学 . 第 6 版 . 北京 : 人民卫生出版社 ,2009.

3. 杨宝峰 . 药理学 . 第 7 版 . 北京 : 人民卫生出版社 ,2008.

4. 张庆 . 药理学与药物治疗学基础 . 北京 : 人民卫生出版社 ,2008.

5. 董志 . 药理学 . 第 2 版 . 北京 : 人民卫生出版社 ,2008.

6. 杨世杰 . 药理学 . 第 2 版 . 北京 : 人民卫生出版社 ,2010.

7. 王开贞 . 药物学基础 . 北京 : 人民卫生出版社 ,2002.

8. 谭安雄 . 药理学 . 第 2 版 . 北京 : 人民卫生出版社 ,2010.

9. 赵冬 . 我国心血管疾病和心血管危险因素流行病学现状 . 中国社区医师 ,2011,4:1.

10. 杨宝峰 . 药理学 . 第 8 版 . 北京 : 人民卫生出版社 ,2013.

11. 王培忠 . 药理学 (供乡村医生培训用). 北京 : 中国中医药出版社 ,2010.

12. 吕圭源 . 药理学 (供中医药类专业用). 北京 : 中国中医药出版社 ,2002.

13. 陈新谦 , 金有豫 , 汤光 . 新编药物学 . 第 17 版 . 北京 : 人民卫生出版社 ,2015.

14. 国家药典委员会 . 中国药典 .2010 版二部 . 北京 : 中国医药科技出版社 ,2010.

15. 姚宏 , 黄刚 . 药物学基础 . 第 3 版 . 北京 : 人民卫生出版社 ,2015.

16. 王桂平 . 用药护理 . 北京 : 人民卫生出版社 ,2013.

17. 陈树君 , 秦红兵 . 护用药理学 . 第 3 版 . 北京 : 人民卫生出版社 ,2014.

18. 范志刚 . 药物学基础 . 北京 : 人民卫生出版社 ,2001.